高等医药院校新形态教材

供医学影像技术、放射治疗技术及相关专业使用

医学影像信息学

主　　编　胡玲静　杨德武

副 主 编　尹红霞　姚克林

编　　委　（以姓氏汉语拼音为序）

董建鑫　首都医科大学

胡玲静　首都医科大学

李苗苗　山东医学高等专科学校

滕树凝　济南护理职业学院

杨德武　北京卫生职业学院

姚克林　绍兴文理学院

尹红霞　首都医科大学附属北京友谊医院

张　涛　南阳医学高等专科学校

编写秘书　常丹丹　首都医科大学

科 学 出 版 社

北　京

内 容 简 介

本教材共 8 章，绪论部分对全部内容进行了总体概述。第 1 章医学影像信息系统，深入探讨了医学影像信息系统的基础构成。第 2 章医学影像信息管理，详细介绍了医学影像科的工作流程、成像设备、影像发布以及信息管理辅助系统等方面的知识。第 3 章医学影像质量评价，侧重于探讨医学影像的质量管理。第 4 章医学影像处理基础，介绍了医学影像处理的核心技术。这些技术是理解医学影像高级应用的基础。第 5 章医学影像处理临床应用，探讨了 DR、CT、MRI 等不同医学影像技术的具体处理方法。第 6 章医学影像人工智能技术，介绍了医学影像领域内的人工智能技术。第 7 章医学影像云技术，讲述了云计算在医学影像领域的基础应用，以及医学影像的远程服务和云存储解决方案。

本教材适合医学影像技术、放射治疗技术及相关专业使用。

图书在版编目（CIP）数据

医学影像信息学 / 胡玲静，杨德武主编. —北京：科学出版社，2024.6
高等医药院校新形态教材
ISBN 978-7-03-077630-3

Ⅰ.①医… Ⅱ.①胡… ②杨… Ⅲ.①影像诊断-信息学-高等职业教育-教材 Ⅳ.①R445

中国国家版本馆 CIP 数据核字（2024）第 015935 号

责任编辑：丁海燕 / 责任校对：周思梦
责任印制：赵 博 / 封面设计：涿州锦晖

科学出版社 出版
北京东黄城根北街 16 号
邮政编码：100717
http://www.sciencep.com
三河市春园印刷有限公司印刷
科学出版社发行　各地新华书店经销
*
2024 年 6 月第 一 版　开本：850×1168　1/16
2025 年 1 月第二次印刷　印张：11 3/4
字数：347 000
定价：59.80 元
（如有印装质量问题，我社负责调换）

前　言

党的二十大报告指出："人民健康是民族昌盛和国家强盛的重要标志。把保障人民健康放在优先发展的战略位置，完善人民健康促进政策""培养造就大批德才兼备的高素质人才，是国家和民族长远发展大计"。推动健康事业发展，离不开人才队伍建设。教材是培养人才的重要保障，是教学内容的重要载体。本次教材编写旨在贯彻党的二十大精神和新时代党的教育方针，落实立德树人的根本任务，坚持为党育人、为国育才。

在医学领域中，影像技术的进步已经彻底改变了疾病的诊断和治疗方式。随着信息技术的迅猛发展，医学影像信息学作为一门新兴的交叉学科，逐渐成为医学研究和临床诊断的重要支撑。《医学影像信息学》这本教材旨在为读者提供一个全面、深入的学习资源，不仅关注基本理论与应用技术，更注重前沿科技的探索与实际临床的结合。

在编写本教材的过程中，编者紧密结合了医学影像领域的最新研究成果，同时也考虑到了医学影像工作的实际需要。从医学影像信息系统的架构和运作，到质量管理，再到最新的人工智能和云技术在医学影像中的应用，编者力求在每一章节中提供最新、最实用的信息和知识。通过实例分析、技术解读和未来展望，本教材致力于帮助读者建立起一个全面、坚实的知识框架，不仅适用于正在学习这一领域的学生，也适合正在此领域工作的专业人员。希望本教材不仅是知识的传递，更是思考和创新的起点。期待着读者们能够在阅读和学习的过程中，激发出对医学影像更深层次的兴趣和探索。

医学影像信息学是一个高度动态发展的领域，新技术、新方法层出不穷。教材中虽然尽量涵盖了这些最新的发展，但受编者水平和条件所限，难免会有一些遗漏和不足，恳请广大师生和同仁批评指正。也感谢您选择了《医学影像信息学》，并期待这本教材能够成为您学习和工作道路上的良师益友。

主　编
2023 年 12 月

配 套 资 源

欢迎登录"中科云教育"平台，**免费** 数字化课程等你来！

　　本系列教材配有图片、视频、音频、动画、题库、PPT 课件等数字化资源，持续更新，欢迎选用！

"中科云教育"平台数字化课程登录路径

电脑端

　▶ 第一步：打开网址 http://www.coursegate.cn/short/IV5F1.action

　▶ 第二步：注册、登录

　▶ 第三步：点击上方导航栏"课程"，在右侧搜索栏搜索对应课程，开始学习

手机端

　▶ 第一步：打开微信"扫一扫"，扫描下方二维码

　▶ 第二步：注册、登录

　▶ 第三步：用微信扫描上方二维码，进入课程，开始学习

PPT 课件，请在数字化课程中各章节里下载！

目　　录

1. 掌握　医学影像信息学的基本概念和医学影像信息技术标准。
2. 熟悉　医学影像数字化的过程和信息安全规范。
3. 了解　医学影像信息学的发展历程。

第1节　医学影像信息学概述

 案例 0-1

　　2023 年 7 月，上海市某人民医院放射影像科对 2700km 外的青海省果洛藏族自治州某县人民医院的一名牧民患者顺利进行了 CT 检查，这标志着上海多家援青单位融合多项医疗和通信领域高科技的"移动 CT 远程智能专家影像会诊"，率先在我国高原地区县级医院中实现应用。

问题： 1. 这些远程医疗行为得以实施的主要原因是什么？
　　　　 2. 医学影像信息学给远程医疗带来了哪些帮助？

　　医学影像信息学将医学影像技术与信息技术结合起来，提高了医学影像数据的获取、存储、传输、处理和分析等方面的效率和准确性，并利用这些信息为医学诊断、治疗和研究提供了支持。

一、医学影像信息学的基本概念

（一）医学影像信息学及其研究内容

　　医学影像信息学（medical imaging informatics）是研究医学影像数据、信息和知识的产生、处理、传输、归档存储、显示、通信、检索、标准并有效利用、辅助临床决策的学科。它是在信息论、控制论、信息技术、医学信息学、医学影像学和医学影像技术学、人工智能和系统工程等多学科基础上发展起来的边缘交叉学科。

　　医学影像信息学在医学领域的研究与应用很广泛，包括医学影像信息系统、医学影像电子病历、医学影像处理、计算机辅助诊断、医疗卫生信息资源查询检索、远程医学和远程放射学、医学影像信息标准等。

（二）医学影像信息系统

　　医学影像信息系统（medical imaging information system，MIIS）是一种专门用于管理和存储医学影像数据的系统。它是医学影像科室中的重要组成部分，用于处理、存储、传输和查看医学影像数据，以支持医疗诊断和治疗。医学影像信息系统通常包括以下功能和模块：影像采集、影像存储和管理、影像传输和共享、影像查看和分析、数据安全和隐私保护、与其他医疗信息系统的集成。

二、医学影像信息学的发展历程

医学影像信息学的发展历程体现在数字化医学成像设备、医学影像信息学相关标准，以及医学影像信息系统的发展等三个方面。

（一）数字化医学成像设备的发展

20 世纪 70 年代，计算机断层扫描（computerized tomography，CT）、超声（ultrasound，US）、正电子发射断层成像（positron emission tomography，PET）和单光子发射计算机断层成像（single photon emission computed tomography，SPECT）等数字化成像设备投入临床使用。20 世纪 80 年代，磁共振成像（magnetic resonance imaging，MRI）、计算机 X 射线摄影（computerized radiography，CR）、数字减影血管造影（digital subtraction angiography，DSA）等数字化医学影像成像设备也相继在临床投入使用。20 世纪 90 年代，PET-CT、多排探测器 CT、数字胃肠造影设备、数字 X 射线摄影（digital X-ray radiography，DR）设备及技术在临床投入使用。21 世纪初，双源 CT、3.0T 磁共振成像设备、全数字乳腺 X 射线摄影设备、发射计算机断层显像（emission computed tomography，ECT）等数字化医学影像成像设备在临床投入使用。21 世纪 10 年代，PET-MRI 问世。

上述成像设备与技术不仅极大地丰富了医学形态学诊断信息的领域和层次、提高了医学形态学诊断水平，同时实现了医学影像的数字化成像与应用。在数字化医学影像成像设备与技术的推动下，医学影像信息学得以不断发展和完善。

（二）医学影像信息学相关标准的发展

随着数字化医学影像成像设备在临床得到广泛应用，建立医学影像信息系统辅助医疗、教学、科研、管理、学术交流等工作成为必然的临床需求。但是，医学影像信息系统的建设与发展，需要标准先行，需要制订相关技术规范。

1. 数字影像与通信医疗标准（digital imaging and communications in medicine，DICOM） 1983～1993 年，美国放射学院（American College of Radiology，ACR）和美国国家电气制造商协会（National Electrical Manufacturers Association，NEMA）成立联合委员会，陆续发布 DICOM1.0、DICOM2.0、DICOM3.0 版本，发展成为面向网络应用环境的医学影像信息学领域的国际通用标准。

2. HL7 1987 年，由 Samschultz 博士在宾夕法尼亚大学医院主持的一次会议促成了卫生信息交换标准（health level 7，HL7）组织和通信标准的诞生，其在 OSI 参考模型的第七层，即应用层上实现，故名 HL7。

3. IHE 放射学技术构架 2000 年，北美放射学会和医疗卫生信息及管理系统学会联合发起并建立医疗信息系统集成（integrating the health-care enterprise，IHE）平台。

4. 中国医学影像传输系统标准 在 2003～2005 年，卫生部提出了中国医学影像传输系统标准体系技术草案，2017 年国家卫生和计划生育委员会发布《医学数字影像通信（DICOM）中文标准符合性测试规范》（WS/T548—2017），对 DICOM 标准中的输入与输出服务进行测试，规定了医学数字影像设备中文标准符合性测试测试方法和 PACS 系统中文标准符合性测试测试方法。

5. IHE 中国 中华医学会放射学分会、中国生物医学工程学会、中国医院协会、中国医疗器械行业协会、中国医学装备协会和中国标准化研究院联合共同倡议发起"IHE 中国"活动，推动国内的 IHE 发展。

（三）医学影像信息系统的发展

现代 MIIS 的起源可追溯到 20 世纪 60 年代，然后逐渐演变成一个多元化的系统，包括医学影像存储与传输系统（picture archiving and communication system，PACS）、放射信息系统（radiology information system，RIS）、影像后处理系统、计算机辅助诊断（computer aided diagnosis，CAD）系统，以及远程放射学（teleradiology）系统。这些系统与医院信息系统（hospital information system，HIS）集成，共同构成了现代医疗影像的核心框架。

🔗 **链　接**　你了解医院信息科吗？

大家都知道医院有内科、外科、儿科等临床科室，但随着信息化进程的加快，有一个科室变得越来越重要，那就是信息科。医院信息科的主要职责：管理医院的电子病历系统和其他医疗信息系统；维护计算机、打印机等，包括软件程序的安装和升级；提供培训和技术支持；负责医疗数据的收集、存储和交换。管理医疗信息系统的信息安全和隐私保护，预防和应对数据泄露和网络攻击等安全风险；参与医院的科研和质控工作。

第 2 节　医学影像数字化

医学影像数字化是将传统的模拟医学影像转化为数字形式的过程，包括图像获取、传输、存储和分析。这些数据可以被医生和其他医疗专业人员随时访问、查看，提高了影像的可用性和共享性。

一、采样与量化

模拟信号转换成数字信号是利用模/数转换器的电子装置完成的。模/数转换器把图像的每条线都分成一行像素，这一过程称为图像的抽样或采样。经抽样，图像被分解成离散的像素，但像素的灰度值是连续值，需要将其离散化变成离散值，即分成有限个灰度级，这个过程称为图像灰度的量化。数字图像的形成大体都要经过以下三个步骤。

（一）分割

将模拟图像分割成若干个小单元，这种处理称为图像分割。图像分割过程如图 0-2-1 所示。扫描或曝光过程中把这幅图像分割成许多相等的小区域（像素），扫描又是图像行和列栅格化的过程，栅格大小通常决定了像素的数量。图 0-2-1A 为模拟图像，将其进行分割，栅格大小为 $18 \times 18 = 324$ 个像素，如 0-2-1B 图所示，再对每个像素中的模拟值采样和量化从而生成数字图像，如图 0-2-1C 所示。行和列对像素而言，起到识别和寻址的作用，对每一个栅格中的信号进行采样。

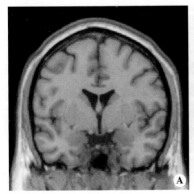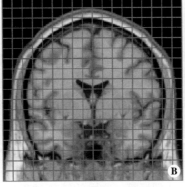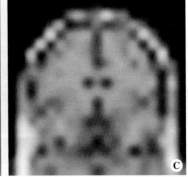

图 0-2-1　图像分割及采样过程
A. 模拟图像；B. 分割；C. 数字图像

（二）采样

采样是图像数字化过程的第二步（图 0-2-2），对一幅图像采样时，如对图 0-2-1 中的 A 图进行采样，该图像中像素的每一个像素点被采样，像素点通过光电倍增管转换成电子信号（模拟信号），如果是反射图像，则由光电倍增管在图像前接收采样信号，如果是透射图像，光电倍增管则在图像后采样。

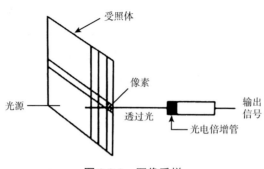

图 0-2-2 图像采样

（三）量化

最后一步是图像的量化，是把原来连续变化的灰度值变成量值上离散的有限个等级的数字。量化过程中，每一个被采样像素的灰度值（部分教材称为亮度值）都取整数，其所取的数值决定了数字图像的灰度值，灰度值等级的总和称为灰阶。一幅图像中的每个像素点可以由任何一个灰度值组成。整个量化过程，以整数表示的电子信号完全取决于原始信号的强度，并且与原始信号的强度成正比。

🔗 **链 接**　灰度与亮度

灰度和亮度都是描述图像亮度的概念，但在具体含义上有所不同。

灰度是指图像中每个像素的色彩信息的纯度。在黑白图像中，每个像素只包含黑和白两种颜色。在灰度图像中，灰度值越高，表示该像素越接近白色；灰度值越低，表示该像素越接近黑色。

亮度则是指人眼感知到的光的强度，可以表示图像的明暗程度。在彩色图像中，亮度值是由颜色三基色的加权平均值计算而来，不同颜色的光源所对应的亮度值也不同。例如，在白色光源下，红、绿、蓝三基色的亮度一样。

灰度和亮度都是描述图像的明暗程度，灰度是一种图像数据，而亮度则是一种主观感知，更倾向于人类的视觉特性。在实际应用中，它们的计算方式和使用场景也有所不同。本书主要采用灰度的概念进行讲述。

二、图像数字化表示

量化有时也称为编码。通过采样得到的各样点平均辐射值，从数学意义上说仍然是连续性的数据或实数，即辐射值的大小变化是连续的。从计算机数字处理的方便角度出发，需要把这种数据转换成等级有限的离散化数据。从图像分析的实际考虑，如果每一个不同的辐射值显示为一个灰阶或颜色的话，人眼能识别的等级数目也是有限的。因而，要对采样以后的辐射值或像元值进行量化，就是把连续性的辐射数据按照一个二进制字码（如一个字节）所能代表的数量等级来代替。经过采样的图像，只是在空间上被离散为像素（样本）的阵列，而每一个样本灰度有限离散值，赋予不同字码才能真正成为数字图像，再由数字计算机或其他数字设备进行处理运算，这样的转化过程称为量化。将样本连续灰度值等间隔分层量化方式称为均匀量化，不等间隔分层量化方式称为非均匀量化。非均匀量化对图像层次少的区域采用间隔大的量化，而对图像层次丰富的区域采用间隔小的量化。

三、图像像素间的关系

（一）像素

像素是图像处理和计算机图形学中的一个重要概念，它指的是图像中的最小单位。每个像素代表着图像中的一个点，它具有特定的位置和颜色信息。像素的概念对于理解数字图像的构成和处理非常重要。

在数字图像中，图像被划分为一个个小方块，每个小方块就是一个像素。这些像素按照一定的排列方式组成了整个图像。每个像素都有自己的坐标位置，可以用行数和列数来表示。通过这些坐标信息，可以确定图像中每个像素的位置。如一张分辨率 640×480 的图片，表示这张图片在每一个宽度的方向上有 640 个像素点，而每一个高度方向上有 480 个像素点，总数就是 640×480=307 200 个像素，近似 31 万像素。

除了位置信息，每个像素还包含着颜色信息。颜色信息可以用不同的颜色模型来表示，最常见的是 RGB（红、绿、蓝）模型。在 RGB 模型中，每个像素的颜色由红色分量、绿色分量和蓝色分量组成。通过调整这些分量的数值，可以得到不同的颜色。医学图像主要为灰度图像，像素的颜色信息称为灰度值，一般取值范围为 0 到 255。

（二）像素之间的关系

像素间的基本关系有很多，其中一些常见的关系如下所述。

1. 邻接关系　邻接关系指相邻的两个像素之间的关系，可以分为上、下、左、右四个方向的邻接关系。邻接关系常用于图像处理中的像素连接、边缘检测等操作。

2. 相似度关系　相似度关系指像素之间的相似程度，在图像比较、聚类等任务中常用到。相似度关系可以通过计算像素之间的距离或相似性指标来确定。

3. 灰度关系　灰度关系指像素之间的灰度差异程度。在图像处理中，常常需要考虑像素之间的灰度关系，如调整对比度、修改亮度等操作。

4. 空间关系　空间关系指像素在图像空间中的相对位置关系。常见的空间关系有图像坐标、像素与图像边界的距离等。空间关系对于像素的定位、分割等任务非常重要。

5. 依赖关系　依赖关系指像素之间的依赖关系，反映某个像素的值受到其周围像素值影响的程度。依赖关系在图像处理中的滤波、平滑等操作中常常被使用。

这些基本关系在图像处理和计算机视觉任务中广泛应用，通过分析像素之间的关系，可以提取图像的特征，进行目标检测、图像分割等。

四、区域与边界

（一）图像区域

图像区域是指图像中的一个特定部分或区域，可以是图像的一部分、一个对象、一个结构或一个感兴趣的区域。图像区域的概念在计算机视觉和图像处理领域中非常重要，因为它允许我们对图像进行局部分析、目标检测、图像分割等操作。

可以从以下几个方面对图像区域进行理解。

1. 空间范围　图像区域是图像中的一个有限的空间范围，可以通过坐标或位置来定义。在二维图像中，每个像素都有一个唯一的坐标，通过指定起始像素和结束像素的坐标，可以定义一个矩形区域或一个边界框。此外，还可以使用多边形、圆形或任意形状的区域来描述感兴趣的区域。

2. 颜色或灰度 图像区域可以根据像素的颜色或灰度级别来定义。在彩色图像中，可以根据像素的 RGB 值或其他颜色空间的值来选择特定的颜色区域。在灰度图像中，可以根据像素的灰度级别来选择感兴趣的区域。这种基于颜色或灰度的区域选择常用于图像分割和目标检测任务。

3. 特征属性 图像区域可以根据特定的特征属性来定义。这些特征属性可以是纹理、形状、边缘、方向等。例如，在纹理分析中，可以选择具有相似纹理特征的区域。在形状分析中，可以选择具有相似形状的区域。这种基于特征属性的区域选择，常用于图像分析和图像理解任务。

4. 上下文信息 图像区域的选择还可以基于其周围的上下文信息。上下文信息可以是相邻像素的值、区域的相对位置、区域的尺寸等。例如，在目标检测中，可以根据周围像素的特征和相对位置来选择感兴趣的区域。在图像分割中，可以根据区域的尺寸和形状来选择具有一定上下文信息的区域。

总之，图像区域是图像中的一个特定部分或区域，可以通过空间范围、颜色或灰度、特征属性和上下文信息来定义。图像区域的选择和解释对于图像分析、目标检测、图像分割等任务非常重要，它们提供了对图像局部信息的详细理解和处理依据。

（二）图像边界

图像边界是图像中不同区域之间的分界线或过渡区域，可以通过像素级边界、边缘检测、区域分割、轮廓提取和边界描述等方法来描述和表示。由于它可以提供关于图像中不同对象或区域的位置、形状和结构的信息，所以它在图像处理和计算机视觉领域中具有重要的意义和应用。

图像边界可以通过不同的方式来定义和描述，下面是一些常见的图像边界的具体解释。

1. 像素级边界 像素级边界是最基本的边界表示方法，它通过比较相邻像素的灰度值或颜色值来确定边界。当相邻像素之间的差异超过一定阈值时，可以将其视为边界。这种方法简单直观，但对于复杂的图像可能不够准确。

2. 边缘检测 边缘检测是一种常用的图像处理技术，用于检测图像中的边界。它通过寻找图像中灰度值或颜色值变化最剧烈的地方来确定边界。常用的边缘检测算法包括 Sobel、Canny 和 Laplacian 等。

3. 区域分割 区域分割是将图像分割成不同的区域或对象的过程。在区域分割中，边界被视为不同区域之间的分界线。常用的区域分割算法包括阈值分割，区域生长与区域分裂、合并的方法等。

4. 轮廓提取 轮廓是图像中对象的外部边界线。轮廓提取是将图像中的对象从背景中分离出来的过程。它通过检测图像中像素值变化的位置来提取对象的轮廓。常用的轮廓提取算法包括基于边缘检测的方法和基于区域分割的方法等。

5. 边界描述 边界描述是对图像边界形状和结构的数学描述。常用的边界描述方法包括边界链码、边界矩形和边界多边形等。这些描述方法可被用于图像匹配、形状识别和目标跟踪等应用。

五、灰度直方图

（一）直方图的概念

一幅图像由不同灰度的像素组成，图像的灰度分布情况是该图像的一个重要统计特征。图像的灰度直方图描述了图像的灰度分布，它是灰度级的函数，描述图像中取值为某灰度的像素的个数，反映图像中各灰度出现的频率。灰度直方图横坐标为灰度级，纵坐标为灰度级出现的频率。

（二）直方图的用途

直方图反映了图像灰度的分布情况，尽管灰度直方图是一维信息，但它通常作为图像特征的信息而在图像处理中起着非常重要的作用。可以说，从对图像的观察与分析，到对图像处理结果的评价，都离不开直方图。直方图的用途概括如下。

1. 评价成像条件　根据灰度直方图，分析图像在成像过程或数字化过程中是否合理地使用了灰度动态范围。例如，曝光不足或是曝光过度都是没有合理地利用灰度范围，造成大部分像素集中在较小的灰度范围内，从而影响了图像的对比度。

2. 进行图像增强处理　根据图像的灰度直方图，设计一种灰度映射函数，实现处理后图像的像素尽可能充分地使用灰度动态范围，或将灰度映射到色彩空间，以不同的颜色强化图像的灰度变换。

3. 进行图像分割　根据图像的灰度直方图，将像素分割成不同的类别，实现不同景物的提取。这里假设同一景物的像素具有相近的灰度分布，不同景物间存在不同的灰度分布。如果将直方图拓展至灰度以外，表达一种参数的统计，则这种参数的直方图对于图像分割具有更一般性的应用价值。直方图对物体与背景有较强对比的景物的分割特别有用，可以确定图像二值化的分割阈值。

4. 进行图像压缩　利用灰度直方图的统计信息，设计一种编码方案，让具有最多像素的灰度以最短的字长表示，从而用最小的数据量表达整幅图像，如霍夫曼编码。

六、数字图像类型及格式

（一）数字图像类型

数字图像数据一般以图像文件的形式存储，存储方式主要有矢量图和位图两种，其中位图也称为栅格图像。

矢量图并不直接描述图像数据的各点，而是描述产生这些点的过程及方法，通过数学方程来对图形的边线和内部填充进行描述以建立图形。因此，矢量图本质上是用数学或更准确地说是几何学公式描述一幅图像。矢量图是由各个矢量对象组成，以一组指令的形式存在的。这些指令描述图中直线、圆、弧线等对象的色彩、形状、轮廓、尺寸及位置等属性，也可以使用更为复杂的形式表示图像中曲面、光照、材质等效果。

位图则是由许多像素表示一幅图像，每个像素具有灰度（颜色）属性和位置属性。位图又可以分成四种，包括二值图像、灰度图像、真彩色图像和索引颜色图像。

1. 二值图像　二值图像只有黑、白两种颜色。一幅二值图像可以借助 0、1 两个值构成的二维矩阵表示，通常由 0 代表黑色，1 代表白色。二值图像常用于文字、工程图、指纹卡片、地图、报纸等图像的存储。

2. 灰度图像　灰度图像的像素灰度一般为 8 比特（bit），即有 256（$2^8=256$）级灰度。每个像素的取值为介于黑色和白色之间 256 种灰度中的一种。灰度图像只有灰度颜色而没有色彩，是具有从黑到白的 256 种灰度色域的单色图像。通常，0 表示黑，255 表示白。

3. 真彩色图像　真彩色是 RGB 颜色的另一种称谓。从技术角度考虑，真彩色是指写到磁盘上的系统的"颜色表"里自由获取所需的颜色，这种图像文件里的颜色直接与计算机上的显示颜色相对应。在真彩色图像中，每一个像素由红、绿和蓝 3 字节（byte）组成，每字节为 8 比特，表示 0～255 之间的不同亮度值，这 3 字节组合可以产生超过 16 777 216 种不同的颜色。

4. 索引颜色图像　真彩色出现之前，由于技术上的原因，计算机在处理时并没有达到每像素 24 位的真彩色水平，为此先创造了索引颜色。索引颜色图像的文件结构比较复杂，除数据区的二维矩阵外，还包括一个称为颜色索引矩阵的二维数组 MAP。MAP 中每行的三个元素分别指定该行对应颜色的红、绿、蓝单色值。索引颜色图像中若某像素值为 32，则该像素的实际颜色就由 MAP 第 32 行的红、绿、蓝组合而成。

（二）文件存储格式

数字图像按照一定的图像格式，以图像文件的形式被存储和传输。图像文件格式决定了应该在文件中存放何种类型的信息，如何与各种应用软件兼容，以及如何与其他文件交换数据。下面介绍几种常见的图像文件格式。

1. BMP（bitmap）图像格式 BMP 也称为位图格式，是最简单和最典型的图像存储格式。Windows 3.0 以上的 BMP 图像文件与显示设备无关，因此这种格式又被称为设备无关位图格式。BMP 确定了图像中像素的空间位置，位图数据值和相应像素的灰度值一一对应。以位图形式表示图像的优点在于它的形式和数字图像的二维数组形式最为接近，因而容易实现。

2. TIFF（tagged image file format）图像格式 TIFF 是一种灵活的位图格式，TIFF 文件的设计考虑了扩展性、方便性和可修改性，因此非常复杂，需要用更多的代码来控制它，结果导致文件读写速度慢。虽然 TIFF 图像格式复杂，但由于它可以灵活多变地存放图像信息，支持很多色彩系统，而且独立于操作系统，因此得到了广泛应用，是目前流行的图像文件交换标准之一。

3. GIF（graphics interchange format）图像格式 GIF 原意是"图像交换格式"，当前有 GIF 87a 和 GIF 89a 两个版本。GIF 采用 Lempel-Zev-Welch（LZW）压缩算法，是压缩格式的文件，但因为是无损压缩算法，因此压缩图像时不会丢失任何数据。GIF 最高支持 256 种颜色，因而比较适用于色彩较少的图片。通过将多个图像存储在一个 GIF 文件中实现支持简单的动画，每个图像代表动画的一帧。用户可以设置每帧的显示时间和动画的循环次数。并且支持透明度设置，但是像素要么是完全透明的，要么是完全不透明的，不支持半透明像素。鉴于以上特点，常用于卡通造型、公司标志等的存储。

4. JPEG（joint photography expert group）图像格式 JPEG 图像格式是目前最流行、最高效率的静态图像压缩标准之一。JPEG 格式属于有损压缩格式，一定程度上会造成图像数据的损伤。JPEG 格式可以灵活设置图像压缩比率，一般来说，其压缩比在 10 倍之内时，图像基本不出现可觉察的失真，随着压缩比的增大，信息损失就较为严重。

5. DICOM 图像格式 医学数字成像与通信标准的制订、发展和影像存储与传输（PACS）的发展关系密切。PACS 在 20 世纪 80 年代初有较大发展，但由于各成像设备厂家所用数据格式不统一，因而影响了信息的交换、互联与通信，并阻碍了技术本身的发展。美国放射学会和美国国家电气制造商协会于 1993 年发布的 DICOM 3.0，被医疗界和医疗设备生产商广泛接受，已发展成为医学影像信息学领域的国际通用标准。

DICOM 标准涵盖了医学数字图像的采集、归档、通信、显示及查询等几乎所有信息交换协议，DICOM 标准的推出与实现，大大简化了医学影像信息交换过程，推动了远程放射学系统、PACS 的研究与发展，并且由于 DICOM 的开放性与互联性，使得与其他如 HIS 和 RIS 等医学应用系统的集成成为可能。

🔗 **链 接** **全身 CT（计算机断层扫描）诊断 X 射线扫描仪的发明** ——————

莱德利（Robert S. Ledley）最著名的发明是 ACTA（自动计算机化横断面轴向）诊断 X 射线扫描仪，这是世界上第一台全身计算机断层扫描（CT）机。ACTA 诊断 X 射线扫描仪为现代 CT 扫描仪的基本设计奠定了基础，包括首次使用卷积方法进行 CT 图像重建、首次应用高分辨率数字电视显示技术于医学成像，以及倾斜式支架。莱德利还通过使用 CT 进行医学成像和三维重建，革新了诊断医学，在放射治疗规划和骨病诊断中发挥了重要作用。

第 3 节　医学影像信息学标准

医学影像设备制造商采用的影像数据存储格式与传输方式千差万别，导致了不同制造商的设备产生的医学影像格式不兼容、数据传输协议不兼容等问题。为了实现医学成像设备、医学影像信息系统、放射学信息系统、医院信息系统等医学信息系统及成像设备的互联、互通与信息数据互换，需要标准制定机构制定相应的国际通行的标准。同时，为了保护患者的个人隐私及合法权益，同样需要制定相应的政策法规予以保护和保障。

一、标准制定机构与政策法规

（一）美国国家标准学会

1918 年，美国电气工程师协会、美国机械工程师协会、美国矿业与冶金工程师协会等组织共同成立了美国工程标准委员会，1928 年改组为美国标准协会，1966 年 8 月又改组为美国标准学会，1969 年 10 月 6 日改成现名：美国国家标准学会（American National Standards Institute，ANSI）。

（二）国际标准化组织

国际标准化组织（International Organization for Standardization，ISO）的前身是成立于 1926 年的国家标准化协会国际联合会。1947 年 2 月 23 日，国际标准化组织正式成立。ISO 是世界上最大的非政府性标准化专门机构。

（三）美国国家电气制造商协会

美国国家电气制造商协会（National Electrical Manufacturers Association，NEMA）成立于 1926 年，是由美国电力俱乐部和美国电气供应制造商联盟合并而成。该协会于 1985 年和 1988 年先后推出了 ACR-NEMA 300-1985 与 ACR-NEMA 300-1988 两个标准。1993 年推出了 NEMA PS 3-1993 标准，并正式命名为 DICOM 3.0，成为事实上的工业标准。

（四）美国国家电气和电子工程师协会

美国国家电气和电子工程师协会（Institute of Electrical and Electronics Engineers，IEEE）是国际性的电子技术与信息科学工程师协会，成立于 1963 年。目前，IEEE 是全球最大的非营利性专业技术学会之一。

（五）北美放射学会

1915 年，来自美国 17 个州的 30 位放射学者在芝加哥组织成立西部伦琴学会，为居住在美国中西部的放射学工作者提供专业与学术服务和支持。1919 年，西部伦琴学会正式更名为北美放射学会。

（六）医疗卫生信息和管理系统学会

1961 年，E. J. Gerner 和 H. E. Smalley 共同创办医院管理系统协会。1986 年更名为医疗卫生信息和管理系统学会（Healthcare Information and Management Systems Society，HIMSS），总部设在美国芝加哥，是一家致力于通过信息技术提高医疗水平的非营利机构。

（七）中华人民共和国国家卫生健康委员会

国家卫生健康委员会，简称国家卫健委，是中华人民共和国的国家级机构，负责卫生健康领域的政策制定、规划管理、监督检查等工作。该委员会成立于 2018 年，前身为国家卫生和计划生育委员会（国家卫计委）。于 2016 年制定了《医学影像诊断中心基本标准（试行）》和《医学影像诊断中心管理规范（试行）》，明确了医学影像诊断中心对于我国实现区域医疗资源共享和提升基层医疗机构服务能力至关重要，省级卫生计生部门需加强领导，完善政策，确保工作顺利。医学影像诊断中心为独立法人单位，独立承担法律责任，由市级及以上卫生计生行政部门审批。需要将医学影像诊断中心纳入医疗质量控制体系，加强监管，确保医疗质量和安全。推进机构间检查结果互认，鼓励远程影像诊断服务。鼓励医学影像诊断中心连锁化、集团化，实施标准化管理和服务。优先审批集团化、连锁化中心的申请。医学影像诊断中心应与区域内二级以上综合医院建立协作，建立急救绿色通道，加强技术协作，提升技术水平。

（八）政策法规

1. 医疗电子交换法案 HIPAA 发展史 1996 年美国总统克林顿签署经过参议院和众议院通过的公共法案 HIPAA（Health Insurance Portability and Accountability Act）。HIPAA 法案目前还没有确切的正式中文名称，国内文献一般直接称其为 HIPAA 法案，有的则称之为健康保险携带和责任法案，也有取其意称之为医疗电子交换法案，也有中文文献翻译为义务型可携带式健康保险法案。

2. 电子签名的相关法规

（1）电子签名（electronic signature，E-Signature） 1995 年 7 月，一位名叫杰夫·贝索斯（Jeff Bezos）的美国青年在西雅图市郊成立了一家网上销售书籍的公司，即后来赫赫有名的亚马逊书店。亚马逊书店宣告一种新的经济模式——电子商务的诞生。随着电子商务的发展，电子签名应运而生。一些国家就相继制定了相关的法律规范。

（2）《中华人民共和国电子签名法》 该法自 2005 年 4 月 1 日起施行。《中华人民共和国电子签名法》第二条对电子签名的概念进行了阐释，电子签名是指数据电文中以电子形式所含、所附用于识别签名人身份并表明签名人认可其中内容的数据。

3. 医疗档案归档存储方法与期限的相关法规

（1）相关法规发展史 为加强卫生档案工作，更好地为卫生事业服务，卫生部档案局于 2008 年 4 月 25 日发布《卫生档案管理暂行规定》，而后《中华人民共和国档案法》由中华人民共和国第十三届全国人民代表大会常务委员会第十九次会议于 2020 年 6 月 20 日修订通过，自 2021 年 1 月 1 日起施行。

2013 年，国家卫生计生委和国家中医药管理局组织专家对 2002 年颁布的《医疗机构病历管理规定》进行修订，形成《医疗机构病历管理规定（2013 年版）》，并于 2014 年 1 月 1 日颁布实施。

（2）《卫生档案管理暂行规定》明确规定了如下内容

1）卫生档案：是指各级卫生行政管理部门和各医疗、疾病预防控制、卫生监督、科研、血站、妇幼保健和社区卫生服务等机构，在工作中形成的，具有保存价值的各种形式和载体的文件材料。

2）医疗卫生档案的分类：可分为医疗保险档案、医疗技术档案、医疗设备档案、医院档案、卫生防疫档案、卫生监督档案、医疗行政档案等。

3）储存方法与期限：卫生档案应以时间为序按年度归档装盒，期限为永久、30 年、15 年、10 年等。

（3）《医疗机构病历管理规定（2013 年版）》 为了使病历管理满足现代化医疗管理需要，国家卫生计生委和国家中医药管理局于 2013 年颁布实施《医疗机构病历管理规定（2013 年版）》，明确指出：

1）电子病历的法律地位："第四条 按照病历记录形式不同，可区分为纸质病历和电子病历。电子病历与纸质病历具有同等效力。"

2）对电子病历书写有了明确要求。"第八条 医务人员应当按照《病历书写基本规范》、《中医病历书写基本规范》、《电子病历基本规范（试行）》和《中医电子病历基本规范（试行）》要求书写病历。"

4. 互联网医疗的相关法规

（1）《互联网信息服务管理办法》 为了规范互联网信息服务活动，促进互联网信息服务健康有序发展，2000 年 9 月 25 日中华人民共和国国务院颁布《互联网信息服务管理办法》。

（2）《互联网医疗保健信息服务管理办法》 为了进一步规范互联网医疗保健信息服务活动，保证互联网医疗保健信息科学、准确，促进互联网医疗保健信息服务健康有序发展，2009 年 5 月 1 日卫生部颁布实施《互联网医疗保健信息服务管理办法》。

二、医学影像信息技术标准简介

医学影像信息技术标准包括 Internet 标准、DICOM 标准、HL7 标准及 IHE 标准。Internet 标准是指通过共同的网络通信协议构建的全球网络，包括多个子网和主机。Internet 协议（IP）是协议簇的总称，涵盖多种通信协议。DICOM 标准促进医学影像设备的互操作性，支持影像数据交流和管理。HL7 标准自 1987 年起，为医疗信息系统间的数据交换提供标准。IHE（医疗信息系统集成）旨在提升医疗信息系统间的集成与信息共享，定义了多个集成模式，以优化工作流程。此部分内容将在第 1 章第 5 节进行详细阐述。

三、医学影像信息安全规范

（一）信息安全的基本概念

信息安全（information security）是研究在特定的应用环境下，依据特定的安全策略，对信息及其系统实施保护、检测和恢复的科学。信息安全是指信息系统（包括硬件、软件、数据、人、物理环境及其基础设施）受到技术和管理的安全保护，不因偶然和恶意的原因而遭到破坏、更改、泄露，信息系统连续可靠正常地运行，信息服务不中断，最终实现机构业务的连续性。

（二）信息安全的目标

信息安全的目标是保护信息的保密性、完整性、可用性、可靠性和不可否认性。

1. 保密性　保密性（confidentiality）是指在信息系统运行过程中信息不为非授权的对象获取、利用。

2. 完整性　完整性（integrity）是指信息在系统中不经授权不能更改的特性，即信息在存储或传输过程中保持不被偶然或蓄意地删除、修改、伪造、乱序、重放、插入等行为破坏和丢失。

3. 可用性　可用性（availability）是指得到授权的实体在需要时可以得到所需的资源和服务。即信息可以为被授权的对象访问并可按其需求使用的特性。

4. 可靠性　可靠性（reliability）是指系统在规定的条件下和规定的时间内，完成规定功能的概率。

5. 不可否认性　不可否认性（non-repudiation）也称不可抵赖性，是指在信息交互过程中，确信参与者的真实同一性，即所有参与者都不可能否认或抵赖曾经完成的操作和承诺。

（三）信息系统的安全保护等级

《计算机信息系统安全保护等级划分准则》（GB 17859—1999）中规定了计算机系统安全保护能力的五个等级。依据此等级划分准则对每一级别的信息系统都有相应的技术要求（物理安全、网络安全、主机安全、应用安全、数据系统运维管理）。

（四）物理安全标准规范

信息系统中的物理基础是指计算机、联网设备，以及机房电源设施等。针对硬件的安全技术有防火、防水、防雷、防磁和湿度、温度控制等物理安全技术，物理安全是信息安全的保障。

1. 物理安全技术规范　信息系统安全等级第三级要求的物理安全技术规范参考如下。

（1）物理位置的选择　①机房和系统应用场地应选择在具有防震、防风和防雨等能力的建筑内；②机房场地应避免设在建筑物的高层或地下室，以及用水设备的下层或隔壁。

（2）物理访问控制　①机房出入口应安排专人值守，控制、鉴别和记录进入的人员；②需进入机房的来访人员应经过申请和审批流程，并限制和监控其活动范围；③应对机房划分区域进行管理，区域和区域之间设置物理隔离装置，在重要区域前设置交付或安装等过渡区域；④重要区域应配置电子门禁系统，控制、鉴别和记录进入的人员。

（3）防盗窃和防破坏　①应将主要设备放置在机房内；②应将设备或主要部件进行固定，并设置明显的不易除去的标记；③应将通信线缆铺设在隐蔽处，可铺设在防静电地板下或管道中；④应对存储介质分类标识，存储在介质库或档案室中；⑤应利用光、电等技术设置机房防盗报警系统；⑥应对机房设置监控报警系统。

（4）防雷击　①机房建筑应设置避雷装置；②应设置防雷保安器，防止感应雷；③机房应设置交流电源地线。

（5）防火　①机房应设置火灾自动消防系统，能够自动检测火情、自动报警，并自动灭火；②机房及相关的工作房间和辅助房应采用具有耐火等级的建筑材料；③机房应采取区域隔离防火措施，将重要设备与其他设备隔离开。

（6）防水和防潮　①水管安装，不得穿过机房屋顶和活动地板下；②应采取措施防止雨水通过机房窗户、屋顶和墙壁渗透；③应采取措施防止机房内水蒸气结露和地下积水的转移与渗透；④应安装对水敏感的检测仪表或元件，对机房进行防水检测和报警。

（7）防静电　①主要设备应采用必要的接地防静电措施；②机房应采用防静电地板。

（8）温湿度控制　机房应设置温、湿度自动调节设施，如恒温恒湿机房专用空调，使机房温度、湿度的变化在设备运行所允许的范围之内。

（9）电力供应　①应在机房供电线路上配置稳压器和过电压防护设备；②应提供短期的备用电力供应，如不间断电源（UPS），至少满足主要设备在断电情况下的正常运行要求；③应设置冗余或并行的电力电缆线路为计算机系统供电；④应建立备用供电系统，如柴油发电机组。

（10）电磁防护　①应采用接地方式防止外界电磁干扰和设备寄生耦合干扰；②电源线和通信线缆应隔离铺设，避免互相干扰；③应对关键设备和磁介质实施电磁屏蔽。

2. 物理安全风险评估

（1）风险评估（risk assessment）　是对信息和信息处理设施的弱点、其所受威胁、后果及其发生概率的评估。

（2）风险评估的实施流程　①风险评估前准备；②资产识别；③威胁识别；④脆弱性识别；⑤风险分析。

（3）物理安全的主要威胁　①火灾、地震等；②操作失误；③物理攻击。

（4）物理安全的脆弱性识别　主要是对物理环境的脆弱性识别。识别内容包括机房场地、机房防火、机房供配电、机房防静电、机房接地与防雷、电磁防护、通信线路保护、机房区域防护、机房设备管理等方面。

（五）系统安全标准规范

在信息系统中有操作系统、数据库系统、网络系统等。系统安全是指这些基础系统的安全操作、安全使用、安全应用等。

1. 系统安全技术规范　信息系统安全等级第三级要求的系统安全技术规范参考如下：①身份鉴别；②访问控制；③安全审计；④剩余信息保护；⑤入侵防范；⑥恶意代码防范。

2. 系统安全风险评估　系统安全风险评估的具体流程办法与前面描述的物理安全风险评估一致，区别在于：资产识别、威胁识别和脆弱性识别。在系统安全的风险评估中，其资产为系统软件，包括操作系统、数据库管理系统、开发系统等。因为资产对象的不同，威胁识别和脆弱性识别也就具有不同的内涵，在此不再赘述。

（六）网络安全标准规范

网络安全是指网络系统的硬件、软件及其系统中的数据受到保护，不因偶然的或者恶意的原因而遭受到破坏、更改、泄露，系统连续可靠正常地运行，网络服务不中断。网络安全包含网络设备安全、网络信息安全、网络软件安全。

1. 网络安全技术规范　信息系统安全等级第三级要求的网络安全技术规范参考如下：①结构安全；②访问控制；③安全审计；④边界完整性检查；⑤入侵防范；⑥恶意代码防范；⑦网络设备防护。

2. 网络安全风险评估　对于网络安全的风险评估与上文中的物理安全风险评估相似，区别在于：网络安全的资产识别和威胁识别。在网络安全风险评估中，其资产为网络服务，威胁主要为网络攻击：网络探测和信息采集、漏洞探测、嗅探（账号、口令、权限等）、用户身份伪造和欺骗、用户或业务数据的窃取和破坏等。

（七）应用安全标准规范

应用安全就是保障应用程序使用过程和结果的安全。简言之，就是针对应用程序或工具在使用过程中可能出现计算、传输数据的泄露和失窃，通过其他安全工具或策略来消除隐患。

1. 应用安全技术规范　信息系统安全等级第三级要求的应用安全技术规范参考如下：①身份鉴别；②访问控制；③安全审计；④剩余信息保护；⑤通信完整性；⑥通信保密性；⑦抗抵赖；⑧软件容错；⑨资源控制。

2. 应用安全风险评估　应用安全的风险评估也和上文中所述的物理安全风险评估类似，区别在于：应用安全的资产为应用软件和服务，威胁类别为一些对应用资产可能会造成破坏的隐患。

🔗 **链 接**　医学影像技术所涉及的隐私权保护问题

1. 采集数据时患者个人信息保护　患者的个人信息是非常敏感的信息。在采集和临床使用患者数据时，医疗机构必须获得患者的同意，严格遵守有关法律法规，并确保这些信息不会泄露出去。

2. 公开数据的合法性　医学影像技术的公开数据主要是指用于研究和学术交流的数据。在公开数据时，必须要遵守相关法律法规，并且需要确保数据的发布不会损害任何患者的隐私权。尤其在医学研究中，涉及大量的数据分析和数据共享，这些数据不仅包含着患者的个人信息，还可能涉及患者的家族史等敏感信息。因此，在医学研究中，必须要遵守相关法律法规，并严格控制数据的使用范围，确保不会侵犯患者的隐私权。

（张　涛）

第1章

医学影像信息系统

🎯 **学习目标**

1. 掌握　放射信息系统、PACS 系统的构成及应用。
2. 熟悉　医院信息系统的定义、发展及构成；医学影像信息技术标准。
3. 了解　网络技术基础知识；信息系统基础知识。

第1节　基础知识

一、网络技术基础

医学影像信息系统的主要工作就是连接医学影像成像设备、服务器、存储设备等众多硬件，传输海量的医学影像信息数据，它对计算机网络的传输效率、传输安全性要求很高。计算机网络是否高效、稳定、安全，直接影响着医学影像信息系统为医疗、教学、科研和管理工作服务的效率。

（一）计算机网络概述

1. 计算机网络的定义　计算机网络是将若干台处于不同地理位置，具有独立功能的计算机通过通信线路互联起来，在网络软件（网络通信协议、网络操作系统等）的支持下，实现计算机间资源共享、信息交换和协同工作的系统，计算机网络系统如图 1-1-1 所示。医学影像信息系统本身就是一个计算机网络。

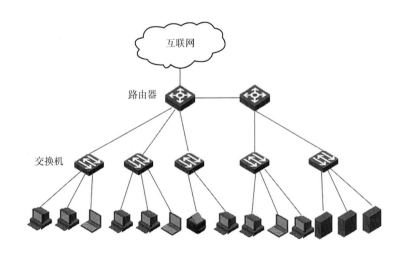

图 1-1-1　计算机网络系统示意图

2. 计算机网络的发展

（1）以数据通信为主的第一代计算机网络　早期的计算机很昂贵，只有数量有限的计算机中心才拥有计算机，其他需要使用计算机的用户只能将数据送到或邮寄到计算机中心才能上机运算，效率低下。

为了解决这个问题，人们在计算机内部增加了通信功能，使远方的终端设备可以通过通信线路直接和计算机相连，各处的终端设备通过通信线路将数据汇集到某台计算机上进行集中处理，之后计算机将处理好的数据通过通信线路再送回到各自的终端设备。这种以单个计算机为中心、面向终端设备的网络结构被称为简单的计算机联机系统，它只是计算机网络的雏形，一般称其为第一代计算机网络。第一个联机数据通信系统是 20 世纪 50 年代初美国建立的半自动地面防空系统。

（2）以资源共享为主的第二代计算机网络　随着计算机联机系统的迅速发展，很快在计算机系统之间进行通信的要求便被提了出来。1969 年美国的分组交换网 ARPA 网投入运行，它将分散在不同地区的 4 台计算机连接起来，使计算机网络的通信方式由终端到计算机之间的通信，发展到计算机与计算机之间的直接通信，同时计算机网络的功能从以数据通信为主转换为以资源共享为主。到 1971 年，ARPA网包括 23 个大学和政府主机，而到 1981 年，节点数量达到 213 个，大约每 20 天就会添加 1 个新主机。ARPA 网是 Internet 的前身，它的建立标志着计算机网络进入到第二代。

（3）体系结构标准化的第三代计算机网络　由于 ARPA 网的运行成功，到了 20 世纪 70 年代，不少公司都推出了自己的网络系统，并且随着社会的发展，迫切要求将这些网络系统进行方便的互连，从而得到一个"开放"的网络。但是计算机网络是非常复杂的系统，不同体系结构的网络很难互联到一起，为了解决这个难题，国际标准化组织在 1977 年设立了一个分委员会，专门研究网络通信的体系结构，并在 1983 年正式颁布了著名的"开放系统互连（open system interconnection，OSI）参考模型"，为网络发展提供了一个可共同遵守的规则，从此计算机网络的发展走上了标准化的道路。人们将体系结构标准化的计算机网络称为第三代计算机网络。

（4）以 Internet 为核心的第四代计算机网络　进入 20 世纪 90 年代，Internet 的建立将分散在世界各地的计算机和各种网络连接起来，形成了覆盖世界的大网络，并将当今世界带入了以网络为核心的信息时代。第四代计算机网络的发展特点为高速互连和更广泛的应用，Internet 已经成为人类最重要、规模最大的知识宝库。

（二）Internet 基础

1. TCP/IP 协议　Internet 是世界上最大的计算机网络，无论是微型计算机还是大型计算机，无论是局域网还是广域网，不管它们在世界上什么地方，只要共同遵守 Internet 的网络协议，就可以接入其中，可以说 Internet 是一个"计算机网络的网络"。由于 Internet 所采用的众多网络协议中，最著名的就是传输层的 TCP 协议和网络层的 IP 协议，因此人们习惯用 TCP/IP 协议来表示整个 Internet 网络协议系列。

IP 协议是"开放系统互连（OSI）参考模型"网络层上的主要协议，其主要任务是将数据包从一个节点传到另一个节点。由于 IP 协议是无连接的不可靠协议，在主机资源不足的情况下，它可能丢弃掉某些数据包，为了保证传输数据的可靠性，IP 协议需要与 TCP 协议配合工作。

TCP 协议（传输控制协议）属于 OSI 的传输层，主要解决 Internet 上数据流量超载和传输拥塞问题，使数据传输和通信更加可靠。TCP 是面向连接的，在传送数据之前，先要建立连接，由于数据有可能在传输中丢失，TCP 能检测到数据的丢失，并且重发数据，直至数据被正确地、完全地接收为止。

2. IP 地址　在 Internet 这个庞大的网络中进行信息交换，最基本的要求就是每台连入的主机都要有一个唯一可识别的地址，就像日常生活中人们通信必须写明通信地址一样。Internet 地址包括 IP 地址和域名地址，它们是 Internet 地址的两种表示方法。

IP 地址通常采用"点分十进制表示法"，它由 32 位二进制数字组成，分成 4 段，每 8 位构成一段，各段之间用点号"."隔开，为了方便识别和表达，IP 地址一般表示为用点号隔开的 4 个十进制数字，每段所能表示的十进制数的最大值不超过 255。例如，二进制 IP 地址 11001010.11000010.11110000.00000001，它对应的十进制数的 IP 地址为 202.194.240.1。

3. DNS 域名系统　IP 地址是 Internet 的通用地址，但对于一般用户来说，IP 地址太抽象，而且由于它使用数字表示，不容易记忆，为了方便用户，Internet 在 IP 地址的基础上提供了一种面向用户的字符型主机命名机制，这就是网络域名系统（domain name system，DNS）。

计算机要连入 Internet，必须获得唯一的 IP 地址和对应的域名。按照 DNS 域名系统的规定，入网的计算机要具有类似下列结构的域名：

计算机主机名.机构名.组织域名.最高层域名

同 IP 地址格式类似，域名的各部分之间也用点号"."隔开。例如，北京大学网站的域名为：www.pku.edu.cn。其中 www 表示这台主机的名称，pku 表示北京大学，edu 表示教育机构，cn 表示中国。常见的组织域名有 com（商业组织）、edu（教育机构）、net（网络服务机构）、gov（政府部门）等。国别的最高层域名如 cn（中国）、au（澳大利亚）、jp（日本）、uk（英国）等。

4. IPv6　IPv4 采用 32 位地址长度，大约可产生 43 亿个地址，但随着互联网的迅速发展，IPv4 定义的有限地址空间已基本耗尽，而地址空间的不足必将影响互联网的进一步发展。为了解决这个问题，国际 Internet 体系结构委员会提出了 IPv6。IPv6 采用 128 位地址长度，按保守方法估算，IPv6 实际可分配的地址大约相当于整个地球表面每平方米面积上可分配 1000 多个地址。除了解决地址短缺问题外，IPv6 还具有更安全可信、更及时、更方便管理等优势。

二、信息系统基础

像人的神经系统分布于全身每个器官一样，现如今信息系统也渗透到各个组织中的每个部门当中。以医院信息系统、医学影像信息系统为代表的众多医疗类信息系统已成为现代化医院必不可少的管理工具。如何促使信息系统各部件充分发挥应有的效益，是系统开发者和医院管理者都密切关注的问题。

（一）信息系统的定义

信息系统（information system）是由计算机硬件、网络和通信设备、计算机软件、信息资源、信息用户和规章制度组成的，以处理信息流为目的的人机一体化系统。它是由一个或多个人使用的人造系统，用于帮助人们完成特定的工作任务，在工作过程中及时和正确地收集、加工、存储、传递与提供信息，这些信息可以实现组织中各项活动的管理、调节和控制。简单地说，信息系统就是输入数据/信息，通过加工处理产生信息的系统。

（二）信息系统的发展

在计算机出现之前，人类社会的各种组织机构中就有了利用口头语言和纸质媒介传递信息的早期信息系统，如皇家驿站信息传递系统等。自 1946 年计算机问世以来，其强大的信息处理能力把人类从烦琐的脑力劳动中解放出来，才产生了真正意义上的高效的信息系统。计算机辅助管理信息系统经过了以下四个发展阶段。

1. 电子数据处理　计算机最初出现的目的是解决科学计算的问题，之后又延伸到文书及档案管理、各种报表生成等领域，这些计算机处理信息的工作统称为电子数据处理。这个时期计算机处理的各项目数据之间没有联系，主要目的是提高信息处理的准确性和及时性。

2. 管理信息系统　随着社会的发展，各组织中人、财、物各种要素的运动不仅内容复杂、节奏快，而且各环节相互依赖、相互制约，此时孤立的电子数据处理方式已经不能满足管理决策者想要整体把握信息的需求。为了解决这个问题，管理信息系统应运而生，它能够从组织的整体目标出发，系统地、综合地处理各项管理信息。

3. 决策支持系统　管理信息系统虽然对信息处理全面、及时、准确，但是对决策问题不能提供主动、有效的支持，而必须依靠决策者的知识、经验、偏好和魄力做出决定。20世纪70年代中期，决策支持系统被首次提出，特别是随着模型管理、人工智能、人机对话、决策科学的发展，决策支持系统的研究进展很快，它通过嵌入到已建立的管理信息系统中，从而对管理决策进行有效的支持。

4. 网基信息系统 20世纪末以来，随着网络技术的发展和"信息高速公路"的建设，基于计算机的信息系统快速地朝网络化方向发展，出现了www服务、电子商务、"互联网+"等代表性应用，以帮助组织适应市场全球化、需求多元化、竞争激烈化、增值知识化等新要求。

（三）信息系统的作用

信息系统能够帮助组织进行管理，高效地实现自身目标。以医疗机构为例，信息系统能够降低机构的运营成本，规范医疗和管理流程，完善内部组织结构，加快医护技员工和管理者的信息知识交流与协作，从而提高医疗机构在行业内的核心竞争力。

第2节 医院信息系统

医院信息系统是在医院信息化建设中应用最早、发展最快、普及程度最广的一个领域，同时它也是数字化医院诞生的摇篮，医学影像信息系统、实验室信息系统等众多医院专科信息化建设项目都需要在医院信息系统的基础上开发建立。因此，掌握医院信息系统的定义、发展和系统构成，可以帮助我们从整体上把握医院信息的管理模式及各系统的原理。

一、医院信息系统的定义

医院信息系统（HIS）是指利用计算机软硬件技术、网络通信技术等现代化手段，对医院及其所属各部门的人流、物流、财流进行综合管理，对在医疗活动各阶段中产生的数据进行采集、存储、处理、提取、传输、汇总、加工生成各种信息，从而为医院的整体运行提供全面的、自动化的管理及各种服务的信息系统。

从上述定义可以看出，HIS是现代化医院的基础设施、支撑环境和管理方式。HIS的直接服务对象是医院，以及医院内部的用户——各级管理人员和医护技人员，HIS的直接管理对象是在医院内流通的所有信息。

二、医院信息系统发展历程

（一）基于小型机和微型机的启蒙阶段

20世纪60年代末至80年代中期，我国HIS的发展以首次引进DJS-130小型机对HIS进行最初研发为起点，之后北京几家大型医院陆续加入到HIS的研发与应用中来。从最初的单机单任务的信息管理模块，如窗口挂号、收费管理等，到以职能部门业务为主的信息管理系统，如药房管理、门诊收费管理等，虽然这个阶段的系统还不能实现全院的信息共享，但却为后面的医院信息化项目建设积累了宝贵的经验。

（二）以医院事务管理为核心的全院管理信息系统阶段

20世纪80年代中期至21世纪初，随着卫生部和总后勤部卫生部主持的国家"八五"重点科技攻关项目"医院综合信息系统研究"和"军字一号工程"的成功实施，我国医疗信息化建设迎来第一次发展热潮。初期众多医院同时引入 HIS，加上开发成熟度不够，使得 HIS 的研发曾经存在良莠不齐、低水平重复开发的问题。但随着我国推行"城镇职工医疗保险制度"，以及 2002 年卫生部召开的全国卫生信息化工作会议，重新修订颁布了《医院信息系统基本功能规范》，这些举措都进一步促进了 HIS 的规范化、标准化和完整性。开发模式也从医院自我开发逐步变为由医院提需求、IT 厂商负责开发及实施的商业运作模式。在此阶段中，医院信息系统的功能还是以事务管理为核心。

（三）临床信息系统与区域医疗协同探索阶段

21 世纪初至 2015 年随着事务管理模块的日趋成熟，HIS 的建设重心开始向临床转变，以医生工作站、实验室信息系统（LIS）、医学影像存储与传输系统（PACS）、合理用药监控系统等为代表的临床信息系统快速崛起，并推广应用。

2009 年 3 月国务院颁布《关于深化医药卫生体制改革的意见》，开始推进新医改，社区卫生服务快速发展起来，加上医疗保险制度逐步完善，所有医院都要与医保、新农合系统建立接口，这些新变化要求 HIS 功能必须延伸到医院以外的更广阔领域。特别是 2011 年《基于电子病历的医院信息平台建设技术解决方案》的发布，掀起了我国第二次医疗信息化发展热潮，各家医院都对 HIS 的建设提出了更高要求，努力达到以电子病历为核心，与人口健康信息平台互联，实现院内院外信息共享，区域医疗资源快速联动的目标。

（四）数据整合阶段

2015 年 3 月国务院办公厅发布《全国医疗卫生服务体系规划纲要（2015—2020 年）》，实现全员人口信息、电子健康档案和电子病历三大数据库基本覆盖全国，并实现信息动态更新。积极推进居民健康卡与社会保障卡、金融 IC 卡、市民服务卡等公共服务卡的应用集成，实现就医"一卡通"。依托国家电子政务网，构建与互联网安全隔离，联通各级平台和各级各类卫生计生机构，高效、安全、稳定的信息网络。实现各级医疗服务、医疗保障与公共卫生服务的信息共享与业务协同。

2018 年《全国医院信息化建设标准与规范（试行）》发布，2019 年《全国基层医疗卫生机构信息化建设标准与规范（试行）》发布，这些文件清晰、明确地为国内医院信息化建设指明了方向。随后，针对电子病历、互联网医疗、分级诊疗、互联互通等，国家卫生健康委员会陆续发布相关政策，可以说从 2018 年开始，国内涌现了第三次医疗信息化发展热潮。

三、医院信息系统构成

（一）临床诊疗部分

临床诊疗部分包括门急诊及住院医生工作站（图 1-2-1）、护士工作站、临床检验信息系统、医学影像信息系统、输血及血库管理系统、手术麻醉管理系统等。这些分系统作为 HIS 的组成部分，既要完成各自科室的事务性工作，如预约管理、费用管理、统计查询等，又要以患者为中心，为患者提供临床诊疗服务。

（二）药品管理部分

药品管理部分包括数据准备及药品字典（图 1-2-2）、药品库房管理、门急诊药房管理、住院药房管理、药品核算、药品价格管理、制剂管理子系统、合理用药咨询功能等。该系统的应用严格规范了药品的采购、入库、出库、药品有效期管理、药品流向、药品调价收费等管理，增加了药品采购、消耗的透明度，实现了门急诊药房与门急诊收费处、住院药房与护士工作站及住院收费处等的一条龙管理，有效地减少了药品的积压、浪费现象。

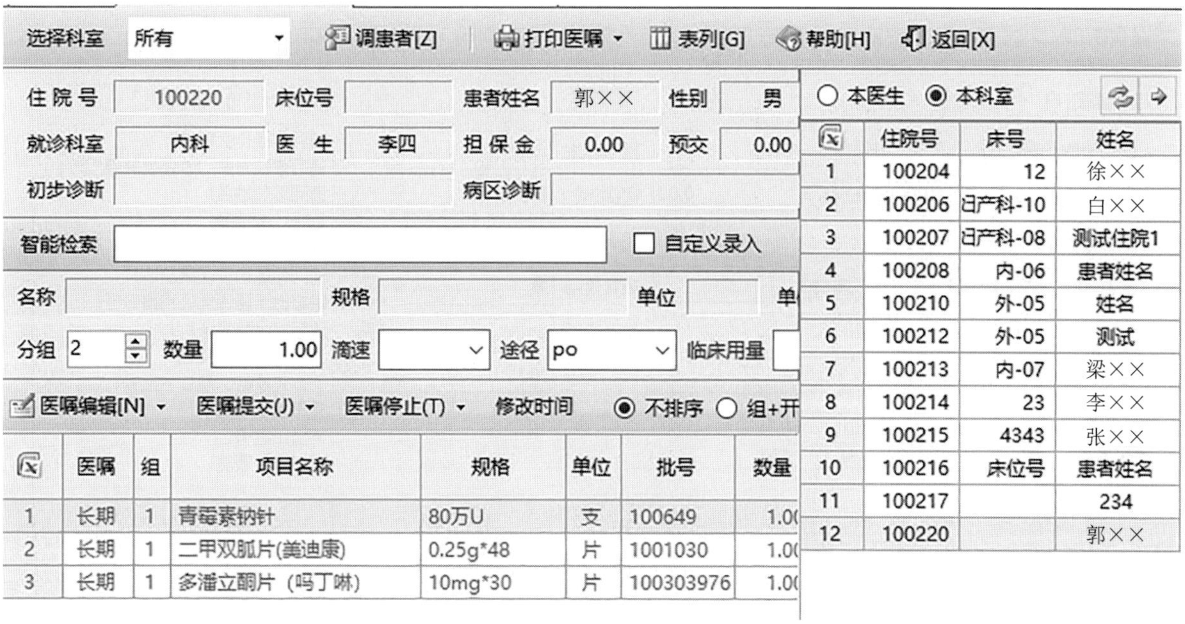

	医嘱	组	项目名称	规格	单位	批号	数量
1	长期	1	青霉素钠针	80万U	支	100649	1.0(
2	长期	1	二甲双胍片(美迪康)	0.25g*48	片	1001030	1.0(
3	长期	1	多潘立酮片（吗丁啉）	10mg*30	片	100303976	1.0(

	住院号	床号	姓名
1	100204	12	徐××
2	100206	日产科-10	白××
3	100207	日产科-08	测试住院1
4	100208	内-06	患者姓名
5	100210	外-05	姓名
6	100212	外-05	测试
7	100213	内-07	梁××
8	100214	23	李××
9	100215	4343	张××
10	100216	床位号	患者姓名
11	100217		234
12	100220		郭××

图 1-2-1 医生工作站图示

	药品编码	类型	费用名	项目名称	规格	批号	剂型	途径	单位信息		
									小单位	中单位	换算系数
13	1434	西药	西药费	西咪替丁（甲氰咪胍)片	0.2g*100	100202	片剂	po	片	瓶	100
14	1435	西药	西药费	咳特灵胶囊	30片/瓶	100802	胶囊	po	粒	瓶	30
15	1440	西药	西药费	维生素B6片	10mg*1000	091002	片剂	po	片	瓶	1000
16	1444	西药	西药费	地塞米松针	2mg*1ml	20100608	注射液	ivd	支	盒	10
17	1488	西药	西药费	复方鱼腥草片	100片/瓶	091201	片剂	po	片	瓶	100
18	1496	西药	西药费	参维灵片	18片/瓶	20100301	片剂	po	片	瓶	18
19	1503	西药	西药费	肌苷片	0.2g*100	20100301	片剂	po	片	瓶	100
20	1504	西药	西药费	奥美拉唑肠溶胶囊	20mg*14	100102	胶囊	po	片	瓶	14
21	1505	西药	西药费	甲萘氢醌(维生素K4)片	4mg*100	100304	片剂	po	片	瓶	100
22	1506	西药	西药费	双氯芬酸钠(双氯灭痛)片	25mg*100	100302	片剂	po	片	瓶	100
23	1507	西药	西药费	维生素K1针	10mg*1ml	200911011	注射液	im	支	盒	10
24	1515	西药	西药费	维生素A+D胶丸	100片/瓶	090605	丸剂	po	片	瓶	100
25	1516	西药	西药费	大黄碳酸氢钠(大黄什)片	1000片/瓶	091201	片剂	po	片	瓶	1000
26	1519	西药	西药费	肌苷针	0.1g*2ml	1007152	注射液	ivd	支	盒	10
27	1520	西药	西药费	鼻炎康片	50片/瓶	10009	片剂	po	片	瓶	50
28	1522	西药	西药费	舒心丸(心力丸)	0.4g*30	20100103	丸剂	po	粒	盒	30
29	1526	西药	西药费	三磷酸腺苷二钠(ATP)片	20mg*100	20100808	片剂	po	片	瓶	100

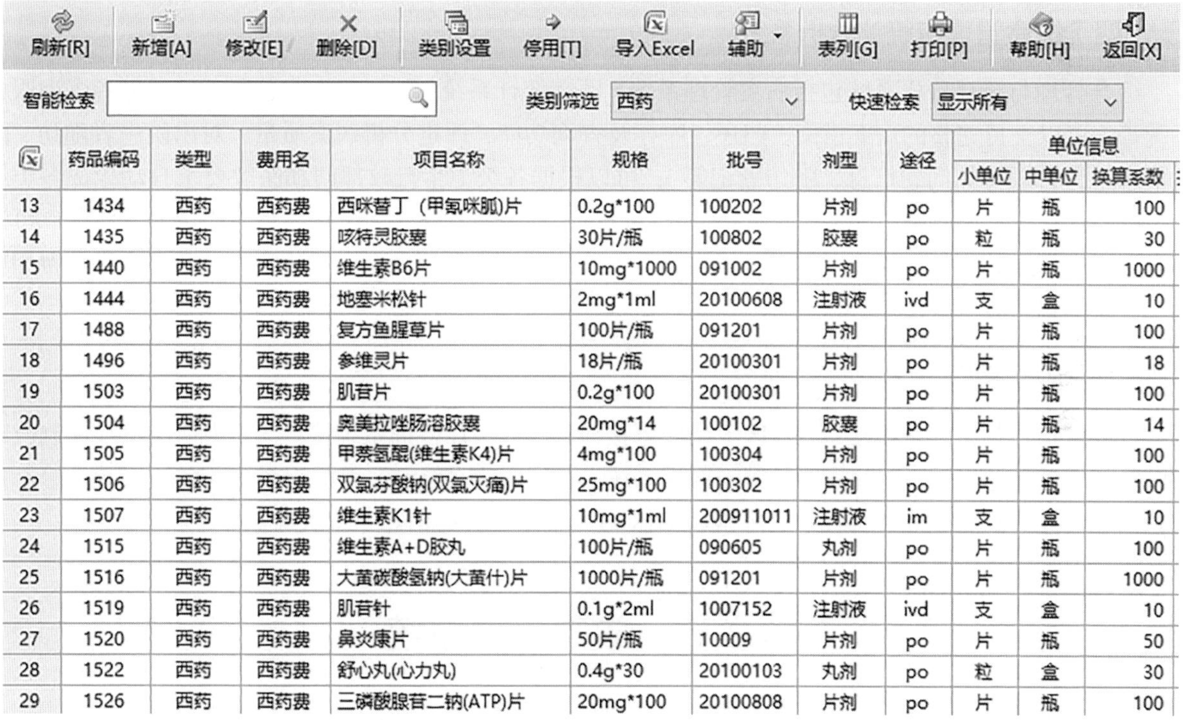

图 1-2-2 药品字典图示

（三）费用管理部分

费用管理部分包括门急诊挂号系统（图 1-2-3），门急诊划价收费系统，住院患者入、出、转管理系统，患者住院收费系统，物资管理系统，设备管理子系统，财务管理与经济核算管理系统等。这部分功能可以说是 HIS 事务管理中最核心的内容，它可以规范医院收费，精细化管理卫生耗材，适应医保收费需要，方便患者查询费用等，提升医院服务水平，降低医疗成本，为医院带来良好的社会效益和经济效益。

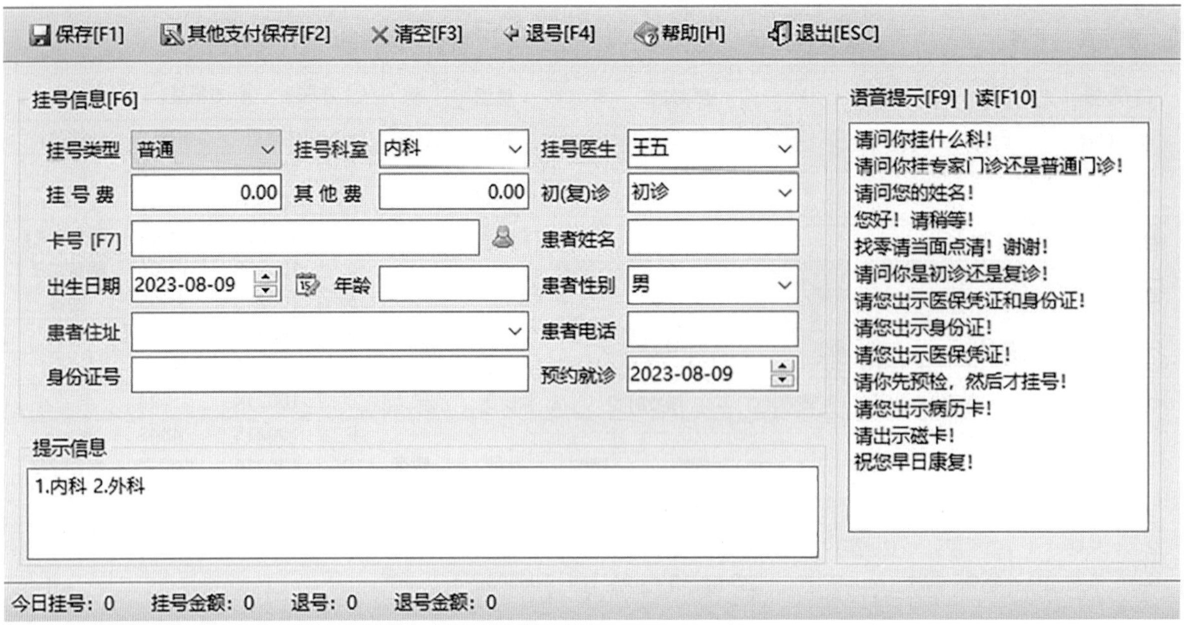

图 1-2-3　门急诊挂号系统图示

（四）综合管理与统计分析系统

综合管理与统计分析系统包括病案管理系统、医疗统计系统、院长查询与分析系统、患者咨询服务系统等。可以支持完整的病案借阅、归还、库存及查询功能，评定分析病案质量，对出院患者随访、随诊信息进行管理（如问卷信息、随访登记等）；可以根据各级卫生行政部门和医院要求自动生成各类统计报表，具有按个人或部门的工作量、经济效益进行统计分析功能，为医院管理者提供决策参考；可通过设置查询台或触摸屏，为患者提供各类咨询，如医院简介、名医介绍、就诊指南、药品查询、费用查询、健康知识宣教等。

（五）外部接口

外部接口包括医疗保险接口、社区卫生服务接口、远程医疗咨询系统接口等。为适应医疗体制改革和医疗技术的飞速发展，医院需要频繁与医保系统、社区医疗系统、远程医疗系统及各级行政主管部门进行信息互连，只有建立外部接口，才能将 HIS 融入整个社会的信息系统大家族中。

第 3 节　放射信息系统

一、放射信息系统基本架构

（一）放射信息系统的定义

放射信息系统（RIS）是医学影像信息系统的重要组成部分，是为包括放射科在内的影像科室医疗流程的任务执行过程管理而设计的计算机信息系统，是医学影像业务中工作流程管理的核心。

RIS 管理的典型的工作流程包括患者的检查流程，即预约登记、机房分配、检查室候诊、导医叫号、机房检查；包括影像技师的操作流程，即检查室候诊队列管理、受检者导医呼叫、受检者工作列表调取、获取影像和影像上传完成的确认；包括影像医师的诊断流程，即初写报告、审核签发报告；包括患者的领取结果流程，即胶片和诊断报告的集中/自助打印发放等。

不同的医疗机构，由于医疗流程不同，必然导致其 RIS 系统的组成不同，因此，RIS 应设计成可拆卸、可拼接、可组装的流程环节模块。此外，因为其具有工作流程管理系统的特点，RIS 还承担着对影像科管理流程、信息流程的优化与重构、改革与创新的重任。

（二）放射信息系统的组成及架构

放射信息系统主要由六个模块组成，分别是预约模块、检查模块、报告模块、查询模块、统计模块、管理模块。

1. 预约模块 患者的基本信息（ID、姓名、性别、出生日期等）、检查相关信息（检查编号、检查目的、检查部位、检查方法等）及临床信息可以从 HIS 数据库中直接调用，急诊患者个人信息可以暂缓录入。对于复诊患者，可以按影像设备、检查项目、检查医师、患者来源等条件进行检索。预约登记界面如图 1-3-1 所示。

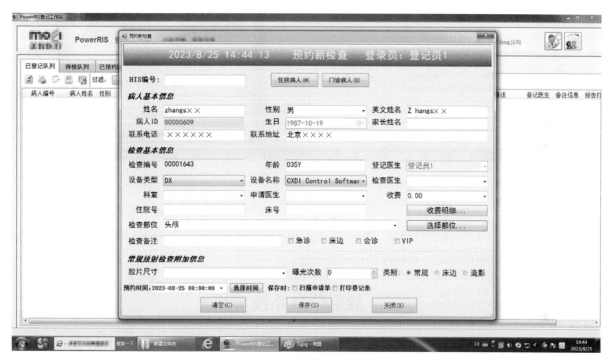

图 1-3-1 预约登记界面

2. 检查模块 检查任务生成后，通过成像设备工作列表（modality work list，MWL），将检查任务的相关信息传递给成像设备。检查开始后，持续跟踪成像设备执行任务的各种当前状态，并及时进行干预和控制。检查结束后，将医学影像发往服务器进行存储管理。对于异常情况，可适当调整，追加、修正、取消检查安排，优先权机制允许特殊患者插入。

3. 报告模块 负责诊断报告信息的编写与管理。包含模板管理功能，将典型病例、典型诊断的有关信息整理成报告模板保存在 RIS 系统中，供诊断医生随时调用。生成的诊断报告可以与患者的信息和影像同时保存起来，供门诊和病房医生查询。报告书写界面如图 1-3-2 所示。

4. 查询模块 可按患者病例号、检查号、住院号、门诊号、姓名、性别、年龄、检查日期、检查设备、检查项目、检查部位、检查医师、临床医师、临床科室、主治医师、诊断名称、代码等进行分类检索或组合查询。可查询影像科内各类人员的工作量。

5. 统计模块 可以按照不同的统计图表显示设备使用频率、检查内容频率、检查部位频率、医师诊断频率、分组频率、诊断内容数、日均检查次数等。医院科室可以自定义统计方式和内容，如诊断阳性率、报告及时率、医生工作量化统计等。影像科主任可统计查询各种费用。

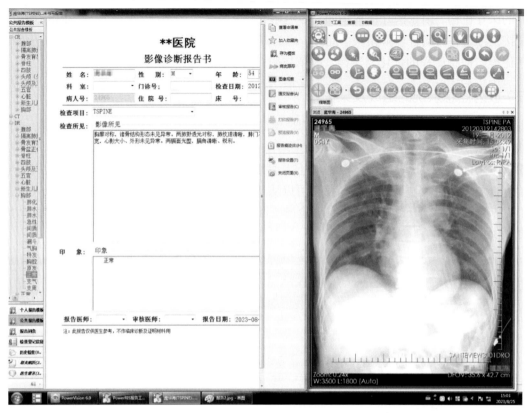

图 1-3-2　报告书写界面

6. 管理模块　管理模块包括系统管理、用户管理和数据管理。系统管理主要是系统环境设定、新增设备设定和 RIS、PACS 接口的设定。用户管理,可对用户实行多种权限管理。数据管理,包括数据字典的维护、检索机制的设定、资料库的备份和复原。

二、放射信息系统应用

（一）RIS 与 HIS 系统互连

目前 RIS 与 HIS 集成,最主要的目标有两个,一是实现数字化申请,即门诊和住院医生直接通过医生工作站向影像科发送检查申请,影像科根据工作安排进行预约,并核算出基本检查费用返回给申请医生处,患者根据返回信息交费或记账;二是发放数字化报告,即将影像科完成的检查报告和图像通过网络传回到申请医生的工作站上,以备医生调阅。各级医生都只能根据自己的权限和密码查看相应的患者信息。

（二）RIS 与 PACS 系统互连

因为影像科的工作流程与医学图像信息是紧密相连的,单纯的 PACS 不能深入到影像科的实际工作中去,极大地限制了它的功能发挥,因此,很早人们就意识到这两套系统应该密切结合在一起实现。为此,在许多标准中都制订了信息沟通的规范,如在 DICOM 标准中,规定了通过工作清单和一系列信息对象来传输和描述患者检查的过程和报告产生过程中所使用的信息,使 RIS 系统和 PACS 系统能够很好地结合在一起。

在上述信息融合过程中,RIS 系统主要向 PACS 系统传送患者预约信息、检查工作清单信息。在书写报告过程中,RIS 系统可以从 PACS 系统中查询调阅图像。这样影像科执行检查操作的技术人员和书写报告的医生都可以充分使用系统中的信息，提高了工作效率。

（三）RIS 与院外互连

RIS 系统将来可以进一步集成到全国的医疗保健网络中心，可以建立医疗急救卡服务系统、患者病历数据库及全民医疗保健数据库；建立急救中心管理系统、医用信息及查询系统；建立远程医疗、远程诊断系统；可以为领导提供智能化、决策数据化的宏观分析预测服务系统。这些 RIS 与院外互联的发展进步是我国医院管理信息系统建设的长远目标之一。

第 4 节　PACS 系统应用

医学影像存储与传输系统（PACS）是医学影像信息系统的重要组成部分，通过与医学影像设备、服务器、影像工作站的连接，以数字化形式获取、传输、存储、归档、检索、浏览、处理、诊断、发布医学影像信息，实现医学影像管理的目的。PACS 系统按照 ACR-NEMA DICOM3.0 标准进行设计，以高性能服务器、网络及存储设备为硬件支持平台，临床应用的主要任务是把医学影像科采集的医学影像进行数字化存储和传输。

自 1982 年 1 月国际光学工程协会召开第一届 PACS 国际会议确定了 PACS 概念，直至 1996 年，PACS 才在中国逐步实施和普及推广。21 世纪初，国内部分医院在全面实施 HIS 系统的基础上，PACS 系统建设从科室推广至全院使用。2009 年中共中央、国务院正式颁布了《关于深化医药卫生体制改革的意见》和《医药卫生体制改革近期重点实施方案（2009—2011 年）》，医疗卫生信息化被列为医药卫生体制改革"四梁八柱"中的重要一柱；2012 年 6 月 6 日，卫生部发布了《关于加强卫生信息化建设的指导意见》，为我国卫生信息化建设发展搭建总体框架。在这些宏观环境的有力促进下，中国 PACS 系统快速发展，呈现出县级和区域协同建设、专科和云技术快速发展的积极趋势。

一、PACS 系统的集成

（一）PACS 系统结构

PACS 系统通过网络将数字化医学影像进行存储，终端在获得授权的情况下调回浏览影像，同时增加检查登记、辅助诊断、处理打印及系统管理功能。PACS 系统主要包括图像采集系统、图像传输系统、图像存储系统和图像应用系统四部分（图 1-4-1）。其中，图像采集系统是指用于采集被检体信息的医学影像设备，包括普通 X 射线设备、计算机 X 射线断层成像设备、磁共振成像设备、超声成像设备、核医学成像设备及其他医学成像设备；图像传输系统是指用于传输图像的网络平台，包括光缆、交换机、路由器等软硬件服务平台；图像存储系统是指用于图像存储的设备，包括服务器、硬盘、光盘等存储媒介；图像应用系统是指用于显示、处理、诊断和打印图像信息的工作站和软件平台，包括面向放射科技术人员、医生和其他群体的各种应用终端，如登记工作站、医生工作站、诊断工作站等。

（二）PACS 系统分类

随着 DICOM 标准的完善和信息技术的发展，PACS 系统的应用范围从最初的放射科扩展到其他临床和医技科室，又从医院内部扩展到其他医疗机构，服务于区域医疗联合体和远程放射诊断。按照应用范围不同，将 PACS 系统分为小型 PACS（mini-PACS）、全院级 PACS（whole hospital PACS）和区域级 PACS（regional PACS）三种。

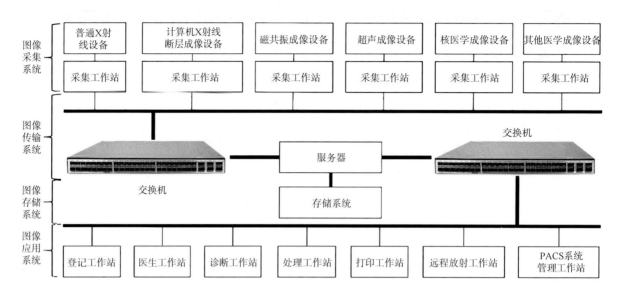

图 1-4-1 PACS 系统结构

1. 小型 PACS 应用范围仅限于医学影像科内部或部分医学影像设备,至少有 1 台医学影像设备与 PACS 连接,且安装和使用影像存储归档服务器,可进行全数字化的在线读片和报告查阅。

2. 全院级 PACS 该系统将影像学服务扩展到医疗机构的各个临床科室、医技科室和管理部门,并与医院信息系统、放射信息系统、电子病历系统集成使用,放射科所有医学影像设备与 PACS 连接,医学影像科、临床科室安装和使用影像存储归档服务器,可进行全数字化的在线读片和报告查阅。同时,PACS 系统与其他系统集成融合后,终端用户应用工作站可实时获取医学影像、检验、病理等诊断信息资料。

3. 区域级 PACS 由政府、保险公司、社会保障部门共同推动,区域级 PACS 将特定区域内多家医疗机构的医学影像资源整合于公共平台,借助公共通信网络进行影像传输和数据交换,为区域内公众提供影像学信息服务和医疗卫生保健服务。

(三) PACS 系统功能

目前,PACS 系统功能已经扩展到医学影像检查和诊断的所有临床领域,不再局限于图像存储与传输的原有定义,RIS 系统和 PACS 系统集成为影像医疗、科研、教学、管理提供了更加强大的功能。

1. 检查信息登记 医学影像登记工作站负责核对和录入患者的基本信息、检查申请信息,登记方式包括手动录入或 HIS 系统检索调取(图 1-4-2)。当检查信息登记后,PACS 系统工作站可通过 Worklist 从主数据库中查询获取,无须重复录入。登记工作站还具有申请单扫描、分诊登记、复诊登记、检查引导等功能,是患者进行影像检查的首要环节。

2. 医学影像采集 医学影像采集是指通过影像设备获取具有临床诊断价值的医学图像。医学影像采集功能是指图像采集工作站从成像设备获取图像数据,将图像数据转换成 DICOM 标准的格式,并将其送往 PACS 服务器。根据采集的图像性质不同,可分为静态图像和动态图像两种,动态图像多由系列随时间变化的静态图像组成,如血管造影图像、超声心动图像;按照采集的图像格式不同,可分为标准数字影像、非标准数字影像和模拟影像三种,标准数字影像符合 DICOM3.0 标准,可直接与 PACS 系统连接,非标准数字影像需进行格式转换形成标准数字影像,而模拟影像要采用扫描或摄影装置捕捉成数字图像,再转换为标准数字影像,才可以传输到 PACS 系统。

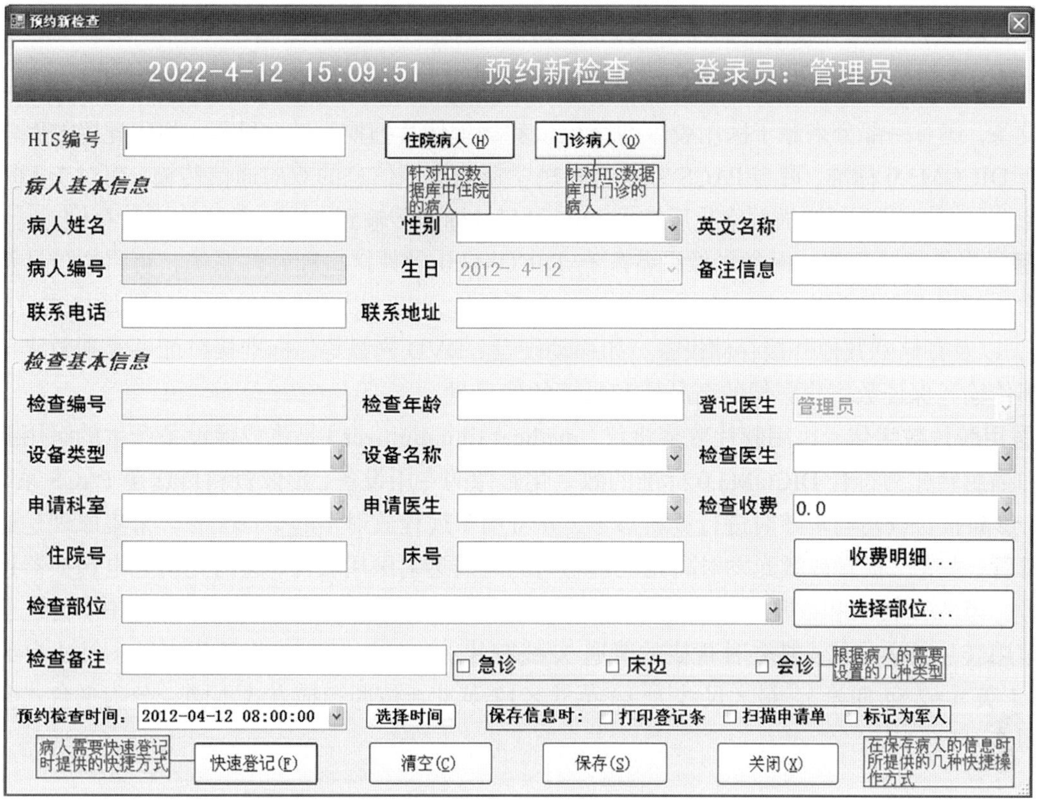

图 1-4-2 医学影像检查信息登记界面

3. 图像存储与传输 图像要进行高效地存储和传输，需要进行图像的处理，即图像预处理和图像压缩。图像数据压缩技术包括有损和无损压缩，无损压缩不会丢失重要信息，而有损压缩能得到更高的压缩比。医学图像通过数字通信网络进入存储管理系统，根据管理需要分别进行短期、中期和长期图像存档数据的分级管理。

4. 医学影像诊断 PACS 终端用户可通过工作站进行影像调阅、浏览和处理，并采用专用显示器进行高密度分辨率和高空间分辨率显示，不同诊疗需求情况下显示器配置性能也存在一定差异。影像诊断医师查阅患者影像资料，进行影像诊断报告编辑，分级完成初诊报告和报告审核等流程。

5. 图像处理分析 PACS 系统在图像处理方面提供了非常实用的功能。通过信息处理技术，设置图像的亮度和对比度，调整图像的窗宽窗位，测量影像密度值、结构长度和区域面积，调整图像大小，裁剪及添加标注等基本处理功能，同时提供平滑降噪、边缘锐化等增强处理功能，部分工作站还具备影像智能分割、功能分析、辅助诊断功能，为医学影像的精准诊断提供重要的信息技术支撑。

二、PACS 系统的数据采集

（一）采集系统结构

PACS 系统的数据采集是以 DR、DSA、CT、MRI 等医学影像设备为基础，拓展至超声、核医学、内镜或病理等科室的影像设备，由图像采集工作站将数据压缩和传送到 PACS 服务器，组成结构包括成像设备及工作站、DICOM 格式转换器、网关及传输装置 3 部分。图像采集工作站实现成像设备的控制操作和数据采集，格式转换器将各种不同格式的图像转换为 PACS 标准格式——DICOM3.0，网关及传输装置连接图像采集工作站和 PACS 服务器，负责图像的存储和输出。

（二）采集方式

医学图像采集方式是指 PACS 系统获取医学影像数据的途径，PACS 系统的数据主要来源于医学影像成像设备，还有一部分来源于医用胶片数字化仪和病理切片扫描系统。目前，临床配置的医学影像设备都符合 DICOM3.0 标准，可与 PACS 系统进行医学影像数据信息的双向通信传输，而对于医用胶片和病理切片，需要专用设备扫描数字化后按照 DICOM3.0 标准传输到 PACS 系统中进行存储。

1. 医学影像设备采集 医学影像设备配有 DICOM3.0 硬件接口和软件系统，可将主控计算机或后处理工作站的标准影像输出。除必须传送至 PACS 系统外，也可以转换存储为其他影像格式，如 TIFF、JPEG 等，以及存储到其他外接存储设备，如移动硬盘、DVD 光盘等。标准接口能够实现数字化影像数据的无损传输，保证数字化影像的高品质和足够的信息量。

2. 医用胶片数字化 医用胶片数字化仪（medical film digitizer）是将成像设备产生的医用胶片经高分辨率扫描后转化为符合 DICOM3.0 标准的数字化影像的专用设备，影像资料传送至 PACS 系统，供影像检查、诊断报告撰写与审核时进行资料参考，并可用于远程放射学的会诊工作。采集原理是通过冷阴极荧光灯管、发光二极管或激光发射高亮度且均匀的光线透射医用胶片，透射光由光电转换器接收后形成电信号，经 A/D 转换和数字加权处理后生成标准影像，利用通信接口（SCSI 或 USB）传送至主控计算机。医用胶片数字化仪支持各种规格的普通 X 线胶片、CT 胶片和 MRI 胶片，最小尺寸为 5 英寸×7 英寸（1 英寸=2.54 厘米），最大尺寸为 14 英寸×17 英寸。按照扫描方式不同，分为平台式和滚筒式两类（图 1-4-3）。

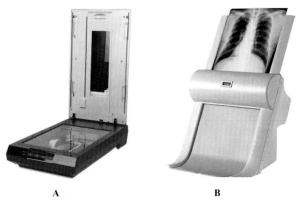

图 1-4-3 医用胶片数字化仪
A. 平台式；B. 滚筒式

3. 病理切片数字化 数字化病理切片扫描系统主要由数字病理切片扫描装置和数据处理软件构成。将传统的玻璃病理切片放置于显微镜扫描平台的低倍物镜下，利用光学放大和数字显微系统进行高分辨的逐幅扫描，并对影像进行高精度多视野无缝隙拼接和处理，获得优质数字化病理切片影像数据。具体工作流程为：

（1）扫描 显微平台自动按照切片 XY 轴方向扫描移动，并在 Z 轴方向自动聚焦。

（2）成像 在光学放大基础上利用软件程序控制扫描方式采集高分辨数字影像。

（3）合成 处理软件将影像自动无缝拼接和无损压缩，生成全视野的数字化切片。

（4）存储 将数字化切片影像数据存储在存储系统中，从而建立起数字病理切片库。

（5）浏览 利用相应的数字病理切片浏览系统，可随时随地对数字化切片影像数据的任何区域进行任意比例缩放，以及任意方向的浏览切换。

（6）应用 实现数字化切片影像数据的定量分析和标注等后期处理。

三、PACS系统的数据传输

（一）通信网络

1. 网络结构 DICOM3.0的网络传输协议是与开放系统互联OSI协议对应的，OSI参考模型有7层，即物理层、数据链路层、网络层、传输层、会话层、表示层、应用层。

（1）物理层 通过光缆传输数字信息到连接的设备。

（2）数据链路层 从网络层向物理层发送数据，实现点对点传输。

（3）网络层 通过分组交换和路由选择，将数据块传输到不同网络。

（4）传输层 将信息数据重新打包后按工业标准传输控制协议（transmission control protocol，TCP）进行网络传输，并提供流量控制和错误处理功能。

（5）会话层 管理不同设备间的任务控制，如启动、停止或调整顺序等。

（6）表示层 为应用层提供数据转换的语法，如编码格式、转换格式等。

（7）应用层 为网络提供服务功能，并为用户提供应用程序。

2. 网络通信 设备间进行影像数据通信，必须符合DICOM标准。当设备发起网络通信请求时，首先设定通信的起始信息，经对方核对后发回确认信息，然后启动数据通信。不同通信内容遵从对应的通信规范，通信协议包括设备IP地址、端口号和应用实体程序标题三个条件。

（1）影像信息存储 DICOM标准的一种协议，主要功能是实现图像的存储，过程是具有存储功能的设备将采集的图像发送给PACS。

（2）检查工作列表 DICOM标准的一种协议，主要功能是将患者信息转化为影像设备所需要的工作列表，过程是具有工作列表功能的设备通过访问PACS或HIS系统，调取患者基本信息至设备工作列表，提高工作效率和准确性。

（3）影像打印输出 DICOM标准的一种协议，主要功能是将待打印影像传送至终端打印机，过程是具有打印功能的设备发送患者影像至激光打印机，并打印出胶片。

（二）传输方式

PACS系统传输方式包括影像信息数据的"上传"和"下载"，即信息交互传输。为避免网络上影像数据流叠加导致拥堵和瘫痪，PACS系统的设计规划非常重要。

1. 影像信息上传 医学影像设备采集图像之后，由后处理工作站进行图像处理和数据分析，然后通过医院局域网络实时同步上传至PACS系统进行归档和存储。网络数据上传量和速度，应满足影像数据采集量和速度的需求。医院应实时做好网络数据上传监测，必要时制订应急管理对策。

2. 影像信息下载 影像医师进行阅片会诊、报告撰写及审核签发，临床门急诊和住院医师调阅影像进行疾病诊断，患者通过自助打印机获取纸质诊断报告和影像胶片，以上环节都需要从PACS系统下载影像信息数据。影像信息下载同样需要关注网络传输状况，确保传输高效且无数据错误。

四、PACS系统的数据存储

PACS系统存储的数据大部分是医学影像数据，随着医学技术快速发展，医学影像信息数据每年增长趋势明显。数据量占医院信息系统数据总量的一半以上，临床对PACS存储容量、读取速度和安全性能提出了更高的要求，建立高效、共享、可靠的存储系统成为提高医学影像信息管理能力的关键。

综合考虑医学影像数据的存储年限、系统性价比和数据安全性等因素，PACS系统设计不同级别的存储方式，以应对医学影像数据分级存储和调取的需要。根据服务器类型不同，将存储方式分为封闭系统的存储和开放系统的存储。封闭系统主要是指大型主机等服务器，具有高安全性、高可靠性和高服务性的特点，而开放系统是基于 Windows、UNIX、Linux 等系统运行的服务器，具有交互性强、资源共享和分布灵活的特点。目前，PACS 主流应用的存储方式包括直连式存储（direct-attached storage，DAS）、存储区域网络（storage area network，SAN）和网络接入存储（network-attached storage，NAS），属于开放系统存储。

（一）直连式存储

直连式存储是指面向安装在服务器内部或与服务器直接相连的扩展盘柜中的存储介质，基于服务器软件直接控制和管理存储资源的一种存储方式。直连式存储与服务器之间有固定的连接，即通过 SCSI 接口或光纤直接连接到一台服务器上，实现数据的直接读写，而不存在其他的网络结构。直连式存储的结构简单、配置成本低，适用于中小型业务部门的医学影像数据管理。主要存在的问题包括以下几种。

（1）效率低　直连式存储结构简单，服务器成为系统存储的瓶颈。

（2）安全性差　服务器发生故障时访问中断，数据不可进行保护处理。

（3）不可共享　当服务器存储空间不足时，其他闲置服务器的存储空间不可利用。

（4）空间分配固化　多台服务器同时使用直连式存储，空间资源不能实现动态调整。

（5）备份性能差　网络备份时需要每台服务器进行单独传输备份，不做网络备份时每台服务器需要配一套软件和磁带设备，流程复杂且工作量大。

（二）存储区域网络

存储区域网络是独立于服务器网络系统之外，采用高速光纤通道和集中式管理的高速存储网络，能有效解决直连式存储的存储瓶颈，实现服务器与存储设备间的直接高速传输和网络化共享存储。存储区域网络由光纤通道主机总线适配器卡及交换机、存储设备、管理软件及应用程序服务器组成，通过专用高速网将服务器与一个或多个网络存储设备连接起来（图 1-4-4）。

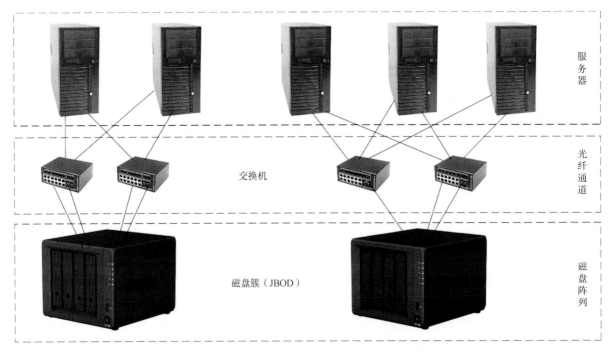

图 1-4-4　存储区域网络的组成

链 接 光纤与光纤通道

    光纤是光导纤维的简写，是一种由玻璃或塑料制成的纤维，可作为光传导工具。传输原理是"光的全反射"。香港中文大学前校长高锟和霍克曼（G. A. Hockham）首先提出光纤可以用于通信传输的设想，高锟因此获得 2009 年诺贝尔物理学奖。光纤通道是指用以定义通过铜缆或光缆进行串行通信从而将网络上各节点相连接所采用的机制，该标准由美国国家标准学会（ANSI）开发，为服务器与存储设备之间提供高速连接。早先的光纤通道是专门为网络设计的，随着数据存储在带宽上的需求提高，才逐渐应用到存储系统上，是可以提高多硬盘存储系统的速度和灵活性而设计的高性能接口。

    1. 存储区域网络应用优势 存储区域网络的结构比直连式存储有优势，适用于连续性强、容量大的影像数据备份。其优势具体体现在以下几方面。

    （1）千兆级存储宽带提高数据存储的高效性。

    （2）区域专网不占用局域网资源，对网络总体性能影响小。

    （3）提供容灾、备份功能，数据安全性高。

    （4）提供多点控制、热备盘功能，系统稳定性高。

    （5）对分散数据进行高速集中存储和备份，处理效率高。

    （6）支持服务器群集和虚拟化，具有较强的空间容量可扩展性。

    2. 存储区域网络应用劣势 存储区域网络需要建设专用网络，日常维护管理工作复杂，因此成本投入和管理支出较高。

（三）网络接入存储

    网络接入存储是基于标准网络协议实现跨平台文件共享和数据传输的专用数据存储服务器，不依赖于应用服务器，通过局域网络的专用节点进行数据的高效存取和存储的集中管理，从而释放宽带压力，提高医学影像存储性能。网络接入存储包括 NAS 主机、存储设备和内嵌系统软件，支持 Windows、Linux、UNIX 等各种不同操作系统和 NFS、CIFS、FTP、HTTP 等协议，可直接使用终端工作站的 IE 浏览器访问和管理医学影像数据。

    1. 网络接入存储应用优势 支持多计算机平台和操作系统，即插即用，访问效率高；通过物理链路与网络连接，网络位置灵活；提供容灾、备份功能，数据安全性高；提供多机头、热备盘功能，系统稳定性高；接入便捷，存储扩容便捷；可加入 SAN，借助专用网络提升存储性能。

    2. 网络接入存储应用劣势 网络接入存储的局域网既要处理医学影像数据传输，也要处理数据存储备份，网络宽带占用较多，医学影像数据存储易受影响，安全性能不足。此外，网络接入存储只能以文件方式访问数据，大型数据库不能使用该存储方式，系统效率较低。

第 5 节 医学影像信息技术标准

    20 世纪 80 年代，数字化医学影像设备快速发展，CR、CT、MRI、DSA 等设备逐步在临床推广和使用，但由于医学影像数据存储格式和传输方式不同，不同制造商设备产生的医学影像无法兼容，给医学影像数据管理带来了新的挑战，医学影像的存储格式、信息数据的交换与通信都需要制订国际通用的技术标准。

一、HL7 标准

（一）HL7 标准概述

HL7 的全称是卫生信息交换标准，对应 OSI 模型的第 7 层（应用层）。1987 年 Sam Schultz 博士在宾夕法尼亚大学附属医院主持的一次会议促成了 HL7 组织和通信标准的诞生，之后开始发展医疗机构临床、财务和管理信息的数字信息交换标准，如 HIS、LIS、RIS、PACS 等系统间的数据交换。自 1994 年起，美国国家标准学会（ANSI）成为 HL7 标准开发的授权组织之一，HL7 逐步为数据交换、集成、存储，以及卫生信息检索提供全面的框架和相关标准，支持临床实践和管理以及卫生服务的普及和评价。

HL7 标准是医疗机构信息系统、应用终端与设备之间传送临床及数据信息的一系列国际标准，整合不同制造商应用软件的标准接口形式，可用于多种操作系统和硬件环境，以及多种应用系统间的文件和数据交换，实现了异构系统的相互兼容。

HL7 标准的具体目标包括以下几项。

（1）数据交换　参考现行工业标准和通信协议，HL7 标准应该支持各种技术条件下的数据交换，同时也应支持各种编程语言和操作系统，并支持各种通信环境。

（2）规范交互　规范医疗机构之间、医疗机构与受检者之间、医疗管理监督机构和医疗机构之间，以及不同信息系统之间进行医疗信息数据传递的标准。

（3）兼容性能　提供最大限度的兼容性，预留供使用的特殊的表、编码定义和消息字段。

（4）可扩展性　具有可扩展性，既包括协议本身的扩展，也包括现有系统和新系统的兼容。

（5）应用目标　提供临床医学和管理信息的标准格式，降低医院信息系统互连的成本，提高医院信息系统之间数据信息共享的程度。

（二）HL7 标准相关概念

HL7 标准自 1987 年发布 V1.0 版本之后，相继发布 V2.0、V2.1、V2.2、V2.3.1 版本，2000 年由 ANSI 正式发布 V2.4 版本。HL7 通信中涉及四个基本的概念术语，即触发事件、消息、段和字段。

（1）触发事件（trigger events）　是指现实世界中事件发生时，所产生系统间数据流动的需求。

（2）消息（message）　在 HL7 通信协议中，消息是设备系统间进行数据传输和交换的最小单位，由一组逻辑顺序的段组成，消息的用途以消息类型表示。

（3）段（segment）　是由一组逻辑顺序的数据字段组成，使用具有唯一性的三字符代码所标记，称为段标志。

（4）字段（field）　是用一个字符串表示与对象或类关联的变量，是段的最小组成单位。

消息是数据交换的基本单位，消息由多个段组成，段由多个数据字段组成。消息类型用于定义消息用途，包含着触发事件，段的名称用于界定其内容或功能，消息头段指明发送和接收的程序名、消息类型，具有唯一的消息 ID 码，后面段的构成由消息的类型决定。

二、DICOM 标准

（一）DICOM 标准概述

DICOM 标准定义了可用于数据交换的医学影像格式，即医学数字成像和通信标准，是随着医学影像设备数字化程度的不断提升，以及 HIS、RIS 和 PACS 等医学影像信息管理系统的发展应运而生的。

美国放射学院和国家电气制造商协会在 1983 年成立专门委员会，制订用于医学影像存储和通信传输的标准，提供与制造商无关的数字影像及其相关的通信和传输功能的统一格式，以形成不同制造商设备数字影像传输和通信的统一格式，并提供分布式的诊断和查询功能。目前使用的 DICOM 标准，指的是 1993 年发布的 DICOM 3.0 标准，是在 ACR-NEMA 2.0 基础上制订和发展起来的，也是 ACR-NEMA 标准出版的第 3 个版本。

DICOM3.0 标准不仅支持医学影像学领域内的各种成像设备和技术，如 CR、DR、DSA、数字胃肠机、乳腺 X 射线机、CT、MRI、ECT、超声诊断设备、PET 等，也应用于心脏病学、消化病学、口腔、病理学等一系列医学专科领域。DICOM3.0 标准具有良好的可扩展性，通过增加相应的服务对象对（service object pair，SOP），便可以扩展到心电图、内镜及其他类型的医学影像设备，用于医学影像信息数据的采集、压缩、通信传输、归档存储、显示、打印、检索查询等工作。

（二）DICOM 标准相关概念

DICOM 标准涉及医学数字成像、数据交换和信息管理等多个领域，以 TCP/IP 协议作为网络通信协议，采用面向对象的描述方法和实体-联系（entity-relation，E-R）模型，涉及 8 个常用的技术词汇。

（1）实体（entity）　表示将一个或一类相同特性的个体作为应用对象。在计算机学科领域，可被区别和认识的事件、物体和概念等，都可以抽象为实体，并具有若干特性属性。例如，医学影像可作为实体，具有尺寸、像素、灰阶值等特征属性。

（2）联系（relation）　表示实体间存在的关联性，如设备实体与图像实体存在着成像关系，工作站实体与服务器实体存在着下载关系。

（3）E-R 模型　描述现实世界的一种信息模型，用于定义实体及实体间的联系，表现系统的需求和功能。E-R 图用方框表示实体，用菱形表示联系，用带箭头或不带箭头的线段将实体与联系进行连接，表示两者之间存在着联系。

（4）对象（object）　实体在计算机内的表示，包括实体属性值和处理方法。

（5）信息对象定义（information object definition，IOD）　与实体相似的数据抽象，定义实体所表达的属性。

（6）服务（service）　某对象为其他对象或程序提供的功能，申请功能服务的对象称为服务用户，而完成该功能服务的对象称为服务提供者。

（7）服务对象类（SOP）　DICOM 信息交换的基本功能单位，包括一个信息对象和一组 DICOM 消息服务元素。

（8）协议（protocol）　为保证数据在网络中正确传输所需要遵守的通信规则和格式。

（三）DICOM 标准内容

目前，DICOM 标准已经更新至 2023 年版，由 20 个部分组成。

（1）引言与概况　提出标准的设计原则，定义标准中使用的术语，对标准的其他部分做出简要的概述。

（2）一致性　提出 DICOM 一致性的定义和方法。

（3）信息对象定义　描述如何定义信息对象，对医学数字影像存储和通信方面的信息对象提供了抽象的定义。

（4）服务类规范　服务类是将信息对象与作用在该对象上的命令联系在一起，并说明命令元素的要求以及作用在信息对象上的结果。

（5）数据结构和语义　说明 DICOM 应用实体如何构造从信息对象与服务类的用途中导出的数据集信息，给出了构成消息中传递的数据流编码规则。

（6）数据字典　是 DICOM 中所有表示信息数据元素定义的集合。

（7）消息交换　消息是由用于交换的一个或多个命令以及完成命令所必需的数据组成，是 DICOM

应用实体之间进行通信的基本单元。

（8）消息交换的网络通信支持　用于说明 DICOM 实体之间在网络环境中通信服务和必要的上层协议的支持。

（9）消息交换的点对点通信支持　用于说明与 AC-NEMA2.0 标准相兼容的点对点通信环境下的服务和协议。

（10）用于介质交换的介质存储和文件格式　阐明一个在可移动存储介质上医学影像信息存储的通用模型。

（11）介质存储应用规范　用于医学影像及相关设备信息交换的一致性、兼容性声明。

（12）用于介质交换的物理介质和介质格式　提供在医学环境中数字影像与计算机系统之间信息交换的功能。

（13）点对点通信支持的打印管理　定义在打印用户和打印提供方之间点对点连接时，支持 DICOM 打印管理应用实体通信的必要服务和协议。

（14）灰阶标准显示函数　定义灰阶影像的标准显示函数与显示控制，即影像像素与实际显示流程一致。

（15）安全性和系统管理规范　定义 DICOM 安全模型，提供用在两个通信的应用程序之间交换信息时应遵守的安全规则，即 DICOM 实体交互的安全性规则。

（16）资源映射目录　定义 DICOM 标准中的模板和上下文本组，资源定义上下文本相关属性的使用限制，即设定值或关系类型为限制，一个资源指定一个外部控制的标准消息组件的映射目录。

（17）解释性信息　以大量的规范性附件形式呈现的解释信息。

（18）DICOM 持续对象的 Web 访问　描述基于 Web 的服务，通过 HTTP/HTTPs 协议访问和展示包括影像、波形和报告等信息的 DICOM 持久性对象。

（19）应用托管　定义两种应用软件之间的接口，托管系统作为第一个应用程序，提供带有数据的是第二个应用程序。

（20）使用 HL7 临床文档架构的影像报告　指定影像报告使用 HL7 临床文档架构第二版的编码模板（CDA R2，或者 CDA）标准，应用于影像筛查、诊断或治疗领域并生成临床处置报告。

三、其他涉及的医学影像信息技术标准

（一）Internet 标准

Internet 协议是一系列协议的组合，包括文件传输协议、电子邮件协议、超文本传输协议、TCP/IP 协议、简单网络管理协议等。

（1）文件传输协议（file transfer protocol，FTP）　是文件在不同网络计算机之间进行传输交换的规则，也是用来将文件从一台计算机传送到另一台的应用程序。

（2）电子邮件协议　常用的电子邮件协议有 SMTP、POP3、IMAP4，隶属于 TCP/IP 协议，并分别通过 TCP 端口 25、110 和 143 建立连接。

（3）超文本传输协议（hypertext transfer protocol，HTTP）　是互联网上应用最为广泛的一种网络协议，是一组在 Web 上传输文本、图形、影像、声音、视频和其他多媒体文件的规则。

（4）TCP/IP 协议　指传输控制协议/互联网协议（transmission control protocol/internet protocol，TCP/IP），作为 Internet 最基本的协议、国际互联网络的基础，TCP/IP 定义了电子设备如何连入国际互联网络，以及数据如何在它们之间传输的标准。

（5）简单网络管理协议（simple network management protocol，SNMP）　由一组网络管理的标准组

成，包含应用层协议、数据库模型和一组资源对象，支持网络管理系统，用以监测连接到网络上的设备是否有任何引起管理上关注的情况。

（二）医疗信息系统集成规范

IHE 为临床工作人员、信息技术专家、行政管理部门、信息系统制造商和供应商提供了通用的技术框架，使其理解并提出临床需求。

（1）针对临床工作人员 IHE 为临床诊疗信息共享系统提供一种能优化临床诊疗流程的框架，按照该框架建立的医疗信息系统，可以直接串接到临床工作的信息流当中，减少差错，提高效率，保证医疗质量，从而保障医疗机构实体内部不同专业科室之间的诊疗信息链接。

（2）针对信息技术专家 IHE 提供一个公共的体系结构，使制造商、供应商、研发部门、临床应用者和信息技术专家都能深刻理解并准确定位临床完整的需求。

（3）针对医疗管理行政部门 IHE 通过指出一条清晰的、可以获得整合的信息系统集成路径，消除医疗行政管理部门做出系统采购决策的障碍，使信息系统供应商和用户充分理解和认可信息系统的可交互性，使临床解决方案更便捷地操作。

（滕树凝　杨德武）

第2章
医学影像信息管理

🎯 学习目标

1. 掌握　医学影像科工作流程及岗位职责。
2. 熟悉　医学影像设备成像原理及临床应用。
3. 了解　医学影像信息管理辅助系统的功能。

第 1 节　医学影像科工作流程

随着计算机技术、网络技术和数字影像技术的发展,医学影像科逐步实现了信息化和数字化的改造。医学影像科是为患者提供影像检查的重要科室,科学规范的工作流程是保证工作效率和服务质量的关键因素。现代化影像科采用信息技术替代复杂的人工操作,已由传统胶片-纸张模式转变为数字化模式。

一、影像科数字化处理流程

医学影像科的实际工作流程是依赖 RIS、PACS 信息流程的数字化工作状态来实现的。在数字化工作状态中,每一位参与者、每一个工作岗位,以及每一道工作程序,均是依据各种状态的变化与触发而有序完成。例如,受检者在影像科室就诊接受影像学检查,其数字化工作流程主要包括检查信息登记(患者的接待、信息登记、检查前预约、分诊叫号)、医学图像采集、医学图像处理、诊断报告撰写、发布检查结果等。

二、PACS、RIS 工作流程

以 PACS 和 RIS 为核心的医学影像信息系统的主要工作流程为:检查信息登记、分诊叫号、医学图像采集、医学图像存储与传输、医学图像处理、诊断报告撰写、审核报告、发布检查结果,以及质量控制与质量保证。

(一)检查信息登记

影像科工作站登记人员录入患者基本信息、检查信息,或者检索 HIS 系统进行患者信息自动录入;核对检查申请单项目填写是否齐全(检查部位、目的、要求),核对患者的基本信息(姓名、年龄、性别),并为受检者划价、收费、预约、分诊、排号,打印导医候诊信息及领取检查结果的凭证条码。

(二)分诊叫号

影像科各就诊区域及检查室门前备有导医显示屏,根据 RIS 工作列表分诊安排显示"已登记"的受检者候诊队列,放射技师按照该队列顺序依次呼叫受检者。此时,信息列表中的状态变更为"已到检"。

（三）医学图像采集

影像科放射技师利用各种影像设备获取具有临床诊断价值的优质医学图像，并将图像数据转换成 DICOM 标准格式传输至 PACS。根据采集图像性质不同，可分为静止和动态两种图像模式。不同的影像设备工作流程存在差异，为获得满足临床诊断需求的影像，图像采集过程中要注意患者检查前准备(体位设计)、设备操作（摄影或扫描参数的选择）、图像后处理三个方面的质控和优化。

（四）医学图像存储与传输

医学图像的存储与传输是将采集到的医学图像按照一定格式（DICOM 3.0）和一定的组织原则通过网络传输并存储到服务器、光盘等物理介质上，以备随时调阅、查询和使用。

（五）医学图像处理

医学图像处理是指影像医师或放射技师使用图像处理技术对医学影像进行获取、处理及增强等操作，以得到医学所需的人体信息和生物信息。PACS 在图像处理方面提供了非常实用的基本功能，包括设置图像的亮度和对比度，调整窗宽、窗位，测量密度值、长度、面积，调整图像大小，裁剪、标注等。随着现代成像技术的发展，目前医学影像处理技术主要集中在影像信息的增强，病灶信息的识别和量化，影像中组织的分割、融合和重建，功能影像的分析等新领域，并愈加成熟，在临床上的应用也愈加广泛。

（六）诊断报告撰写

通过质量评审和分析后的影像，诊断医生可进行影像诊断报告编辑；影像诊断医生书写报告时应仔细阅读检查申请单、审核图像基本情况、全面仔细观察图像，结合临床资料，具体分析，综合判断，做出影像诊断；此时，信息列表的状态变更为"报告中/已锁定"；当已经完成并提交诊断报告后，信息列表的状态变更为"已诊断/已报告"。

（七）审核报告

具有报告审核权限的影像医师刷新"已诊断/已报告"状态的信息列表，调阅受检者影像资料与电子病历，审阅诊断报告，补充及修正内容；然后使用电子签名系统签发提交报告，此时，信息列表的状态变更为"已审核"；已审核的报告，一旦打印成纸质报告发布交付给受检者或临床医师，报告的内容即被锁定保护，就不能在系统里进行更新修改，但可以只读方式调阅参考。

（八）发布检查结果

当受检者的检查信息列表状态变更为"已审核"后，可由影像科登记服务窗口集中统一打印，或者由受检者自助操作影像检查结果自助打印；也可以选择刻录影像和报告光盘的方式发布检查结果。

（九）质量控制与质量保证

质量控制与质量保证工作流程既可以在影像检查完成后、在诊断报告之前完成，也可以在影像业务流程中定期抽选一定数量比例、覆盖各种检查部位的影像检查病例，通过阅片审核、主观评价评分的方式评估影像摄影技术和影像诊断审核的工作质量，以保证影像业务质量的持续改进与提高。

第 2 节 医学影像成像设备

现代成像技术飞速发展，无论是普通 X 射线摄影、CT、MRI、DSA、核医学抑或超声成像，影像密度分辨率与空间分辨率均大大提高。各种影像相互配合、相互补充、相互印证，可以更清晰地显示人体的器官结构。结合各种成像设备的后处理技术以及病史、临床辅助检查，进行综合分析，明显提高了临床诊疗水平。

一、X射线摄影成像

（一）数字X射线摄影

1. 成像原理　数字X射线摄影（DR）是在传统X射线摄影设备基础上使用数字化探测器替代传统X射线摄影的增感屏/胶片组合，可直接得到数字化X射线影像。其成像原理为透过人体的X射线直接照射到数字化探测器上，探测器将其转换成电信号，电信号又经过A/D转换器转换为数字信号，供计算机处理后形成数字化X射线摄影影像。

2. 设备组成　DR设备主要由X射线摄影设备、数字化探测器、影像处理器、主控制及后处理工作站、医用影像显示系统等部件组成。

3. 成像特点

（1）成像速度快，宽容度大，检测效率高。

（2）曝光量小，受检者接受的辐射剂量更低。

（3）DR影像为数字化的二维影像，便于随访观察、存储、网络传输、后处理及远程会诊。

（4）强大的图像后处理功能，如灰度变换、锐化处理、平滑处理等，增加影像细节的显示；医师可根据诊断需要任意调节灰度值来进行影像观察及测量。

4. 临床应用　DR可应用于受检者全身各系统，特别是呼吸系统和骨骼系统疾病的检查。

（二）数字胃肠机

1. 成像原理　数字胃肠机实质是多功能数字化X射线摄影系统，不仅能够点片摄影，也能够动态透视摄影。其成像原理是采用影像增强器，将透过人体的X射线转换成可见光，又通过电荷耦合器件（charge coupled device，CCD）数字摄像系统将影像增强器产生的可见光模拟影像转换成数字视频影像；或者采用动态数字平板探测器将X射线最终转换成电信号，电信号又经过A/D转换器转换为数字信号，供计算机处理后形成数字动态影像。医师根据诊断需要既可以实时进行数字化连续动态透视，也可选择性数字化点片摄影。

2. 设备组成　数字胃肠机主要由电动诊断床、影像增强器、数字摄像系统或者数字平板系统、高频高压发生器、X射线球管、移动电视车、控制台、医用影像显示系统等部件组成。

3. 成像特点

（1）连续动态透视和点片摄影交替进行，辐射剂量降低。

（2）实时、快速、连续的X射线数字化图像采集、显示；可根据不同检查部位，调整采像速度，动态观察脏器的生理运动。

（3）数字化二维影像，便于长期存储、随访观察及网络传输。

（4）强大的图像后处理功能，医师可根据诊断需要任意调节灰度值进行影像观察及测量。

4. 临床应用　可进行人体各个部位的透视和摄影，如胃肠造影、食管造影、脊髓造影、关节腔造影、胆道造影、支气管造影、静脉造影、外周血管造影、泌尿系统造影、子宫输卵管造影、儿科影像检查、部分介入放射诊疗应用。也可以在透视下进行骨折整复、取异物等。

（三）数字乳腺X射线摄影

1. 成像原理　基本原理与DR大致相同，不同之处在于数字乳腺X射线摄影设备使用高速电子轰击 X 射线球管的阳极靶材料（钼靶、钨靶或者钼铑双靶）产生的较软 X 射线穿过乳腺而成像。

2. 设备组成 设备主要由检查支架、X 射线球管、高压发生器、全数字平板探测器、乳房压迫板、定位穿刺装置、主控计算机、医用高分辨率 DICOM 校准影像显示器等部件组成。

3. 成像特点

（1）乳腺组织的二维重叠影像。

（2）曝光宽容度大，可依据乳腺的厚度/密度自动转换钼靶或者铑靶。

（3）数字化二维影像，便于长期存储、随访观察及网络传输。

（4）强大的图像后处理功能，医师可根据诊断需要任意调节灰度值进行影像观察及测量。

4. 临床应用 数字乳腺 X 射线摄影能够清晰显示乳腺结构，分辨微小钙化、小结节或乳腺结构紊乱等乳腺癌的早期常见征象，对乳腺癌的早期诊断具有优势。

二、计算机断层成像

（一）成像原理

CT 是利用 X 射线束对人体检查部位进行一定厚度的体层扫描，由探测器接收该层面上不同方向的人体组织对 X 射线的衰减值；通过光电转换转变为模拟的电信号，借助 A/D 转换器将电信号转换为数字信号输入计算机，然后通过计算机处理后得到扫描断面的组织衰减系数的数字矩阵，再将矩阵内的数值通过 D/A 转换形成模拟人体组织结构在该层面上的光学密度图像，即显示器上不同灰度等级的 CT 图像。

（二）设备组成

CT 设备主要由 CT 旋转机架、滑环系统、高压发生器、X 射线球管、探测器、数据采集系统（DAS）、机器冷却系统、检查床、影像重建计算机、主控计算机，以及影像后处理专用工作站等部件组成。

（三）成像特点

CT 图像具有较高的密度分辨力，明显高于常规 X 射线图像，可区分对 X 射线吸收较小的软组织，能清楚显示脑、肝、胰、脾、肾等软组织器官及其病变。

CT 图像的密度能够进行量化评估，CT 图像上组织器官和病变的密度可以用 X 射线吸收系数量化评估，临床上常用 CT 值表示，单位为亨氏单位（Hounsfield unit，HU）。人体组织的 CT 值位于 $-1000 \sim +1000 \mathrm{HU}$ 的 2000 个分度之间。

CT 图像为断层图像，各组织结构影像无重叠，提高了病灶的检出率。

（四）CT 图像后处理

利用计算机内的各种后处理软件对 CT 值进行相应的数学变换和计算。例如，通过窗口技术、图像测量、图像重组与图像融合等图像处理技术获得组织和病灶的解剖信息和诊断信息，为病灶的定位和定性诊断提供帮助。

1. 普通 CT 窗口技术是在图像任何位置测量或显示该位置的 CT 值；随意选择感兴趣区（region of interest，ROI），在 ROI 内进行统计学评价；测量（距离、角度），计算面积和体积，同时存储几个测量区；图像中以某一基线做出镜面像，图像位移与旋转，图像放大或缩小，多幅图像画面显示，图像相加或相减，图像过滤等。

2. 螺旋 CT 除了上述普通 CT 的功能外，较为成熟和常见的功能有：①多平面重组（multiplanar reformation，MPR）；②曲面重组（curved planar reformation，CPR）；③表面阴影显示（shaded surface display，SSD）；④最大密度投影（maximum intensity projection，MIP）及最小密度投影（minimum intensity projection，MinIP）；⑤容积再现（volume rendering，VR）；⑥仿真内镜（virtual endoscopy，VE）；⑦组织转变投影（tissue transition projection，TTP）。其他处理技术包括组织分离技术、肺结节分析技术、骨密度分析技术、心脏分析技术、CT 灌注分析技术及叠加显示技术等。

（五）临床应用

1. 平扫及增强 CT　平扫及增强 CT 可用于全身各器官系统病变的诊断，特别是对中枢神经系统、头颈部、呼吸系统、消化系统、泌尿系统和内分泌系统病变的检出和诊断具有优势。

2. CT 血管造影　CT 血管造影可以清楚显示包括冠状动脉在内的全身各部位血管的管腔形态。在显示血管狭窄与闭塞、血管畸形等方面具有较高价值。

3. 能谱 CT　能谱 CT 利用物质在不同 X 射线能量下产生不同吸收的特性提供功能诊断信息：①物质分离：水钙分离去除钙化；②单能量图像：去除金属伪影；③能谱曲线：用于肿瘤鉴别诊断；④有效原子序数测定：进行结石成分分析。

4. CT 后处理技术　CT 后处理技术能多角度、多方位、立体显示器官及其病变。①MPR 可以重建任意斜面的图像，有助于显示病变的位置、范围及其与周围组织的空间关系；②CPR 有利于显示血管、颌骨等走行迂曲的结构；③MIP 用于显示充盈对比剂的血管等具有较高密度的组织和结构；④SSD 可立体显示颅骨、骨盆、脊柱等器官；⑤VR 可以立体显示器官及病变的形态，如肿瘤与血管的空间关系；⑥VE 可无创性观察气道、消化道、血管等管道器官的内表面形态，但不能对病灶组织进行活检。

5. CT 功能性评价　①CT 灌注成像可反映组织器官和病灶的血流灌注改变；②电影检查模式可实时观察器官的活动，如心脏的收缩和舒张、胃肠道的蠕动及关节的运动。

6. CT 的急诊医学应用　①急性脑卒中患者的一站式 CT 检查：联合脑 CT 平扫、脑 CT 灌注及头颈计算机体层血管成像（CT angiography，CTA）检查可以早期快速排查脑出血、准确定量评价缺血半暗带、显示病变血管部位和程度；②胸痛患者的一站式 CT 检查：联合主动脉、肺动脉及冠状动脉 CTA 检查可及时明确心绞痛、主动脉夹层和肺动脉栓塞的诊断；③急腹症患者的 CT 检查：有利于快速明确病因，为及时、合理、有效的治疗提供可靠依据。

三、磁共振成像

（一）成像原理

MRI 设备是通过对静磁场中的人体施加某种特定频率的射频（radio frequency，RF）脉冲，使人体组织中的氢质子受到激发而发生磁共振现象；当终止射频脉冲后，氢质子在弛豫过程中发射出射频信号（MR 信号）；MR 信号由射频线圈接收处理，并经过 A/D 转换器转化为数字信号；影像重建计算机将数字信号经过一系列的运算处理重建出某个断面的 MR 影像。

（二）设备组成

MRI 设备主要由磁体系统、射频系统、梯度系统、谱仪系统、冷却保障系统、检查床、主控计算机，以及影像后处理专用工作站等部件组成。

（三）成像特点

（1）MRI 图像是数字化灰度图像，图像上的灰度代表组织和病变的信号，反映弛豫时间的长短。

（2）MRI 无电离辐射，具有超高的软组织分辨力，可实现多参数、多序列、多方位成像。

（3）MRI 图像可显示组织磁敏感性差异，梯度回波序列和磁敏感加权成像（susceptibility weighted imaging，SWI）可显示正常组织之间或组织与病变之间磁敏感性的差异。可用于显示小静脉、微出血、铁沉积和钙化等。

（4）MRI 图像可直接显示含水的管道，磁共振水成像（MR hydrography）可以利用重 T2WI 序列，无须使用对比剂，就能显示含有液体的管道系统。例如，磁共振胰胆管成像（MR cholangiopancreatography，MRCP）可以显示胆总管、胰管、胆囊、胆囊管及肝内外胆管的管腔形态；磁共振尿路成像（MR urography，MRU）可显示肾盂、肾盏、输尿管及膀胱的形态。

（5）MRI 可活体检测组织化学成分，磁共振波谱成像（magnetic resonance spectroscopy，MRS）是利用化学位移（chemical shift）现象来测定活体组织化学成分和含量的检查方法，常用的是氢质子（^{1}H）波谱技术。由于不同化合物中 ^{1}H 的共振频率存在差异，导致其在 MRS 谱线中共振峰的位置不同，据此可判断化合物的性质；峰下面积反映了化合物的浓度，据此可进行定量分析。

（6）MRI 图像可显示水分子扩散运动，扩散加权成像（diffusion weighted imaging，DWI）是通过特定成像序列对组织和病变内水分子扩散运动及其受限程度进行成像的方法。扩散张量成像（diffusion tensor imaging，DTI）可更全面、准确地显示水分子的扩散运动，亦可用于重建脑白质纤维束。

（7）MRI 图像可反映组织血流灌注信息，动态磁敏感对比（dynamic susceptibility contrast，DSC）和动脉自旋标记（arterial spin labeling，ASL）是目前常用的两种 MRI 灌注加权成像（perfusion weighted imaging，PWI）方法。前者需要注射对比剂，利用顺磁性对比剂所引起的磁敏感效应进行成像；后者无须注射对比剂，通过标记动脉内 ^{1}H 进行成像。

（8）MRI 图像可显示脑区功能与连接，功能磁共振成像（functional MRI，fMRI）可反映人脑功能信息及病变导致的功能变化，包括任务态 fMRI 和静息态 fMRI。前者显示特定任务所引起的脑区激活，临床上常被用于运动和语言区定位；后者可通过分析脑区之间活动的相关性研究脑区之间的功能连接。

（四）临床应用

随着磁共振技术软硬件的持续发展、成像新序列的不断开发及人们对病变影像学表现认识的逐步深化，MRI 的应用领域得以进一步拓宽。MRI 对脑、脊髓、垂体、软骨、韧带等组织病变的检出更为敏感；MRI 对某些疾病的诊断更为准确，如同、反相位检查有助于肾上腺瘤的诊断；MRS 有助于前列腺癌的诊断。SWI 成像技术可清晰显示脑内微出血病灶，有利于溶栓治疗决策的制订；高场 MRS 能够分辨更多的代谢物谱峰，有利于病变的诊断和鉴别诊断；全身 DWI 能够全面筛查转移灶，有助于肿瘤正确分期和治疗；MRI 图像与人工智能及影像组学技术相结合，在疾病诊疗预测方面也展示出巨大的应用潜力。

四、数字减影血管造影成像

（一）成像原理

先拍摄靶区无对比剂的 X 射线图像（蒙片），快速向血管内注入对比剂后，再拍摄靶区内含有对比剂的 X 射线图像（造影片），造影片与蒙片对应像素相减后重建图像，可以获得不含骨骼和软组织的高对比血管图像。

（二）设备组成

DSA 设备主要由悬吊或者落地的 C 臂机架、检查床、机械运动系统、X 射线球管、数字平板探测器、高压发生器、数字减影重建计算机、主控计算机，以及影像后处理专用工作站等部件组成。

（三）成像特点

①相互重叠的血管影像。②微创、实时成像、安全、简便；但医护人员和受检者需要同室操作，因此受检者及医护人员接受的辐射剂量较高。③数字化二维影像，便于长期存储、随访观察及网络传输。④强大的数字图像后处理功能，可重建出 3D 血管影像；医师可根据诊断需要任意调节窗宽、窗位进行影像观察及测量。

（四）临床应用

①血管疾病的诊疗：血管狭窄或闭塞、血管畸形及急性出血的诊断与治疗；②肿瘤疾病的治疗：肝癌、肾癌、膀胱癌、子宫肌瘤等的经导管栓塞治疗；③心脏疾病的诊疗：先天性心脏病、冠心病的诊断与治疗。

五、单光子发射计算机断层成像

（一）成像原理

单光子发射计算机断层成像（SPECT）设备是 γ 照相机与计算机技术相结合的核医学影像成像装置，它是利用受检者体内发射的 γ 射线而成像。

受检者先接受某种放射性药物或放射性标记化合物，这些物质直接聚集在人体某个脏器或者参与人体内某种代谢过程，SPECT 机在探头前加铅准直器来限制所接收的 γ 射线的方向和范围，探头围绕靶区旋转并采集不同角度的 γ 射线，然后利用计算机重建出该部位的断层影像。它是对脏器组织中的放射性核素的浓度分布和代谢进行成像，可获得人体脏器的解剖影像，还可以得到其生理、生化、病理过程及功能影像。

（二）设备组成

SPECT 设备主要由探头旋转支架、准直器、闪烁晶体、光电倍增管、数据采集系统、影像重建与处理计算机、主控计算机、医用影像显示器等部件组成。

为了弥补 SPECT 影像解剖信息不足的缺陷及能够对断层影像进行精确的衰减校正，在 SPECT 上加装 X 射线 CT 成像系统，组成 SPECT/CT 融合设备。一次显像可得到 SPECT 和 CT 影像以及两者的融合影像，并实现 SPECT 的衰减校正。

（三）成像特点

（1）SPECT/CT 既利用受检者体内放射性核素发射的内源 γ 光子成像，又利用了 X 射线球管产生的外源 X 射线成像。

（2）包括 SPECT 的平面断层影像、CT 断层影像及两者的融合影像，将 SPECT 反映的体内组织器官生理、生化和功能的变化与 CT 提供的解剖结构信息相结合，真正实现了代谢、生化、功能影像与解剖结构影像的实时融合，为临床提供更加全面、客观、准确的诊断依据。

（3）显像方式多样化，可分为静态与动态显像、局部与全身显像、平面与断层显像、早期与延迟显像、阴性与阳性显像。

（4）将放射性药物引入受检者体内，药物在人体内存在代谢过程，需要一定的时间才能排出，具有一定的辐射危害。

（5）数字化的二维影像，可长期保存，便于随访观察及网络传输。

（6）强大的后处理功能，可重建三维及任意断面影像，医师可根据诊断需要任意调节窗宽、窗位、阈值、角度来进行影像观察，也可进行各种数据的测量。

（四）临床应用

主要用于心脏、呼吸、骨骼、内分泌、血液、淋巴等系统的功能和代谢评估，以及肿瘤性病变的早期筛查、肿瘤治疗的疗效评估、全身较小转移性肿瘤及炎症病变的寻找和定位等。

六、正电子发射体层成像-计算机体层成像

（一）成像原理

正电子发射体层成像（PET）是将发射正电子的核素或其标记化合物引入人体内，正电子在人体中很短的路程内（小于几毫米）即可和周围的负电子发生正负电子湮灭而产生一对能量相同（511keV）、方向相反的两个 γ 光子辐射至体外，环形探测器上的两个位置相对的探测单元分别探测到这两个 γ 光子，并进行符合测量，经过计算机重建而形成断层影像，即可对正电子核素在人体内脏器的分布情况成像。

PET/CT 则是由 PET 和 CT 两部分设备组合在同一个扫描机架内，CT 位于 PET 的前方，完成 CT 及 PET 扫描后，PET/CT 融合工作站可分别重建 CT 和 PET 的断层影像及两者的融合影像。

（二）设备组成

PET/CT 设备主要由旋转机架、闪烁晶体、光电倍增管、数据采集系统、影像重建与处理计算机、主控计算机、医用影像显示器等部件组成。

（三）成像特点

PET/CT 是由功能性成像的 PET 和解剖性成像的 CT 共同组成的。与单光子显像和 SPECT/CT 不同，PET/CT 显像所获得的是断层图像，没有平面图像。其中，PET/CT 成像系统中的 PET 探测晶体、光电倍增管和图像重建算法，决定了 PET 的图像质量。

（四）临床应用

主要用于肿瘤的诊断、分期、再分期、疗效评价与原发灶寻找，发热原因待查，神经系统疾病诊断，心肌缺血诊断与心肌活力评价等领域。

七、医学超声成像

（一）成像原理

超过 20kHz 且人的感觉器官感觉不到的声波称为超声波。超声（US）探头即是换能器，超声波的发生与接收均由换能器完成，当进行超声检查时，主机供给一定频率的交流电信号作用于换能器，利用逆压电效应使晶体发生振动产生超声波，超声波在人体内传播过程中遇到组织中的不同声学界面，就会产生反射，返回的超声波冲击换能器，通过压电效应将声能转变为电能，这种微弱的电信号通过主机接收，经过放大、检波、滤波及时间增益补偿（time gain compensation，TGC）等环节处理后形成数字化的二维影像。

（二）设备组成

超声成像设备分为 A 型、M 型、B 型超声成像仪，以及超声多普勒（D 型）成像仪。一般由超声探头换能器，超声波发生、发射、扫描和接收系统，影像重建系统，控制系统，显示系统等部件组成。

（三）成像特点

（1）二维的影像，无射线辐射危害，适用面广。

（2）实时、无创、简单易行、可移动。

（3）接近活体组织，对小病灶有良好的显示能力。

（4）多种后处理功能，医师可根据诊断需要调节任意角度、灰度值来进行影像观察及测量；也可通过重建获得实时三维超声影像。

（四）临床应用

超声成像广泛应用于腹部盆腔脏器、甲状腺、乳腺、胎儿，以及心血管系统疾病的诊断和疗效评价；也常用于体腔积液的检测，超声影像引导置管引流、病变的穿刺活检等。

第3节　医学影像发布

医学影像信息系统的广泛应用使得医学数字影像的发布变得更加便捷、高效和多样化，可以满足多学科、多部门、跨区域的需求，并突破时间和空间限制。医学影像发布一般采用硬拷贝和软拷贝两种方式，既可以采用传统的医用激光胶片打印机将医学数字影像转换成胶片的形式发布给受检者，也可以通过网络或移动存储介质的形式进行发布。

一、医学影像显示

医学影像已经迈入数字时代，医学影像显示器正在替代传统的观片灯，成为显示、浏览、阅读医学影像的重要装备。医学影像的亮度和色彩显示呈现的品质、准确性、稳定性、与人眼视觉系统的适配性，以及每个显示器显示特性的一致性，直接影响影像医师和临床医师在医学影像信息系统网络工作环境中进行临床诊断的准确性。

（一）医学影像显示器概述

医学影像识读正经历由传统的胶片和观片灯为主的硬拷贝阅读模式向以计算机和显示器为主的软拷贝阅读模式转变。医学影像显示器可通过专用的校正软件对显示器的输入和输出特性进行曲线校正，使之符合 DICOM 曲线与影像一致性。此类专用显示器称为医用 DICOM 影像灰阶显示器或者医用 DICOM 影像灰阶/彩色双用显示器。

（二）医学影像显示器的显示特性

医学影像显示的高标准要求在具备 DICOM 曲线-影像一致性校正的基础上，还需具备"三高"的显示特性，即高分辨率，可达 3MP（MP，百万像素）及以上的分辨率；高灰阶，可达 $10\sim12$bit，精确反映影像灰阶级之间的差异；高亮度，达到 500cd/m^2 及以上，可以清晰辨别每一个灰阶的差别。

（三）医学影像显示器的分类

目前用于医学影像诊断的医学影像显示器主要为基于平板液晶的灰阶显示器。但是伴随着"立体像素"影像重组和重建技术、功能成像技术的迅猛发展，目前很多高级临床影像研究和应用项目是以彩色影像为基础，医学影像正在从单一的灰阶影像走向斑斓的"彩色"影像。

1. 按照显示原理和技术类型分类　医学影像显示器从技术类型和结构上划分，主要有 CRT 式、FPLCD 式和医用影像投影仪三种。目前台式显示器广泛使用 FPLCD 式，CRT 式已全面淘汰。平板液晶显示器体积小，轻便，亮度高，占用诊断工作桌面的面积小，无射线辐射危害。医用影像投影仪适用于教室和会诊、报告、读片厅，能满足超大显示屏幕医学影像高分辨率、高对比度、高亮度、无几何失真、DICOM 遵从性显示的特殊要求，但是其价格昂贵，目前国内多采用专业级高流明投影仪作为替代应用于读片和教学。

2. 按照显示屏外观分类　医学影像显示器可分为直画面的"竖屏"显示器（portrait monitor），横画面 4∶3 的"横屏"显示器（landscape monitor），以及横画面 16∶9/16∶10 的宽屏显示器三种。"竖屏"显示器是为了适应传统 14 英寸×17 英寸胶片竖直画面阅读影像的习惯和规则而设计的，因而得到广泛认可和应用。

3. 按照显示屏的可显示像素数量分类　按照可显示像素数量，可分为 2MP（≥1600×1200 像素）、3MP（≥2048×1536 像素）、5MP（≥2560×2048 像素）显示器，MP 表示百万像素（mega pixel）。例如，5MP 即为五百万像素。

4. 按照显卡视频输出接口以及显示器数量分类　可分为单头单屏、双头双屏、四头四屏、八头八屏（用于会诊读片）。"头"表示显卡的视频接口。

5. 按照应用用途分类　可划分为诊断级、浏览级，以及教学级显示器。①诊断级显示器：须凭此类显示器上显示的影像作出原始诊断（primary diagnosis），并提供诊断报告。除影像科医师以外，部分重症监护病房、急诊和抢救室、手术室、骨科、呼吸内科也需要诊断级的医学影像显示器。②浏览级显示器：参照影像医师出具的诊断报告，在此显示器上阅读浏览影像。主要应用于各个临床科室的门诊和病房。③教学级显示器：仅需要显示病变区影像的基本特征。主要应用于教学。

（四）影像科室与影像会诊中心的发布策略

影像科室与影像会诊中心需要高效、快捷地进行影像查询、传输、显示；要求能够获取受检者全部影像检查项目的所有无损压缩影像；针对薄层影像还需要有实时重组、影像数据分析处理的功能要求；全部选用诊断级的医用 DICOM 校准灰阶显示器阅读影像；影像医师报告工作站选用高性能、高配置计算机，以支持影像诊断、会诊等影像科室医师的核心业务。

（五）临床科室的发布策略

医学数字影像在院内临床应用中会涉及众多临床专业科室。不同专业对影像的获取范围、应用深度、发布方式等要求不尽相同。部分科室需要配置影像后处理分析的功能模块，如外科、手术室等需要薄层影像以及三维重建软件用于测量数据并配置手术计划；如条件允许，临床科室也可配置诊断级的医用 DICOM 校准灰阶显示器；对图像显示要求不高的科室也可应用浏览级医用 DICOM 校准灰阶显示器进行影像显示。

（六）远程医疗中的影像发布策略

远程医疗包括院际的多专科协同远程医疗会诊及院际的远程放射学会诊，一般要求针对某位受检者的影像进行授权发布。可以采用有损压缩的形式远程传输影像数据，以提高影像的传输速率。远程会诊需要配置诊断级的医用 DICOM 校准灰阶显示器。

二、医学影像归档

医学影像信息系统的特点是数据量大，保存周期长，而频繁调阅的影像数据多为最新数据。因此，医学影像信息系统中的影像数据一般根据其产生的时间长短设计为在线、近线和离线三种存储和归档策略。影像归档服务器负责将影像数据从在线存储迁移到近线存储，并负责将近线存储的影像数据进一步迁移到离线归档存储中。

（一）在线存储和归档

在线数据是指影像产生的时限较短（如 3 年以内），影像科室和临床科室访问频繁的影像数据。一般存储在高速在线存储系统中，实时发布，速度快、效率高。

（二）近线存储和归档

近线数据是指影像产生的时限相对较长（如 3～10 年），影像科室和临床科室访问量不大，但也会因为历史影像对比等原因被用户访问的数据。一般存储在中速近线存储系统中，发布速度较慢、效率较低。

（三）离线存储和归档

离线数据是指影像产生的时限久远（如 10 年以上），影像科室和临床科室访问频次非常低的数据。因需长期归档保存，所以将其迁移到慢速离线归档存储系统中存储。离线归档存储的介质和设备有光盘塔、磁带库、大容量磁盘阵列等。如果放置于离线归档存储上的影像有发布调阅需求，需要影像归档服务器将离线存储的影像数据重新调入并归档到近线或者在线存储中，才能被用户调阅。因此，离线影像数据的发布延迟时间长，速度慢、效率低。不过，离线归档还可以作为数据备份实施异地存储，防止不可控灾难损坏数据。

虽然分级影像归档策略会导致近线和离线影像软拷贝数据调用发布的效率下降，但是获得了更好的性能价格比及更高的安全性。

三、医学影像打印

（一）医学影像打印技术概述

从成像技术上，划分为三个阶段：视频多幅照相（mulit-video-camera）、湿式激光打印和干式激光打印技术。在 1984 年，激光成像技术开始应用于医学，使用激光扫描成像的激光打印机开始承担 CT、MRI 等数字设备的图像打印。

激光成像技术直接使用数字影像设备输出数字图像，不仅可以对每一幅图像的单个像素点进行显像控制，而且，其显像点阵数目可等于或大于原图像的矩阵点阵数。所以，其成像点可等于或小于原始图像像素点。这样，计算机中的数字图像可以毫无保留地精准显像在胶片上，相对于视频照相机，其胶片成像质量有了明显的提高。因为是激光照射成像，设备衰减时间延长，图像成像稳定，质量控制得到一定保证。

激光打印机初始使用期仍旧使用感光胶片，激光照射后的胶片要通过暗室技术用显影、定影的方法使图像最终显像，这种技术称湿式激光打印技术。暗室技术中的显影、定影还存在人为操作问题，决定着胶片的显影质量。湿式激光打印技术存在一定缺点，如打印、冲印设备连在一起，设备构造复杂，胶片行程较长，故障频出；其次，受显影、定影液环节影响，图像质量保证还存在一定问题，且显影、定影液的使用，容易污染环境。

从 20 世纪 90 年代开始，利用激光照射成像和热敏成像的干式打印机逐步取代湿式激光打印机。近年来，大量的彩色图像出现，医用多介质的打印机开始被投入使用。这种打印机不仅可以打印胶片，还可以打印相纸，而且黑白胶片、彩色胶片、彩色相纸可以任意选择，同机打印。

（二）图像打印方式与打印介质

1. 图像打印方式　图像打印方式分为普通打印和医用专业打印。医学图像主要指数字影像设备输出的图像。应根据使用目的选择不同的打印方式和不同的打印媒质。如果打印图像只用于报告资料存档，其打印分辨率要求不高，可选用普通打印方式，这种打印方式打印设备简单，耗材便宜，费用低廉。如果打印图像是用于影像诊断，则打印分辨率要求很高，要使用医用专业打印方式，通过选用专门的打印设备和耗材，得到高清晰度图像。

2. 打印介质　普通打印有热敏纸、光面纸和相纸；医用专业打印有湿式胶片、干式胶片、彩色专业相纸等。超声类要打印的主要是黑白图像、彩色多普勒图像和胎儿四维图像。如果仅打印图像，使用视频打印机、普通热敏纸；如果打印包含图像和文字的存档报告，使用普通彩色打印机、普通光面纸；如果用于影像诊断，则使用医用多介质打印机。内镜类打印的多是镜下图片和诊断报告，选用民用彩色打印机、普通光面纸。CR、DR 为黑白图像，用于影像诊断，必须使用医用专业打印设备，使用干式激光打印机、干式胶片。CT、MRI、DSA、PET、ECT 打印的有黑白图像和彩色图像，主要用于影像诊断，必须使用医用专业打印设备，使用干式胶片打印机或医用专业彩色打印机。

四、医学影像云存储

高端影像设备一次扫描就会产生上千幅，甚至上万幅医学数字影像。传统胶片受到幅面限制和携带不便的影响，已不能满足海量影像数据发布载体的要求。数字多功能光盘（DVD）或云影像技术可解决医学数字影像高密度存储、发布、便捷携带、数据共享及传输等问题。

（一）医学影像 DVD 光盘刻录

该系统不仅可以将影像数据写入光盘，还可以写入医学数字影像阅读器，实现任意电脑读取光盘即可查看海量影像数据的功能，甚至可以完成一些简单的后处理工作。

（二）医学影像云存储

医学影像云存储是基于移动互联网和云技术的一种新型医学影像存储服务系统。医院将 DICOM 格式影像存储在云端服务器上。云存储通过集群应用、网络技术或分布式文件系统等功能，将网络中大量各种不同类型的存储设备通过应用软件集合起来协同工作，共同对外提供数据存储和业务访问功能。

（三）医学影像云存储的特点

1. 存储服务　云存储的核心是应用软件与存储设备相结合，通过应用软件来实现存储设备向存储服务的转变。云存储对使用者来讲，不是指某一个具体的设备，而是指一个由许许多多存储设备和服务器所构成的集合体。使用者使用云存储，并不是使用某一个存储设备，而是使用整个云存储系统带来的一种数据访问服务。所以严格来讲，云存储不是存储，而是一种服务。

2. 数据存储模式的创新　云存储与传统存储相比是一种新型的数据存储模式。云存储将数字化的数据存储在逻辑资源池中，而实际的物理存储可以跨越多个服务器，通常也跨越多个物理位置。云存储由多个分布式资源池组成，但仍然以一个整体对外提供服务，并通过冗余和分布式的数据存储保证数据的高容错性，通过版本控制保证数据的持久性及多副本数据的一致性。云存储是一个提供访问接口的云计算服务，用户只知道存储的接口，并不知道存储的实现。这就使得对云存储空间进行扩展、维护、升级变得灵活，对后端变动的影响降到最小。

3. 虚拟化　云存储基于高度虚拟化的基础设施，结合存储的虚拟化技术，可以对存储容量进行灵活配置，提供接近即时的弹性和可扩展性的大容量、高效率的数据访问服务。同时，可以利用虚拟化技术对云存储的硬件设备进行虚拟化,提供多租户的业务模式及可计量的存储资源,充分发挥硬件的效能和收益。

4. 数据管理模式的创新　医疗机构内部的统一管理或者医疗机构委托第三方管理,数据在同一个管理界面下进行维护,提高数据管理工作的效率,保证数据的一致性,降低人力资源成本,同时信息安全性问题也可以得到有效解决。

(四)医学影像云存储应用

患者可使用不同终端(如手机、平板电脑等移动设备),通过医院服务号、医院提供的二维码随时随地查看医学数字影像。还可以通过一键分享将影像数据区域内共享,如将影像和报告发送给信任的人,实现跨院、跨区域的远程会诊。

五、医学影像远程服务

医学影像远程服务又称远程放射学,利用信息系统将医学数字影像传送至全球任何地点,使得医学数字影像可以跨越时间和地域进行发布,可以集合全球最具专业水平的影像学专家共同诊断,以获得更准确、更快捷、更方便的影像学诊断服务。

(一)远程放射学概述

远程放射学是以一个会诊管理中心、多个会诊中心和众多会诊医院的模式来开展远程医疗活动,以会诊管理中心为枢纽,将位于各权威医疗机构内的会诊中心与各地的会诊医院连成网络。会诊体系分成三个层次:会诊申请子系统、会诊管理子系统和会诊服务子系统。总体框架如图 2-3-1 所示。

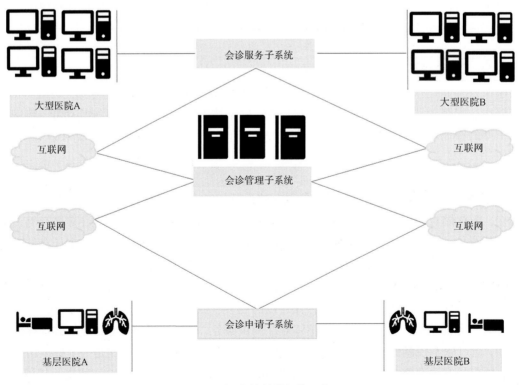

图 2-3-1　远程放射学架构示意图

1. 会诊申请子系统　会诊申请子系统为基层医院影像科安装的具有会诊申请功能的工作站。该工作站满足 DICOM 协议的要求，同时可与本院数字化成像设备进行连接，以接收会诊患者的图像，将患者图像和文本等数据文件压缩后，通过申请工作站相连的互联网，发送至会诊管理中心。

2. 会诊管理子系统　会诊管理子系统首先接收来自申请工作站的压缩文件，解压后将文本内容保存于数据中。然后形成会诊任务，并根据申请工作站要求的会诊服务医院和医师，自动通知相应的会诊服务子系统，提出会诊申请要求。

3. 会诊服务子系统　会诊服务子系统为省内的大型医院影像科的多个工作站。接收到会诊管理子系统发来的会诊任务后，可自动或手动下载会诊图像，会诊专家给出诊断意见，发送至会诊管理子系统，会诊申请服务站最终从会诊管理子系统调阅远程会诊结果。

（二）远程放射学的应用

1. 医学影像远程专科诊断服务　针对不具备影像专科诊断能力的基层医疗机构，可以联合具备影像专科诊断能力的高等级医疗机构实现医学影像的远程专科诊断服务，以解决基层医疗机构影像诊断医师缺乏的问题。

2. 疑难影像的远程会诊服务　针对疑难影像病例，可实现多方、多专科的远程医学影像会诊服务，出具诊断建议。

3. 医学影像远程教育　可通过远程医学教育网络进行远程影像读片、示教与教学培训。

第 4 节　医学影像信息管理辅助系统

为进一步优化医学影像科工作流程，医学影像信息管理辅助系统应运而生，如检查预约登记系统、检查导医叫号系统、电子签名认证系统、自助胶片/报告打印系统及医学影像 3D 打印系统等。这些辅助系统不仅可以提高医疗工作效率和流程衔接效率，还能大幅改善受检者的就诊体验，提升服务质量和满意度。

一、检查预约登记系统

（一）概述

检查预约登记系统用于就诊患者的划价记账、预约登记、确认患者报到，为患者分配诊室、分发胶片和报告、检索查询信息等工作。检查预约登记系统有两种工作模式，即直接检查登记模式和预约检查登记模式。

1. 直接检查登记模式　直接检查登记模式适用于"不用预约检查"的情况，受检者直接在影像科服务窗口分配检查机房，受检者信息立即进入检查导医叫号系统待检机房的受检者队列，排队等候影像学检查。

2. 预约检查登记模式　预约登记适用于需要提前登记，不能马上做检查的情况。预约登记支持窗口预约登记和院内网上预约登记。

（1）窗口预约登记　多用于门诊受检者的影像学检查预约，受检者需要到影像科的服务窗口完成预约登记。

（2）院内网上预约登记　多用于住院受检者的网上预约，影像科服务窗口登记人员可以接收 HIS 开出的住院患者的影像学检查申请单，并将预约检查的安排情况通过 HIS 直接反馈到病房，在病房就可以查阅打印检查预约单。

（二）系统组成与工作流程

1. 系统组成　检查预约登记系统是 PACS/RIS 与 HIS 数据交换与集成应用的一部分，其系统组成如图 2-4-1 所示。医疗机构以卫生信息交换标准 HL7 为信息数据交换规范，或者通过数据库接口（中间表）的方式实现 HIS 与 PACS/RIS 的医嘱与检查信息数据的交换与集成，从而实现影像学检查电子申请单自动划价、预约登记。

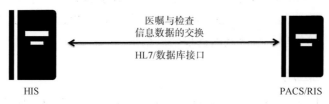

图 2-4-1　HIS 与 PACS/RIS 数据交换与集成示意图

2. 工作流程　受检者持就诊卡在医疗机构就诊；临床医师在门急诊的诊间或病房，通过 HIS 开出影像学检查电子申请单；HIS 根据医疗服务收费数据字典，自动完成该申请的划价；受检者持就诊卡在门急诊收费窗口的 HIS 收费终端上完成缴费，或者在住院部病房完成记账后，HIS 或者 PACS/RIS 自动预约检查日期和时间，并将同一受检者的多项影像学检查根据检查前的准备要求自动确定前后顺序并错开待检日期和时间；自动分配检查机房；自动生成 DICOM Worklist 工作列表；受检者依约定按时到检，排队等待影像学检查。

3. 检查预约登记系统应用效果　提高了影像检查登记人员的工作效率，减少人工操作的差错，缩短受检者的等待时间，从而总体提升影像业务工作流的处理速度、精度和效率。检查预约登记系统和检查导医叫号系统可集成起来使用，支持受检者预约后的到检登记、导医排队待检，以及机房叫号。

二、检查导医叫号系统

（一）概述

为解决就诊待检区域人员集中、秩序混乱、嘈杂等问题，一种依托网络技术平台的智能导医叫号系统应运而生。目的是让患者报到后根据自己的序列号安静等待，有效地对待检区人流进行控制，公开透明地完成到检登记、管理受检者导医排队待检，以及机房叫号，从而提高受检者就诊待检效率，为受检者创造一个安静、文明、有序、和谐的就诊待检环境。

（二）系统组成与工作流程

检查导医叫号系统可按照优先顺序导医叫号，可调整患者检查室，对待特殊情况可以调节候诊队列。主要由受检者自助取号模块、实时就诊状态显示模块和放射技师机房叫号模块组成。

1. 受检者自助取号模块　其工作流程是在受检者按照预约时间前往影像科检查时先在自助到检登记服务终端读取当前受检者的信息，完成到检登记；受检者信息进入导医叫号系统的检查机房待检队列，按照待检登记的前后顺序排队待检；系统可打印排队等候顺序号码；受检者持号码排队等待影像学检查。

2. 实时就诊状态显示模块　其工作流程是将受检者信息依据到检登记的先后顺序在待检区的显示屏幕上依次排序显示。屏幕显示分为待检区大屏集中显示，以及检查机房门口小屏显示。大屏可以显示所有检查机房的当前在检与待检信息，小屏只显示对应机房的当前在检与待检信息。

3. 放射技师机房叫号模块　其工作流程是当放射技师完成当前受检者的影像学检查后，放射技师选择机房叫号模块中下一位受检者信息；机房叫号模块发出指令，在待检区域进行广播和显示，呼叫下一位受检者前去指定的检查室进行检查。放射技师机房叫号模块提供受检者待检排队列表，支持顺序叫号、选择叫号、重复叫号，对于未到受检者可以重新排列到待检队列的末尾。

三、电子签名认证系统

（一）概述

电子签名认证系统是提供用户数字签名和相互验证对方数字签名能力的一种数字展示技术。电子签名能够保证信息交互和操作的不可否认性、不可抵赖性，并且在信息系统中实现对表单、文件的电子签名，同时实现出现问题后原始操作的可追溯性。《中华人民共和国电子签名法》要求，电子签名同时符合下列条件的，视为可靠的电子签名。

（1）电子签名制作数据用于电子签名时，属于电子签名人专有。

（2）签署时电子签名制作数据仅由电子签名人控制。

（3）签署后对电子签名的任何改动能够被发现。

（4）见原文件。

（二）系统组成

电子签名认证系统基于数字签名技术，为医疗机构提供无纸化安全解决方案。涉及的电子认证产品包括数字证书、数字签名验证服务器、电子签章系统、时间戳服务器、证书管理服务器、手写签名服务器、电子病历归档系统等。

1. 数字证书　数字证书是一个经证书授权中心（CA）数字签名的、包含公开密钥拥有者信息及公开密钥的文件。最简单的证书包含一个公开密钥、名称及证书授权中心的数字签名，并只在特定的时间段内有效。数字证书是一种权威性的电子文档，可以由第三方机构，即 CA（如在国家卫生健康委员会网站上公布的中国各省市的 CA 公司）中心签发的证书。

2. 数字签名验证服务器　CA 使用 USB Key 存储介质作为医护人员发放的数字证书，并以此作为身份认证凭证；通过数字签名验证服务器，有效解决医院各业务系统用户身份的"强"身份认证，并实现关键业务环节的可靠数字签名。

3. 电子签章系统　通过部署电子签章系统实现电子签名的可视化。

4. 时间戳服务器　时间戳服务器可为医疗机构引入权威可信的时间源，并在此基础上实现对医疗数据电文的时间戳认证。

5. 证书管理服务器　证书管理服务器可实现证书更新请求的提前自动收集与医护人员数字证书的静默更新。

6. 手写签名服务器　手写签名服务器可实现患者对影像学检查电子知情同意书知晓同意的手写电子签名确认，保证电子知情同意书的合法可信转化。

7. 电子病历归档系统　通过电子病历归档系统集中将医疗机构内各类临床业务系统中的数据转化成 PDF 格式，并将电子签名信息也整合到 PDF 中，实现对 PDF 文件的电子认证，最终基于该系统实现 PDF 格式的电子病历的管理，全面实现医院的无纸化应用。

（三）工作流程

电子签名认证系统可以在不打破、不改变现有医学影像信息系统业务流程，且完全兼容传统以手工签字方式确认签发影像检查报告的基础上，通过嵌入式集成，实现在同一套医学影像信息系统中，既能以电子签名认证的工作模式确认签发影像检查报告，也能同时兼容打印报告单并手工签字的工作模式确认签发影像检查报告。下面的电子签名认证工作流程是兼容工作模式的流程，本章节主要介绍基于本地化部署方案的工作流程。

1. 身份认证 医学影像信息系统完成用户个人身份的"弱"认证，电子签名认证系统完成用户个人身份的"强"认证。

（1）影像报告审核医师将带有数字证书和医师个人电子签名印章的 USB Key 插入影像报告审核工作站。

（2）使用医学影像信息系统的个人账户名和密码，完成"弱"认证，登录进入 PACS/RIS。

（3）选择一份医师初写影像检查报告进行审核修改。

（4）在确认提交审核结果时，影像报告审核工作站软件首先要求影像报告审核医师输入电子签名认证系统的个人用户账户密码，数字签名验证服务器根据电子签名的用户名、账户密码信息和服务器中的信息进行比对，验证当前医师信息，确认其是否是电子签章系统的当前有效用户（包括密码是否正确、账号是否已经过期，或者被注销等）；输入正确密码后，系统验证当前医师的 USB Key 信息，如果 USB Key 信息验证通过，即完成"强"认证，则可进入下一步的数字签名环节；如果不能通过"强"认证，则拒绝以电子签名认证方式确认提交签发报告审核结果。具体的验证流程和内容包括以下几个方面。

1）验证用户个人电子签名证书和服务器证书是否由同一个 CA 机构颁发：防止非第三方认证机构的电子签名用户使用本系统。

2）校验用户登录所使用的电子签名是否仍在有效期内：防止数字证书过期的用户非法使用本系统。

3）查询证书注销列表（certificate revocation list，CRL）：CRL 包含第三方认证机构所有被注销证书的证书序列号，服务器通过读取配置的 CRL，从而验证每个登录的电子签名是否被注销。防止因为各种原因而被注销的个人数字证书用户使用本系统。

2. 执行数字签名和时间戳操作 在影像报告审核医师确认提交审核结果，并通过上述电子签名的验证工作后，数字签名程序将影像检查报告的内容信息提交给 CA 服务器执行时间戳操作和数字签名操作。

3. 生成 PDF 格式的电子病历文件 将影像检查报告内容和时间戳、数字签名结果转化成 PDF 格式的文件，即将电子签名信息整合到 PDF 文件中；在 PDF 影像检查报告文件的审核医师签名处添加在 Key 盘存储的医师个人的电子签名印章（一般为以特殊字体显示的医师姓名文字的图片）中。从而实现对 PDF 文件的电子认证，可将其长期归档存储在 PACS/RIS 中。

4. 发布打印影像检查报告 影像检查结果发布工作站将影像检查报告 PDF 文件内容和报告审核医师数字签名结果一并提交给 CA 服务器再次进行内容校验；数字签名验证服务器利用用户的公钥信息，对报告的加密摘要信息和报告内容进行校验；如通过校验，则进行打印；受检者领取打印结果。

5. 查询验证影像 检查报告的数字签名和时间戳 CA 验证程序可以通过检查号和流水号查询对应的受检者的基本信息和报告信息，同时验证影像检查报告的时间戳、医师签名信息，并显示医师签名信息和时间戳信息内容。

（四）医学影像信息系统中加入电子签名的意义

《中华人民共和国电子签名法》已明确了数据电文的法律效力，其核心是要引入可靠的电子签名技术。电子签名认证系统在符合安全要求的前提下，改变影像报告审核医师打印报告并手工签名的传统工作方式；减少影像科室服务窗口登记保管员手工收集、整理、核对、发放报告对工作效率的影响；同时，电子签名认证系统也为区域医疗、远程医疗、远程放射学会诊、自助影像检查报告和胶片打印等服务，以及消除纸张病历与病历无纸化存储奠定技术、应用与法律基础。

四、自助胶片/报告打印系统

（一）概述

自助胶片/报告打印系统是针对医疗机构量身定制的软、硬件一体化的医疗自助打印服务系统，可将检查报告和胶片排版后直接打印，或者传送到虚拟打印服务器提供诊断报告、胶片的集中/自助打印服务。该系统待患者检查登记后可自动生成打印、领取结果条码，充分满足患者自助打印影像检查报告和胶片的需求，避免了胶片与诊断报告丢失、累积、混淆、信息泄露等问题，提高了医疗质量和服务效率。

（二）系统组成

自助打印服务系统主要由自助打印服务器、影像检查报告与胶片自助打印一体机、自助打印服务工作站组成。

1. 自助打印服务器　自助打印服务器主要由影像光学字符识别（optical character recognition，OCR）软件、自助打印服务管理软件组成。

2. 影像检查报告与胶片自助打印一体机　影像检查报告与胶片自助打印一体机主要由主控计算机、触摸屏显示器、条码扫描阅读器、就诊卡阅读器、医用激光胶片打印机、A4 纸激光打印机等部件，以及自助打印一体机终端组成。

3. 自助打印服务工作站　自助打印服务工作站主要由自助打印服务工作站软件、自助打印服务手工匹配软件组成。

（三）工作流程

1. 打印文件排版　影像检查技师在成像设备主控制台、影像后处理工作站或者 PACS/RIS 工作站上执行影像排版操作，并将排好版式的影像胶片打印文件（即电子胶片）遵从"DICOM Basic Print"规范传输到自助打印服务系统的服务器上。

2. 审核打印文件　服务器接收影像胶片打印文件，通过 OCR 软件自动识别出影像胶片打印文件中的受检者姓名、检查序号、影像号、性别等关键信息；将识别出的信息与 PACS/RIS 数据库中的受检者信息自动进行匹配；匹配成功的影像胶片打印文件的发布状态设置为"匹配成功"；当该影像胶片打印文件所对应的本次影像检查的报告完成审核，并且本次影像检查项目应打印的影像胶片张数与接收到并匹配成功的影像胶片打印文件数相符合，则该受检者的本次影像检查的发布状态设置为"可以打印"。

匹配不成功的影像胶片打印文件需要自助打印服务系统管理员在自助打印服务工作站上操作自助打印服务手工匹配软件，人工完成影像胶片打印文件的审核、校对、匹配工作。自助打印服务系统可以将匹配成功的影像胶片打印文件自动存储到 PACS/RIS 存储系统中，供临床访问使用。

3. 集中打印发布　受检者手持就诊卡或者取片凭证来到影像科室的服务窗口，由登记保管员在自助打印服务工作站上检索未打印的报告与胶片清单，查询报告与胶片的发布状态；当发布状态为"可以打印"时，登记保管员选择一台医用激光胶片打印机，完成报告与胶片的集中统一打印，并发布给受检者，从而完成影像检查报告与胶片的集中打印发布工作。

4. 自助打印发布　受检者在影像检查报告与胶片自助打印一体机上通过自助读取就诊卡，或者自助扫描取片凭证上的条形码，检索未打印的报告与胶片清单，查询报告与胶片的发布状态为"可以打印"时，自助打印一体机自动执行打印动作，并提示受检者需要打印的胶片数量及系统估算的等候时间，从而完成影像检查报告与胶片的自助打印发布工作。

五、医学影像 3D 打印系统

（一）概述

医学 3D 打印属于快速成型技术，是影像技术实体化的延伸，主要基于影像数据实施三维重建，采用聚合物、金属及光敏树脂等原材料通过逐层堆积的方式进行实体构建。不同成像原理的影像技术结合 3D 打印能够满足临床进行病情诊治及预后评估的需求，具有非常重要的现实意义。助推个性化、精准化诊疗，为患者提供多层次、多样化、更优质、更精准的医疗服务。

（二）工作流程

医学 3D 打印技术首先要建立 3D 模型，建模主要是利用 CT、MRI 等原始影像数据，将人体器官、组织进行数据转化，从而形成三维模型。

1. 医学图像获取 通过 CT、MRI 等影像设备，获得患者二维医学图像的 DICOM 文件。CT 数据优先用于骨骼或其他高密度组织，而 MRI 数据更适合心血管打印和软组织打印。

2. 三维建模 通过建模软件将原始 DICOM 文件后处理重建成人体组织器官的三维模型图像，并将感兴趣组织分割成未改变的基于表面的 3D 模型。

3. 打印前准备 依据 3D 打印技术的特定要求，使用特定 3D 打印机预处理 3D 模型；再进一步将建模文件转换成 3D 打印机可以识别的 STL（standard tessellation language）格式。

4. 3D 打印模型 将 STL 文件传输给 3D 打印设备，逐层打印。

5. 模型后处理 包括刷去所有的残留粉末，或是冲洗产品以除去水溶性的支撑结构等。

6. 模型检查 使用定性和（或）定量措施来确保 3D 打印模型与所需的输入数据相匹配。

（三）临床应用

3D 打印技术在临床中能够提供医学影像无法比拟的三维实体，实现个体化、精准化治疗，因此对医学教育、医患沟通和外科手术等都有重要的作用。

1. 医学教育 解剖学及医学影像解剖学是医学教育中的重点和难点。3D 打印技术具有可快速制造个性化、高精度医学模型的优势，在临床医学教育和科研中发挥重要作用。例如，脑神经和颅底结构，仅基于二维图像很难被完全理解。3D 打印技术制作的解剖教具不仅可等比例反映人体结构，还可以按比例缩放，能够更好地展现传统意义上的"解剖死角"。

2. 医患沟通 医生通过 3D 打印技术制作的器官模型可用于与患者及家属沟通谈话，使患者及家属能够直观地了解病变部位，更易于理解病情、手术方式、并发症等，从而减轻患者及家属的心理压力，提高患者对手术的整体满意度，减少医疗纠纷的发生。

3. 外科手术 利用 3D 打印技术打印模拟器官或病变组织模型，用以精确、逼真、可视化地、完整地展现人体组织器官的空间解剖结构，直观地判断病变类型，制订治疗方案，模拟手术，为临床治疗提供术前指导。目前，在心血管、骨骼系统、神经系统、颌面外科等领域，医生借助 3D 打印机等设备，能够将三维模型直接打印出来。这样既可辅助医生进行精准的手术规划，提高手术的成功率，又便于医生与患者针对手术方案进行沟通和交流。此外通过远程传输患者影像数据，医学专家可以远程 3D 打印患者器官模型，远程模拟手术过程，可为医疗资源匮乏地区患者制订更为有效的手术治疗方案。

第 5 节　医学影像信息管理岗位职责

医学影像信息系统的各级用户根据岗位性质、业务范围、拥有的权利和承担的责任来划分岗位类别，并进一步根据岗位任务确定岗位职责。依据不同的岗位类别及工作任务，设置不同的工作流程，以确保医学影像信息系统安全、稳定、有序运行。医学影像信息系统岗位类别主要包括影像诊断医师、影像检查技师、影像检查护士、影像检查登记员、信息技术工程师以及影像信息系统供应商等。

一、影像诊断医师

影像诊断医师泛指在安装影像设备的各个专业科室工作的影像诊断报告初写医师、影像诊断报告审核医师，以及介入诊疗医师。在医学影像信息系统中，影像诊断医师的岗位职责主要包括以下几项。

（1）查阅 HIS 和医学影像信息系统提供的信息，对受检者的基本信息及检查部位进行核对。

（2）结合影像检查电子申请单中临床医师提供的病史和检查要求，判断申请的影像学检查是否满足疾病诊疗的需求；可根据检查与诊疗的需求，要求临床医师补充受检者的详细病史。

（3）在影像诊断工作站上评估影像质量，判断是否存在伪影或干扰因素，能否满足诊断需要。

（4）影像诊断报告初写医师具有在系统中添加和传阅备注的权限，可依据影像质量，要求影像检查技师重新或补充检查。

（5）影像诊断报告初写医师在影像诊断工作站上获得受检者本次以及历次检查的影像和诊断报告，同时通过 HIS 查阅受检者既往病史及其他辅助检查结果，全面、规范、准确地描述影像学表现，完成诊断报告的书写；介入诊疗医师完成手术前、中、后的医嘱下达与病历的书写。

（6）在影像诊断工作站上标记关键影像，供图文报告中嵌入关键影像使用。

（7）影像诊断报告审核医师在影像诊断工作站上完成诊断报告的审核、电子签名认证、报告的签发。

（8）授权的高年资影像报告审核医师具有召回已审核签发报告的权限，及时管控潜在的医疗风险和差错。

（9）根据诊断结果标记诊断阴性或阳性、受检者是否需要跟踪随访、该病历是否有教学与科研价值。

（10）认真、细致、耐心回答受检者咨询的问题，不断提升影像诊断服务质量。

二、影像检查技师

影像检查技师泛指在安装影像设备的各个专业科室工作的影像检查技术人员。在医学影像信息系统中，影像检查技师的岗位职责主要包括以下几项。

（1）在机房技师工作站上，影像检查技师从受检者"已登记"队列里选择呼叫当前受检者，并对受检者完成影像检查前的宣教和培训工作。

（2）调阅 HIS 和医学影像信息系统提供的信息，对受检者的基本信息及检查部位进行核对。

（3）影像检查技师在影像成像设备上通过 DICOM 工作列表（Worklist）功能从医学影像信息系统中调取当前受检者的信息，完成受检者在成像设备上的注册登记。

（4）基于临床医师的影像检查医嘱，影像检查技师熟练操作影像成像设备，遵照影像检查规范要求对受检者执行相应的影像检查。

（5）影像检查技师对影像质量进行初步评估，判断是否存在伪影或干扰因素，是否需要增加扫描序列补充扫描。

（6）根据受检者检查禁忌、检查的配合情况，以及影像学检查获得的影像质量等情况进行综合判断分析，具有暂停、改期或者建议取消当前影像学检查申请的权限。

（7）影像检查后，影像检查技师将检查影像成功上传到医学影像信息系统。

（8）影像检查技师负责将受检者的影像进行打印前的部分影像后处理、测量和排版工作，排版完成的文件选择直接传送到医用激光打印机打印，或者传送到影像检查报告与胶片集中/自助打印系统的服务器。

（9）影像检查技师负责将直接打印好的影像胶片整理核对，归档到每位受检者的档案袋中保存，移交影像科室服务窗口等待与影像诊断报告合并归档；或者影像检查技师负责在自助打印服务工作站上操作影像胶片核对匹配软件，完成影像胶片打印文件的审核、校对、匹配、归档与存储工作。

（10）严格遵守影像成像设备操作规程，做好设备的日常质控、保养和维护，保证在用影像设备处于"完好待用"状态。

（11）对比剂过敏基本急救，紧急状况处理能力（磁场安全，紧急失超功能）。

（12）认真、细致、耐心回答受检者咨询的问题，不断提升影像检查服务质量。

三、影像检查护士

影像检查护士泛指在安装影像设备的各个专业科室工作的护理人员。在医学影像信息系统和 HIS 中，影像检查护士的岗位职责主要包括以下几项。

（1）在机房技师工作站或者 HIS 护理工作站的辅助下，影像检查护士查阅影像检查电子申请单医嘱，协助影像检查技师完成对受检者信息的核对。

（2）影像检查护士在 HIS 护理工作站中查阅受检者的既往病史、禁忌证、过敏史、严重肾功能不全病史以及近期的检验结果，核对受检者的肌酐指标是否在正常范围内。

（3）向受检者及其陪伴亲属宣教增强检查的过程和注意事项，当面询问有无过敏史；询问增强检查前 4 小时的禁食准备情况。

（4）影像检查护士做好对比剂的过敏试验，观察反应情况并做好记录。

（5）在冠脉 CTA 检查前，确认受检者是否有支气管哮喘、低血压（收缩压低于 100mmHg）、二度以上房室传导阻滞、心力衰竭及美托洛尔药物禁忌证。充分做好增强检查前的基本护理、心理护理及药物准备。

（6）影像检查护士负责静脉留置针（套管针）穿刺，预设对比剂注射通道；按照影像技术增强扫描规范设置高压注射器参数。

（7）影像检查护士负责注射针筒以及生理盐水和对比剂药物的准备；并及时登记医用耗材、器械、药物的使用数量和生产批号等情况。

（8）协助影像检查技师完成增强检查，检查过程中如出现过敏反应，遵照过敏反应紧急预案，协助医师进行现场抢救工作。

（9）定期检查抢救车药品、器械、物品的有效期及配置数量，并做好记录。

四、影像检查登记员

影像检查登记员泛指在安装影像设备的各个专业科室服务窗口或者在医疗机构设置的综合服务窗口负责接待受检者，处理影像检查业务流程各项事务的窗口服务人员。在医学影像信息系统和 HIS 中，影像检查登记员的岗位职责主要包括以下几项。

（1）影像检查登记员在 HIS 中审核影像检查电子申请单医嘱的收费/记账状态，负责划价和记账。

（2）与影像检查机房的影像检查技师、影像检查护士密切沟通，科学、合理、高效地分配影像检查资源；在医学影像信息系统中预约检查日期和时间，安排检查机房；打印预约凭证和检查注意事项，并交付、告知受检者。

（3）影像检查登记员在 HIS 中有权调阅受检者的既往病史、禁忌证、过敏史、严重肾功能不全病史、近期的检验结果，核对增强检查的受检者的肌酐指标是否在正常范围内，以便告知受检者由于禁忌证原因，近期不适宜做影像增强检查并进行预约改期。

（4）在医学影像信息系统中调阅影像检查电子申请单医嘱，核对影像检查项目和检查内容完成受检者的到检登记，确认或者重新分配检查机房。

（5）协助影像检查技师在自助打印服务工作站上操作影像胶片核对匹配软件，保证受检者与影像检查信息数据的正确性、完整性、唯一性，完成影像胶片打印文件的审核、校对、匹配工作，保证数据信息的质量。

（6）负责在自助打印服务工作站上检索受检者未打印的报告与胶片清单，完成报告与胶片的集中统一打印，并在服务窗口发布给受检者，将受检者的影像检查状态信息修改为"已发布"。

（7）对于需要受检者补充提交外院既往影像或者需会诊后才能出具诊断报告的情况，与影像诊断医师密切沟通协调，保证诊断报告及时完成，按时发放。

（8）认真、细致、耐心回答受检者咨询的问题，不断提升窗口服务质量。

五、信息技术工程师

信息技术工程师泛指在安装影像成像设备的各个专业科室或者在医疗机构设置的信息主管部门里负责医学影像信息系统软硬件设备设施的维修、预防性维护、系统管理等工作的技术人员。在医学影像信息系统中，信息技术工程师的岗位职责主要包括以下几项。

（1）承担医学影像信息系统数据库管理员的职责，负责设置维护医学影像信息系统的各类数据字典；负责定期清理数据库日志文件。

（2）承担医学影像信息系统软硬件工程师的职责，负责医学影像信息系统软硬件设备设施的维护、维修、巡检、管理、升级、扩容等工作，保障医学影像信息系统长期可持续、安全、有序、正常运行。

（3）承担医学影像信息系统管理员的职责，负责及时纠正影像产生流程中发生的错误；增加、修改、停止、删除用户账户密码和功能权限，以及影像检查项目的名称和物价字典。

（4）承担医学影像信息系统网络管理员的职责，负责维护、保障网络通信设施与链路的通畅；负责规划、设置、管理医学影像信息系统所有设备设施、医学影像成像设备、影像后处理工作站、医用激光胶片打印机的 IP 地址。

（5）承担医学影像信息系统集成接口管理员的职责，负责维护、设置、保障、管理医学影像信息系统与医疗机构信息系统以及医疗设备之间相关接口（如 DICOM、HL7 接口）的通信参数设置与访问权限。

（6）承担医学影像信息系统电子认证证书管理员的职责，负责填写并提交影像报告审核医师等数字证书用户的申请资料；负责发放、更新、吊销电子认证证书。

六、影像信息系统供应商

医学影像信息系统供应商是医学影像信息系统的提供者，主要负责提供产品的质量安全、设备的预防性维护保养、故障维修及过期失效产品的召回、设备与信息系统之间以及不同信息系统之间的集成与连接，岗位职责主要包括以下几项。

（1）承担医学影像信息系统软件硬件的安装、升级和培训。

（2）承担软件硬件的定期检测、维护、升级及测试工作。

（3）承担软件硬件故障的排查和维修。

（4）承担软件漏洞的修补和修正。

（5）承担医学影像信息系统工作流程调整时的软件同步升级改造工作。

（6）承担医学影像信息系统与医疗机构其他临床信息系统、远程医疗系统、区域医疗系统的整合集成工作。

（7）承担医学影像信息系统生命周期内服务器、存储、网络等核心部件的扩容和升级的规划、建议、论证、实施、测试工作。

🔗 **链 接** **医学影像设备发展历程** ———————————————————————

　　医学影像设备集成了医用射线源、磁共振超导、超声压电换能、信号探测及数据处理技术，是目前科技含量和研发成本最高的医疗设备，也是医院固定资产和诊疗资源的重要组成部分。在医学影像百年发展历程中，与医学影像设备相关的诺贝尔奖中，5 位科学家获得诺贝尔物理学奖，7 位科学家获得诺贝尔生理学或医学奖。医学影像设备向着更高分辨率、更快速度、更低剂量、更智能化的方向发展，与此同时，国产医学影像设备发展迅速，市场占比呈逐年增长趋势。

（李苗苗）

第3章
医学影像质量评价

⊙ **学习目标**

1. 掌握　医学影像质量的含义和评价标准。
2. 熟悉　医学影像设备性能检测的方法。
3. 了解　医学影像质量管理的意义。

第1节　医学影像质量管理

 案例 3-1

张某，女，70岁，轻度咳嗽1周，胸部X射线摄影检查正常，但在体检中经64排CT胸部平扫检查，发现一处 1cm×1cm 大小的病变，后期病理检查确诊为肺癌。

问题： 1. 较之于传统X射线检查方法，CT扫描在影像质量方面的优势是什么？

2. 医学影像质量对疾病的准确筛查有什么重要意义。

医学影像质量管理是指通过一系列的质量控制措施和标准化的操作规范，确保医学影像的质量和一致性。其目标是优化影像的技术参数设置、影像采集过程、图像质量评估和质量控制，以确保获得高质量的影像。通过规范化的质量控制流程，医学影像质量管理可以减少影像的伪影、噪声和失真，提高影像的对比度、分辨率和细节展示，从而提高诊断的精准性。

一、质量管理的临床价值

医学影像质量管理的临床价值，主要体现在以下几个方面。

1. 提高诊断准确性　医学影像是医生进行疾病诊断和治疗的重要依据。通过质量管理措施，可以确保影像的清晰度、对比度和几何形状的准确性。清晰度和对比度的提高可以帮助医生更好地观察和分析病变区域，而几何形状的准确性可以提供更精准的测量数据。这些都将有助于医生准确地解读影像，提高疾病诊疗的精准性。

2. 降低误诊率　在医学影像采集、处理和解读的过程中，可因各种技术和人为因素，导致影像质量下降或解读错误。通过规范化的质量控制流程，可最大程度地减少这些问题的发生；通过定期的设备校准和维护，可确保影像采集设备正常工作；通过培训和质量监控，可提高医技人员的操作技能和质量意识。这些措施均可降低疾病的误诊率。

3. 提高工作效率　通过建立标准化的操作规范和质量控制指标，可优化工作流程，避免不必要的重复和错误操作。例如，通过制订统一的影像采集参数和处理方法，可提高操作者的工作效率和一致性，减少操作过程中的错误。此外，质量管理还可帮助发现和解决工作中的问题和瓶颈，进一步提高工作效率和质量。

4. 促进影像共享和交流 多个医疗机构之间，通过统一的质量管理标准，可以实现影像数据的互通互认，医生可以更方便地获取和比较不同机构的影像数据，提高诊断的准确性和可靠性。此外，质量管理还可以确保影像数据的一致性和可比性，促进影像数据的共享和交流。将有助于提高医疗资源的利用效率，为患者提供更好的医疗服务。

5. 保护患者安全 医学影像数据包含患者的个人基本信息和临床诊断资料，需要保证数据的完整性、隐私性和安全性。通过建立完善的数据管理和安全机制，可以防止数据篡改和泄露，保护患者的隐私和权益，这对于建立医务人员与患者之间的信任以及提高患者就诊满意度非常重要。因此，医学影像质量管理应该被视为医疗机构和临床医生的重要任务，并得到充分的重视和支持。

二、质量管理的活动组织

医学影像质量管理的活动组织通常由医学影像科或放射科的质量管理团队负责。这个团队通常由医学影像科的医师、放射技师、质量控制专家和管理员等组成。质量管理团队共同负责规划、执行和监督影像质量管理的各项活动。以下是影像质量管理的一些常见活动组织。

1. 制订质量管理计划 质量管理团队制订医学影像质量管理计划，明确质量管理的目标、策略和实施计划。计划中包括质量控制的具体措施、标准化的操作规范和质量评估方法。

2. 设备校准和维护 质量管理团队定期进行影像设备的校准和维护工作，确保设备的性能稳定和准确性；负责监督设备的日常操作，及时发现和解决设备故障和质量问题。

3. 制订标准化的操作规范 质量管理团队制订标准化的操作规范，包括影像采集的参数设置、操作流程和质量控制要求等。这些规范旨在确保影像采集的一致性和可比性。

4. 影像质量评估 质量管理团队负责对采集到的影像进行质量评估，包括对图像的对比度、噪声水平、分辨率和细节展示等指标进行评估。使用质量评估工具和标准，及时发现和解决影像质量问题。

5. 质量控制流程的建立 质量管理团队建立质量控制流程，包括监测和纠正影像质量问题的方法和步骤。定期进行质量控制测试和监测，确保影像质量符合质量标准和诊断要求。

6. 培训和教育 质量管理团队负责培训和指导医学影像科的医师和技术人员，通过组织培训课程、整理培训材料，并提供技术支持和指导，提高团队整体的质量意识和操作技能。

7. 持续改进 根据质量管理的结果和反馈，质量管理团队进行持续改进，优化质量管理计划和操作规范。定期进行质量管理的评估和审查，以确保质量管理的有效性和可持续性。

🔗 链 接

质量管理是一种质量文化，1979 年和 1980 年美国弗吉尼亚州有关放射界人士召开了放射诊断及核医学的质量保证程序认定会议，确定了照片影像质量管理体制。1980 年 10 月，世界卫生组织（WHO）在慕尼黑召开了"放射诊断的 QA 研讨会"。1982 年出版了《放射诊断的质量保证》一书，推动了放射影像诊断质量管理工作的发展。我国的医学影像质量管理活动起步较晚，1987 年人民卫生出版社出版了 WHO 编写的《放射诊断的质量保证》一书的译文。1988 年我国第一个放射质量控制中心在浙江省建立。与此同时，国家卫生标准技术委员会放射卫生防护分会提出了制订"医用放射诊断质量保证标准"的计划。

第 2 节　医学影像质量特性

医学影像质量特性是指衡量和评估医学影像质量的一些特征和指标，是医学影像质量管理的关键内容。通过对这些特性进行评估和控制，可提高影像的准确性、可靠性和一致性，进而提高疾病诊断的准确性。

一、输入输出特性

输入输出特性是指系统整体以及系统各个组成要素中表示输入和输出的变换特性，也称为灰度特性。在成像元件中，把输入输出特性又称为能量变换特性。输入输出特性通常以输入的对数为横坐标、输出的对数为纵坐标表示（图 3-2-1）。输入输出特性是图像质量特性之一，也是最基本的特性。

（一）屏片系统输入输出特性

胶片系统的输入输出特性也称为"特性曲线"。在本书中，称之为"胶片特性曲线"。胶片特性曲线，横轴表示的是射入增感屏-胶片系统的相对 X 射线量（或者是相对感光量）的常用对数，纵轴表示的是记录在 X 射线胶片上的照片灰度（图 3-2-2）。

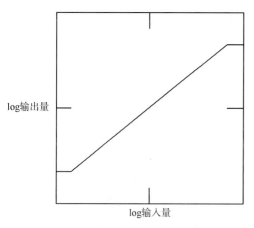

图 3-2-1　输入输出特性示意图

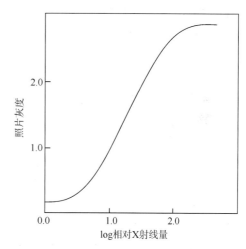

图 3-2-2　胶片特性曲线

关于照片的灰度，有入射光、透过光与扩散光同时使用的情况，也有用扩散光测定的方式，通过这些测定得到的照片灰度称为扩散光密度。一般情况下，胶片特性曲线的形状呈现 S 形（Sigmoid 型）。目前各公司销售的 X 射线胶片的特性曲线形状各异，可以根据摄影目的来选择使用不同的 X 射线胶片。从胶片特性曲线可得到的主要信息有以下三点。

1. 胶片的对比度特性　对比度，就是相邻两点间的照片灰度或者灰度差（或者比），胶片对比度表示的是射入增感屏-胶片系统的不同 X 射线量输出后变换为不同照片灰度的特性。如果胶片对比度高，就可以用较大的照片灰度差来表示透过受检者的 X 射线量差（图 3-2-3）。

2. 本底灰雾　本底灰雾（base plus fog，BPF）的照片灰度表示 X 射线胶片即使不用 X 射线曝光，在冲洗处理后会产生一定的照片灰度，也就是在胶片中可表现的最低照片灰度。

3. 动态范围　摄像系统的动态范围（dynamic range）是指系统可容许输入量的幅度，若是 X 射线胶片的情况，相当于可感光的照片灰度范围对应的 X 射线量的幅度（X 射线吸收幅度）。此外，也有宽容度的说法，指的是胶片特性曲线直

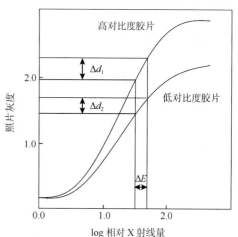

图 3-2-3　两个不同对比度的特性曲线

线部分的 X 射线吸收幅度。一般情况下，X 射线胶片的动态范围最大时有数百倍，这和光激励存储荧光体等的 X 射线检测器的动态范围（10 000 倍）相比是很窄的。

（二）数字成像系统的输入输出特性

数字化医学影像设备探测器在医学成像领域发挥着越来越重要的作用，该部件将复杂的医学图像转化为可以进行分析和诊断的数字信息。

1. 数字成像系统的输入特性

（1）X 射线探测器　是数字化医学影像设备的核心组成部分，可以将 X 射线图像转化为数字信号。典型的 X 射线探测器包括平板探测器和影像板（IP）探测器。平板探测器具有高分辨率、低噪声等优点，但在动态范围和灵敏度方面略逊于 IP 探测器。IP 探测器虽然分辨率略低，但动态范围和灵敏度较高。

（2）CT 探测器　在计算机断层成像中发挥着关键作用，它将 X 射线数据转化为断层图像。CT 探测器通常由大量晶体管组成，通过闪烁体将 X 射线转化为可见光，再由光电二极管转换为电信号。由于 CT 探测器需要采集大量数据，因此其具有高处理速度、高精度的特点。

（3）MRI 探测器　主要用于磁共振成像，主要由多组线圈组成，可同时接收来自多个位置的信号，从而实现快速成像的目的。由于 MRI 探测器需要针对不同的原子核进行检测，因此其具有高度专业化的特点。

2. 数字成像系统的输出特性

（1）图像处理　数字化医学影像设备探测器的输出特性首先体现在其对图像的处理上。通过高级算法和图像处理技术，设备可以将原始的数字信号转化为高清晰度的医学图像。例如，通过对 CT 探测器输出的电信号进行处理，可以生成三维立体图像，有助于医生进行精准的诊断。

（2）数据存储与传输　数字化医学影像设备探测器的输出特性其次表现在数据存储和传输方面。探测器可以将生成的医学图像转化为标准格式（如 DICOM），存储在本地或远程服务器上，并可通过网络进行传输，实现医疗资源的共享，大大提高了医疗诊断的效率和准确性。

（3）可视化与分析　数字化医学影像设备探测器的输出特性还体现在其可视化与分析功能上。通过对图像进行测量、标注、比较和分析，医生可以更准确地判断病变的位置、大小和性质。例如，通过 MRI 探测器输出的图像，医生可以对脑部病变进行精确的定位和定性分析。

二、分辨率特性

分辨率是医学数字影像质量的重要影响因素之一。由于模拟影像转化成数字影像的质量是由采样间隔和量化的灰度等级两个参数所决定，因此医学数字影像质量一般由两个指标来衡量，即影像的空间分辨率和密度分辨率。

1. 空间分辨率　影像的空间分辨率表示能够分辨影像细节的能力。影像的空间分辨率由单位面积内的像素数决定，单位面积内的像素数越多，影像的空间分辨率就越高，可观察到的影像细节就越多。医学影像的像素量是由每个像素的大小和整个影像的尺寸决定的。像素数量与像素大小的乘积决定视野（FOV），在空间分辨率一定的条件下，视野尺寸大的影像比视野尺寸小的影像需要的像素多。若影像矩阵大小固定，视野增加时，像素变大，影像空间分辨率会降低。

2. 密度分辨率　影像的密度分辨率又称为灰度分辨率或对比度分辨率，用于表示能够分辨不同组织的能力，尤其是分辨密度相近组织的能力，是组织内或者组织间的细节分辨力。例如，乳腺影像一般密度分辨率要求比较高。A/D 转换器将连续变化的灰度值转化为一系列离散的整数灰度值，量化后的整数灰度值又称为灰度级或灰阶（gray scale）。影像的密度分辨率由影像的灰度级数决定，影像的灰度级越多，其密度分辨率就越高，反之就越小。

3. 医学数字影像文件的大小　一幅医学数字影像文件的大小为影像的矩阵（影像行数乘以列数）乘以代表影像灰阶位深的 8 位字节数。例如，一幅典型的 512×512 的 CT 影像，16 位的灰阶位深范围，对应着 2 个字节，因而一幅 CT 的医学数字影像文件的大小为 512×512×2=524 288 字节，即大约 0.5M。

4. 显示分辨率　显示器上每单位长度显示的像素或点的数量称为显示分辨率，取决于显示器的大小及其像素设置，显示分辨率由计算机的显示驱动卡决定。目前，显示驱动卡的分辨率能够达到 3840×2160，即水平方向 3840 点（像素），垂直方向 2160 点（像素）。因此，要想呈现高质量的医学数字影像，必须要应用高分辨率 DICOM 校准医用灰阶显示器。

5. 胶片打印分辨率　胶片打印分辨率又称"硬拷贝"输出分辨率，是指激光胶片打印机输出影像时每英寸的打印点数（dpi）。打印机的分辨率也决定了"硬拷贝"输出影像的质量，激光胶片打印机分辨率可达到 1200dpi。

6. 医用胶片数字化仪扫描分辨率　医用胶片数字化仪（film digitizer）扫描分辨率的表示方法与激光胶片打印机相似，一般也用 dpi 表示。医用胶片数字化仪的分辨率分为光学分辨率和输出分辨率。光学分辨率是指医用胶片数字化仪硬件扫描到的影像分辨率，光学分辨率可达 720～1200dpi。输出分辨率是指通过软件强化使影像内插补点后的分辨率，一般输出分辨率是光学分辨率的 3～4 倍。

三、噪声特性

医学影像噪声是指在医学影像中出现的对正常信号产生干扰的非期望的随机信号变化。

（一）噪声的类型

噪声是指图像中的随机变化，它表现为像素值的不确定性。在医学影像中，噪声可以分为以下几种类型。

1. 高斯噪声　高斯噪声（Gaussian noise）是最常见的影像噪声类型，它是由于图像采集过程中的随机因素引起的。高斯噪声呈正态分布，其特点是在图像中出现随机的灰度变化。

2. 椒盐噪声　椒盐噪声（salt and pepper noise）是一种随机的黑白像素点出现在图像中的噪声。它通常由于图像采集过程中的信号干扰或传输错误引起。

3. 斑点噪声　斑点噪声（speckle noise）是一种由于图像采集过程中的干涉或散射引起的噪声。它表现为图像中出现均匀分布的亮暗斑点，可以降低图像的对比度和细节。

4. 模拟噪声　模拟噪声（analog noise）是医学影像设备的电子元件或电路的不完美性引起的。它可以表现为图像中的随机波纹、条纹或条状伪影。

（二）噪声的来源

医学影像噪声可以有多种来源，以下是一些常见的来源。

1. 电子噪声　医学影像设备中的电子元件和电路可能会引入电子噪声。这种噪声可以是电子元件的不完美性、电路的干扰或放大过程中的信号损失引起的。

2. 环境噪声　医学影像设备在采集图像时可能受到来自环境的噪声干扰，如电磁辐射、电源干扰、周围设备的干扰等。

3. 传感器噪声　医学影像设备中的传感器（如光电传感器、X 射线探测器等）可能会引入噪声。传感器的噪声可以是传感器本身的特性或工作原理引起的。

4. 信号传输噪声　在医学影像传输的过程中，信号可能会受到传输介质的噪声干扰，如电磁干扰、信号衰减等。

5. 人为噪声 医学影像采集和处理的过程中，操作人员的误操作或不当操作可能会引入噪声，如手部颤动、姿势不正确等。

6. 生物噪声 在某些医学影像中，生物噪声也可能存在，如心跳、呼吸等生理活动引起的运动干扰。

（三）噪声对影像质量和诊断的影响

噪声对医学影像的质量和诊断有着重要的影响，具体表现在以下几个方面。

1. 对比度降低 噪声会降低图像的对比度，使得不同组织和结构之间的灰度差异变得模糊。这会导致医生难以区分病变和正常组织，从而影响诊断的准确性。

2. 细节丢失 噪声会掩盖图像中的细节信息，使得小的病变或异常无法被观察到。这可能导致漏诊或误诊的发生，影响患者的治疗效果。

3. 测量误差 噪声会增加图像中像素值的不确定性，从而影响测量的准确性。例如，在计算病变密度时，噪声会引入误差，影响结果的可靠性。

（四）噪声特性的评价方法

1. 均方根（root mean square，RMS）**粒度** 图像中出现的噪声，具有无周期性及再现性的随机性质。为了分析这种性质，需要使用统计学方法。将标准偏差的思想运用到照片灰度的变化中表示的是RMS粒度，当RMS的值越大时，表示变动越大，粒状性越差。

2. 自相关函数评价法 自相关函数评价法（autocorrelation function evaluation method）是一种用于评估医学影像中噪声特性的方法之一。该方法基于自相关函数的计算，通过分析图像中像素值之间的相关性来估计噪声的强度和类型。

3. 维纳谱噪声评价法 维纳谱噪声评价法（Wiener spectrum noise evaluation method）是一种基于维纳滤波器的原理，通过分析图像的频谱特征来估计噪声的强度和类型的方法。

维纳滤波器是一种广泛应用于图像处理中的滤波器，可以用于去除噪声。维纳滤波器的设计基于信号和噪声的频谱特征，通过调整滤波器的参数来最小化噪声对图像的影响。

（五）减少噪声的措施

1. 优化成像参数 合理选择成像参数，如辐射剂量、曝光时间和增益，以获得较高的信噪比。

2. 图像处理 使用图像处理算法，如平滑滤波和去噪算法，可以减少噪声并提高图像质量。

3. 质量控制 建立医学影像质量控制的流程，包括设备校准和维护、操作规范的制订和培训，以确保影像质量的稳定性和一致性。

4. 技术改进 持续关注医学影像技术的发展，采用新的成像设备和技术，以提高图像质量和减少噪声。

四、量子检出效率特性

在医学影像中，光子是通过X射线、CT扫描、磁共振等方式产生的。当光子与影像传感器相互作用时，会产生电子信号，进而转化为数字图像。医学影像的量子检出效率特性是指在医学影像采集过程中，光子与影像传感器之间的相互作用，这一过程可以通过量子统计学来描述。

（一）量子检出效率特性的主要内容

量子检出效率特性主要包括以下几个方面。

1. 量子效应 量子效应是指光子在影像传感器上的能量转移和吸收过程。当光子的能量与影像传感器的能带结构相匹配时,光子会被完全吸收,并转化为电子信号。这种转化过程是一个离散的、随机的过程。量子效应决定了光子被传感器吸收的概率。

2. 量子噪声 量子噪声是由于光子的离散性质而引起的随机噪声。由于光子的数量有限,每个光子的能量都是不确定的,因此在影像传感器上产生的电子信号也存在一定的随机性。量子噪声会对图像的质量产生一定的影响。它表现为图像中的随机噪声和颗粒状的噪声。

3. 量子效率 量子效率是指光子被影像传感器吸收并转化为电子信号的效率。影像传感器的量子效率越高,光子被吸收的概率就越大,相应地图像的信噪比也会提高。量子效率取决于传感器的材料和结构,以及光子的能量和入射角度等因素。

(二)量子检出效率特性的优化措施

为了优化医学影像的量子检出效率特性,可以采取以下措施。

1. 优化光子能量和入射角度 选择合适的光子能量和入射角度,使其与影像传感器的能带结构相匹配,以提高量子效应的发生概率。

2. 优化影像传感器的量子效率 选择具有高量子效率的影像传感器,可以提高光子被吸收并转化为电子信号的效率,从而提高图像的信噪比。

3. 降低量子噪声 采用图像处理算法,如平滑滤波、降噪算法等,可以减少量子噪声对图像质量的影响,提高图像的清晰度和对比度。

4. 优化影像采集参数 合理选择影像采集参数,如曝光时间、扫描速度等,可以平衡图像质量和辐射剂量,以获得高质量的医学影像。

通过了解和优化医学影像的量子检出效率特性,可以提高影像的灵敏度、分辨率和对比度,从而提高医学影像的质量和准确性。这对于医学诊断和治疗具有重要意义,可以为医生提供更准确的诊断信息,为患者提供更好的医疗服务。

第 3 节 综合质量评价

医学影像综合质量评价是指对医学影像的质量进行评估和分析的过程,通过对医学影像的各个方面进行综合评估分析,以确定图像的可靠性、准确性和适用性。医学影像综合质量评价包括主观评价和客观评价,评价可以通过目测、定量分析、图像处理算法等方法进行。同时,医学影像综合质量评价也需要考虑不同影像模态(如 X 射线、CT、MRI 等)的特点和标准。

一、质量评价规范

医学影像综合质量评价是确保医学影像的准确性和可靠性的重要环节。美国国家辐射防护和测量委员会(NCRP)、美国放射技术专家学会(ASRT)、国际电工委员会(IEC)、美国放射学会(ACR)、欧洲放射学会(ESR)等国际权威机构都对不同影像模态的质量要求、评价方法和质量保证进行了规范。概括起来主要包括以下几项。

(一)评价指标

(1)分辨率 评估影像的细节程度和清晰度,包括空间分辨率和灰度分辨率。

(2)对比度 评估影像中不同组织结构之间的明暗差异程度。

（3）噪声　评估影像中随机干扰引起的图像质量损失程度。

（4）伪影　评估影像中由于设备或处理过程引起的不真实图像特征。

（5）几何畸变　评估影像中由于设备或成像过程引起的形状和尺寸失真。

（二）评价方法

（1）目测评价　由经验丰富的医学影像专家进行主观评估，根据其视觉感受评价影像质量。

（2）定量分析　利用计算机辅助分析工具，对影像进行定量分析，如分辨率测量、对比度计算等。

（三）评价标准

（1）分辨率　根据影像中能够清晰分辨的最小结构尺寸进行评价，达到一定分辨率标准方可通过。

（2）对比度　根据影像中不同组织结构的明暗差异进行评价，要求对比度明显，以便准确识别病变。

（3）噪声　评估影像中噪声水平，要求噪声低，以减少对影像诊断的干扰。

（4）伪影　评估影像中是否存在伪影，要求尽可能减少伪影的出现，以保持影像真实性。

（5）几何畸变　评估影像中几何畸变的程度，要求几何畸变尽可能小，以保持影像形状和尺寸的准确性。

（四）质量控制

（1）设备校准　定期对医学影像设备进行校准，确保其性能符合标准要求。

（2）操作规范　医学影像操作人员应按照操作规范进行影像采集，以保证影像质量的稳定性和一致性。

（3）质量监控　建立质量监控机制，定期对影像质量进行评估和监测，及时发现和解决质量问题。

二、常规 X 射线影像质量评价

（一）常规 X 射线影像质量标准

医学影像质量控制标准制订目的是以最低辐射剂量、最高影像质量，为临床提供可信赖的医学影像信息，并由医学影像检查的正当化和成像质量最优化来体现。医学影像综合质量评价应以成像过程最优化为主线，给出影像综合评价标准。

（1）以诊断学要求为依据。

（2）以能满足诊断学要求的技术条件为保证。

（3）充分考虑减少影像检查的辐射剂量。

（二）常规 X 射线影像质量控制

（1）满足临床疾病的诊断需求。

（2）影像显示标准　指在影像上能显示特别重要的解剖结构和细节，并用可见程度来表示其性质。可见程度的表征可分为三级：隐约可见是指解剖学结构可探知，但细节未显示，只有特征可见；可见是指解剖学结构的细节可见，但不能清晰辨认，即细节显示；清晰可见是指解剖学结构的细节能清晰辨认，即细节清晰。以上规定的解剖学结构和细节能在影像上看到，可见程度取决于正确的体位设计、患者的配合及成像系统的技术技能。

（3）重要的影像细节　影像上应显示的重要解剖学细节提供了最小尺寸的定量信息。

（4）体位显示标准　以相应摄影位置的体位设计标准为依据。

（5）成像技术标准　为满足诊断学要求所必需的成像技术的合理组合。成像技术条件包括摄影设备、标称焦点、管电压、总滤过、滤线栅比、屏/片体系感度、摄影距离、自动曝光控制探测野、曝光时间、防护屏蔽共 10 项。

（6）受检者剂量标准　剂量标准是指各种摄影类型的标准体型下，患者体表入射剂量的参考值。

（7）照片影像特定解剖点的密度标准范围　密度是构成影像的基础，对比度是影像形成的本质。不同部位特定解剖点的密度范围，可作为定量评价照片影像质量标准的参考值。

三、CT 影像质量评价

在医学影像诊断领域，CT 是一种常见且重要的检查手段。为了提高诊断的准确性和可靠性，需要对 CT 影像的质量进行严格评价。CT 影像质量评价标准，主要包括以下几方面。

1. 图像清晰度　图像清晰度指在 CT 影像上可以清晰呈现的组织和病变细节的程度。评价图像清晰度时，可以通过测量 CT 值、组织密度等参数，结合专业知识进行分析和评价。一般来说，高清晰度的图像能够更好地显示细微结构和病变，从而提高诊断的准确性。

2. 图像噪声　图像噪声指在 CT 影像上呈现的随机干扰信息，通常表现为局部 CT 值的变化。这些变化可能是设备性能、扫描参数、患者生理状态等多种因素引起的。评价图像噪声时，可以通过统计分析等方法，计算图像的信噪比等指标进行评价。降低图像噪声有助于提高图像的清晰度和质量。

3. 图像均匀性　图像均匀性指 CT 影像上各区域灰度、CT 值等参数的一致性。良好的图像均匀性能够更好地显示组织和病变的细微差别，提高诊断的准确性。评价图像均匀性时，可以通过测量不同区域的 CT 值、组织密度等参数，进行统计学分析。

4. 空间分辨率　空间分辨率指单位长度内 CT 影像上细节的辨识度。它反映了设备对细微结构成像的能力。评价空间分辨率时，可以通过查看文件属性及主观评价等方法进行。提高空间分辨率有助于更好地显示组织和病变的细微结构。

5. 密度分辨率　密度分辨率指能够清晰呈现的组织和病变细节的 CT 值差异。CT 值差异越大，说明密度分辨率越高，能够更好地显示不同密度组织之间的差异。评价密度分辨率时，可以通过专业分析等方法，观察不同密度组织在影像上的表现和差异。

6. 图像伪影　图像伪影指在 CT 影像上呈现的不符合实际的图像特征，如骨影、金属影等。这些伪影可能干扰医生的诊断，甚至造成误诊。评价图像伪影时，需要专业人员通过分析影像上的伪影特征，判断其产生原因和可能的影响。降低伪影的发生有助于提高影像质量和诊断准确性。

7. 辐射防护　辐射防护指在 CT 影像中为了避免过量的辐射暴露，进行设备的设计和选用、人员培训和防护措施等。辐射暴露可能对患者的健康造成潜在危害，因此需要对其进行严格控制。评价辐射防护时，可以通过测量辐射剂量等方法进行评价。同时，合理选择扫描参数、做好防护措施等也能够降低辐射暴露的风险。

瞄准新技术、新进展，活到老、学到老、工作到老

李果珍教授是我国放射学事业的探路者、领路人，她将毕生的心血奉献给了祖国的医学影像事业，"60 岁学 CT，70 岁学 MR"的经历成为全国放射学界的一段佳话。中华人民共和国成立后，她毅然回国，把自己的全部知识和精力奉献给了中国的放射学事业。她主编了国内第一部《体部 CT 诊断学》，在国内率先开展了功能磁共振的研究，鉴于李果珍教授为中国医学影像学事业做出的诸多贡献，北美放射学会和欧洲放射学会分别于 1998 年和 2001 年授予她终身荣誉会员，亚太放射学会 2006 年授予她金奖，成为我国首位集国际医学影像学界三大殊荣于一身的专家。

医者仁心

四、MRI 影像质量评价

MRI 成像过程和成像原理较为复杂，每个成像环节和成像参数的变化都会给影像带来相应的改变。在日常工作中，对 MRI 影像质量的评价指标既包括可在影像中直接表现出来的信噪比、对比度、分辨率、伪影等，也包括不能在影像中直接表现出来的扫描时间等。对这几个主要的指标，可以通过主观感受进行评价，也可以通过进一步量化分析进行客观评价。这样既可以评价影像的好与不好，是否能满足诊断要求和临床需求，也能评估是否可以进一步优化，改善影像质量和提高扫描效率。

1. 信噪比 信噪比（SNR）是 MRI 影像中最基本的质控参数，也是评价一幅影像的基础，它是保证良好对比度和更高分辨率的前提。信噪比即信号强度与背景随机噪声强度的比值。例如，一幅影像的信噪比较低，给人的主观感受就是其颗粒感较强、模糊。

2. 绝对信噪比 绝对信噪比指使用的 MRI 设备硬件平台和被检组织决定的信噪比。例如，使用的主磁场场强、接受线圈、组织本身的质子密度等。

3. 相对信噪比 在扫描界面所看到的参考信噪比，是一个相对的信噪比比值。即调节参数后与调整参数前所导致的信噪比变化。扫描界面给出的相对信噪比变化仅仅只能作为一个参考，它的变化并不能完全说明信噪比的绝对变化。增加信噪比有以下两种方式。

（1）信号强度的增加 如使用更好的接收线圈、增加 FOV 或体素等。

（2）噪声强度的减低 如减小外界干扰、设备系统噪声等。

当然，两种方式并不是单纯地增加和减少，主要是因为信号与噪声是相互节制的一对矛盾统一体。信噪比的高低主要与主磁场、线圈和时间相关，因此要提高信噪比，可以升级软硬件，也可以延长扫描时间。

4. 对比度 影像对比度反映的是不同组织间的相对信号强度差异。每种组织都有其固有的质子密度（PD）、T1、T2 值，通过多个参数间的调节可得到组织的固有对比：PD、T1 和 T2 对比。实际扫描中，通过参数间的调节来实现不同组织间的灰度差异，从而获得不同对比度的影像，以达到区分不同组织的目的。这种灰度差异，可根据实际临床需求采用不同参数和不同序列来实现。

同时，组织的信号强度是相对的，同种组织在不同的序列和参数下所获得的信号强度是不同的。一幅高对比度的影像也很难保证将所有组织结构都区分开来。在实际扫描中应根据需要观察的目标组织，优先考虑目标组织与周围（参照）组织的对比。

5. 分辨率 分辨率决定影像的细节显示能力，影像中可辨认的邻接物体空间几何长度的最小极限。同样，高分辨率必须要建立在足够信噪比和优异对比度的基础之上。

空间分辨率取决于体素的大小，可从体素的大小来评估一幅影像的空间分辨率。在对比度和信噪比均能保证的情况下，主要取决于 FOV、层厚和采集矩阵。体素越小，空间分辨率越高；体素越大，部分容积效应越明显，空间分辨率越低。

理论上来讲，体素越小，影像的分辨率越高，但在实际扫描中还应考虑小体素对影像带来的负面影响。例如，频率编码数越大，采集回波信号的时间跨度越大，影像的对比度变差，模糊伪影加重，则分辨率降低。影像的分辨率并不是由单一参数决定的，应考虑各参数之间的关联性。在调整参数时应综合考虑时间、分辨率、信噪比、对比度、伪影等相关因素，在三个方向分辨率一致时的各向同性扫描，可有效避免几何失真，便于做任意方位的后重建。

6. 扫描时间 在实际的临床扫描中，扫描时间和影像质量是相互制约的矛盾体。在实际扫描中，在尽量不降低影像质量的前提下，尽可能地缩短扫描时间，提高扫描效率。优异的影像质量总是伴随着扫描时间的增加，扫描时间短，影像质量必然难以保证；扫描时间较长，则引入伪影的概率越大。在实际扫描中，扫描时长应考虑其可行性和必要性。

7. 伪影　伪影是指未能正确地反映解剖结构和组织的特性的虚假信息。当不能正确地识别伪影时，将会导致漏诊、误诊的发生。

虽然伪影无法完全消除，但可以通过扫描前充分的准备、合理的摆位、施加特殊成像技术等措施去尽可能地减少（轻）伪影。遇到相应的伪影，放射技师应能在第一时间判断其产生的原因并制订改善的策略。

评价影像质量和优化参数的最终目的在于评估所得的影像能否达到诊断要求和满足临床需求，是否有进一步提升的空间。MRI 扫描的质量控制是在影像质量（信噪比、对比度、分辨率、伪影、时间）的几个指标之间寻求一个动态平衡的过程。合理的时间内，保证足够的信噪比，以获得优异对比度、较高分辨率、尽可能少伪影的影像。在实际扫描中，应根据实际情况和临床需求，考虑其扫描的可行性、合理性和必要性，切勿盲目地追求影像质量和扫描速度。

第 4 节　影像设备成像性能检测

医学成像设备的成像性能检测是评估设备在产生医学影像方面的能力和质量的过程。包括分辨率检测、对比度检测、噪声检测、伪影检测、几何畸变检测等。这些检测可以通过使用标准化的测试物体、模体或模拟器进行。检测结果可以与设备制造商提供的性能规格进行比较，以评估设备的性能是否符合要求。

一、设备成像性能管理标准

（一）医学影像学质量管理在国内的发展

1987 年，人民卫生出版社出版了世界卫生组织编写的《放射诊断的质量保证》一书的中文译稿。

1988 年，浙江省率先建立起我国第一个放射质量控制中心。

1988 年，国家卫生标准技术委员会放射卫生防护分委会，提出制订一套 “医用放射诊断的质量保证标准” 的计划，具体包括四个标准：①医用诊断 X 射线暗室技术质量保证；②医用诊断 X 射线摄影技术的质量保证；③医用诊断 X 射线透视的质量保证；④医用诊断 X 射线特殊检查的质量保证。

1991 年 4 月，于北京召开了 “全国 X 射线诊断质量保证及质量控制技术研讨会”。

1992 年 9 月，中华放射学会技术学组在大连召开第一届 “全国 X 射线诊断质量保证和质量控制研讨会”。

1996 年 10 月，中华医学会影像技术分会在南京召开了第二届 “全国 X 射线诊断质量保证（QA）和质量控制（QC）研讨会”。

1999 年 9 月，中华医学会影像技术分会在沈阳召开第三届 “全国 X 射线诊断质量保证和质量控制研讨会”。

2006 年 9 月，中华医学会影像技术分会在贵阳召开第四届 “全国 X 射线诊断质量保证和质量控制研讨会”。

（二）医学影像设备质量检测标准

在医学影像设备质量保证中，要设专人负责监督整个计划，并赋予其解决问题的权利。负责人应该全面掌握测试的技术细节并参与评估和定期比较结果的工作。具体检测人员必须熟悉设备，并经过专业培训，持有设备应用检测资格证。不仅需要认真安排好验收检测、状态检测、稳定性检测，还要召集相关专业技术人员进行分析和改进。

1. 验收检测 验收检测是指设备安装后进行的相应检测。验收检测的目的是确保设备达到厂方的技术和操作性能指标。验收检测应在安装调试后立即进行，是全面的参数检测，确定设备是否存在损坏和缺陷，以便在保修期前告知供应商。所有设备经验收检测，未表明设备操作达到最佳效果时，不可使用。

在验收检测中，应严格按照有关规程进行，并通知供应商代表到场，以便在性能检测不达标时提供处理方法，避免故障责任无法分清。

2. 状态检测 状态检测是指定期对设备进行性能水平检测，以确保设备始终处于最佳状态。它通常检测的是一些关键参数。通过状态检测，能够及时发现设备性能降低的程度、范围。这类检测一般分为两大类：第一类是由检测部门人员定期进行的参考测试；第二类是由设备使用人员在每天设备运行前进行的操作检查。

在状态检测中，为使日常检测有可比性，要保持每次检测条件的一致性。此外，应遵循操作规程，适当限定一个可接受的结果范围及操作步骤，如果超出范围应加以标明。

3. 稳定性检测 稳定性检测是指测试设备性能的稳定性。其目的是确定使用中的设备性能相对于一个初始状态的变化是否符合控制标准。

二、DR 成像性能检测

直接数字 X 射线摄影（DR）作为数字影像处理技术与传统的 X 射线放射技术结合的产物，已成为临床诊断中最常用的影像设备之一。DR 设备技术性能的优劣直接关系到临床诊断的结果，乃至患者自身的安全。因此，定期对 DR 设备进行质量检测十分必要。

根据目前国内质量控制规范，多采用 WS76—2017《医用常规 X 射线诊断设备质量控制检测规范》和 WS521—2017《医用数字 X 射线摄影（DR）系统质量控制检测规范》进行 DR 设备性能检测。由于 DR 较普通 X 射线设备多出了平板探测器和后处理数字化部分，所以影像质量不仅取决于 X 射线设备的性能，也取决于数字化部分性能。依据检测规程 DR 质量控制性能检测包括能量发生装置（X 射线机曝光参数检测）和影像采集装置（DR 影像性能检测）两部分，曝光参数质量检测主要检测 DR 的管电压、曝光时间及半价层等参数，影像质量检测主要通过 DR 的成像来检测空间分辨力、低对比度分辨力和可见灰度级等参数。

空间分辨力、低对比度分辨力和可见灰度级等参数使用性能模体进行检测。

（一）空间分辨力

检测时将模体放于探测器屏板上，并且使模体中心对准屏板中心，然后调节光照视野，使其定位线对准模体中心，按常用摄影参数进行曝光，如图 3-4-1 所示。

空间分辨力测试模块由不同线对数构成的线对卡组成，设置管电压 75 kV，管电流量 4 mA·s，进行曝光。将得到的影像在高分辨率诊断显示器下调整窗宽、窗位和放大倍数，肉眼观察影像上线对卡的读数便可得到空间分辨力，如图 3-4-2 所示。

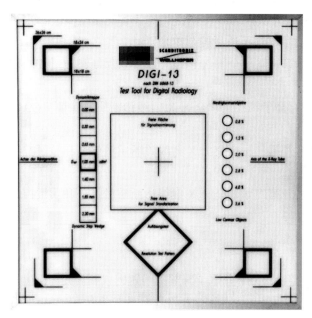

图 3-4-1　性能模体摆放示意图

（二）低对比度分辨力

低对比度分辨力（即密度分辨力）测试模块由 6 组不同对比度的物质组成，对比度分别为 0.8%、1.2%、2.0%、2.8%、4.0% 和 5.6%。设置管电压 75kV，管电流 4mA·s，进行曝光。将得到的影像在高分辨率诊断显示器下调整窗宽、窗位，观察影像并读数便可得到密度分辨力。

（三）可见灰度级

可见灰度级测试模块由 7 个厚度铜片组成，分别为 0mm、0.3mm、0.65mm、1.0mm、1.4mm、1.85mm 和 2.3mm。设置管电压 75kV，管电流 4mA·s，进行曝光。将得到的影像在高分辨率诊断显示器下调整窗宽、窗位，观察影像并读数可得到可见灰度级。

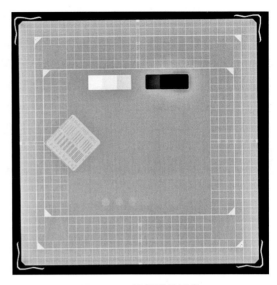

图 3-4-2　性能模体影像

三、CT 成像性能检测

目前国内针对 CT 装置相关技术的法律法规还非常有限，现有标准主要为 1998 年发布的《X 射线计算机断层摄影装置影像质量保证检测规范》（GB/T 17589—1998），该标准于 2011 年进行了修订，即《X 射线计算机断层摄影装置质量保证检测规范》（GB17589—2011）。该标准由中华人民共和国卫生部提出，全部技术内容为强制性，规定 CT 机以质量保证为目的的检测方法及其项目与要求，本标准适用于 CT 机的验收检测、使用中 CT 机的状态检测及稳定性检测。

CT 成像质量控制检测，实际上包括 CT 机本身性能的检测及对影像参数的检测，参考国内外相关标准及专家共识，CT 成像质量控制检测规范应包括以下项目：诊断床定位精度、定位光精度、扫描架倾角精度、重建层厚偏差（s）、CT 剂量指数（computed tomography dose index，CTDI）、CT 值（水）、均匀性、噪声、高对比度分辨力、低对比可探测能力和 CT 值线性。

1. CTDI CT 系统剂量偏差　CTDI CT 系统剂量偏差来源于系统曝光设置参数等误差的累积，且主要影响因素有以下几点：①CT 系统设置管电流（单位 mA·s）误差，行业内通用 ±10%；②CT 系统设置曝光时间误差，行业内通用 ±10%；③CT 系统设置管电压（单位 kV）准确性要求 ±10%；④CT 系统滤过偏差。

可能引入的剂量误差：其中影响因素①和②直接影响管电流，该参数直接与 CTDI 呈线性关系，假设两项都达到负极值，辐射剂量（单位 mGy）可造成负偏 19%，若假设两项都达到正极值，mGy 可造成正偏 21%；其中影响因素③导致的误差可能会更大，因为 CTDI 与管电压的 2.5（约）次幂成正比；系统的滤过和切片开缝都是引入剂量误差的原因，都是不可忽略的。

2. 低对比度分辨力　当使用均匀水模测量低对比度分辨力时，可以使用量化统计的原理进行计算。量化统计法是指在相同的条件下，随机选取并测量多个低对比度物体及其背景上的感兴趣区（region of interest，ROI），它们的数值服从高斯分布，且具有相同的标准差。由于两者为同一条件下一次扫描的结果，因此，它们具有差异很小的 X 射线衰减系数。将两个分布的中点设定为阈值，以此来区分低对比度物体及其背景。当两个分布的平均值相离 3.29σ 时，σ 为分布标准偏差。

因此，当使用均匀水模测量低对比度分辨力时建议使用量化统计的原理进行计算。首先，将均匀水模中心区域分成多个 ROI；其次，计算每一个 ROI 内所有 CT 值的均值；最后，得到所有 ROI 平均值的标准偏差 σ，基于统计学原理，要以 95% 的置信度从背景中分辨出这些低对比度物体，对比度需要为 3.29σ，即物体的对比度等于被测量平均值标准偏差的 3.29 倍。

3. 层厚　不同厂家、不同型号的 CT 设备在参数设置上存在差异，在实际检测过程中，如层厚没有 10mm，选择其最大层厚。随着设备的更新换代和医疗技术日新月异的发展，CT 设备质量控制检测规范的修订也在不断完善。完善已有的标准和编写新的标准时，要参考已有国内外相关标准及文献，也要经过不同地区、不同医院和不同设备的大量实验，只有通过不断地增加和修订，才能达到适应临床医学所需要的最佳检测精度，并做到合理的操作指导。

四、MRI 成像性能检测

（一）检测工具

通过标准模体的扫描和测试反映 MRI 设备性能，常用检测模体为美国模体实验室生产的 Magphan 型 MRI 性能测试模体，美国医学物理学家协会推荐使用的 76-903 型 MRI 多功能模体和经过计量检定合格的磁场强度测试仪等。

（二）模体定位

把模体水平放置在扫描床上的头部线圈内，用水平仪检查是否达到水平。其轴与扫描孔的轴平行，定位光线对准模体的中心。首先进行横断面的定位像扫描，由所得到的横断面定位像确定经过模体中心的矢状面扫描，由所得的矢状面影像确定对模体各个层面的扫描。

（三）扫描条件

常规性能检测时，采用饱和恢复自旋回波成像脉冲序列（SE），TR=500ms，TE=30ms，FOV=25cm，矩阵 256×256，平均次数 2 次，单层扫描层厚=10mm。

（四）扫描影像及参数测量

1. 信噪比　对模体正方体第二层面进行扫描。模体正方体的第二层面内部充满均匀溶液，四周各有一条斜边（可用于测量层厚）。在正方体影像的中心和圆柱形容器影像的外侧分别测量 ROI（感兴趣区）像素平均值和标准偏差。信号强度等于正方形中心像素平均值（S_{mean}）减去圆柱形容器外侧像素平均值（S'_{mean}，即背景值），噪声等于正方形中心像素标准偏差（s）。信噪比（SNR）通过下列计算式可以得到

$$SNR = \frac{S_{mean} - S'_{mean}}{s} \qquad (3\text{-}4\text{-}1)$$

必要时用不同层厚和改变扫描条件得到的均匀模体影像进行测量。

2. 影像均匀度　在上述均匀场影像内部取九个区域作为测试点（即中心区和距中心点 3/4 半径的周边上，取 0°、45°、90°、135°、180°、225°、270°、315° 等八个区），用 ROI 测量各区域的像素平均值。找出九个区域平均值的最大值和最小值，它们分别用 S_{max} 和 S_{min} 表示。均匀度 U 可以计算，如

$$U = \left[\frac{1 - (S_{max} - S_{min})}{S_{max} + S_{min}}\right] \times 100\% \qquad (3\text{-}4\text{-}2)$$

必要时用不同层厚条件的均匀模体影像进行测量。

3. 层厚　在模体各层正方形影像外侧沿着四条斜边的影像分别作灵敏度剖面线，测量灵敏度剖面线的最大半高宽 FWHW，成像层的层厚 Z（单位：mm）计为

$$Z = (FWHW) \times 0.25 \qquad (3\text{-}4\text{-}3)$$

式中，0.25 是被测斜边体与成像平面夹角的正切值。对不同层厚条件的均匀模体影像进行测量。

4. 空间分辨力　对模体的第三层面扫描。模体正方体的第三层面是一个刻有高分辨力图案和规则分布的小孔模块，四周各有一条斜边。调节窗宽和窗位使影像细节显示最清晰，用视觉确定影像中能分辨清楚的最大线对数，即空间分辨力。

对不同层厚条件的均匀模体影像进行测量。

5. 影像线性度（几何畸变）　在上幅影像中分别测量 X 方向与 Y 方向的小孔间距 D，并与被测体测量实际距离 D_0 比较，用下式求出线性度（ L ）:

$$L = (D_0 - D) / D_0 \tag{3-4-4}$$

6. 低对比度分辨力　对模体第四层面扫描。模体正方体第四层面是一个由四组圆孔组成的模块，每组有三个相同深度的孔，其直径分别为 4mm、6mm、10mm。四组孔的深度分别为 0.5mm、0.75mm、1.0mm、2.0mm。该层四周各有一条斜边。调节窗宽、窗位使影像细节最清晰，用视觉确定能分辨清楚的深度最小和直径最小的圆孔的像即低对比度分辨力。对模体第四层面重复扫描三次，求低对比度分辨力的平均值。必要时对不同层厚条件的均匀模体影像进行测量。

（五）主磁场强度

使用便携式磁场强度计（如瑞士 Metrolab 公司生产的 THM7025 型磁场强度计或该公司生产的大型 PT2025 型磁场强度检测仪）进行主磁场强度测量。使用测量范围合适的测量探头，探头测试面垂直朝上伸入 MRI 设备扫描孔的主磁场中央，观察场强计指数，上下前后调整位置，使指数达到最大。此最大值就是该 MRI 设备主磁场强度的现有值，测得值不得小于该设备标称值的 90%。

（张　涛）

第4章
医学影像处理基础

⊙ 学习目标

1. 掌握　基本的图像增强、图像变换、图像分割方法。
2. 熟悉　常用的医学图像配准方法，医学图像重建与重组算法。
3. 了解　医学图像配准的评估方法。

医学影像在为医生提供诊断和治疗决策的辅助信息方面发挥着至关重要的作用，特别是对于经验丰富的放射专家和临床医生来说，他们可以从这些图像中获取大量有价值的信息。然而，由于成像设备、获取条件等多种因素的影响，从成像设备出来的原始图像可能出现质量退化或伪影的情况。即使是高质量的图像，在大多数情况下，也很难仅凭肉眼直接得出有效的诊断结果。通过对医学影像进行处理，可以去除冗余信息、突出重点，使医生更容易识别病变和异常情况，从而提高诊断和治疗的准确性。

医学影像处理（medical image processing）是一门涉及计算机科学、医学和工程学的交叉学科，旨在利用数字技术和算法来改善医学成像的质量、准确性和可靠性。医学影像处理的基本任务包括图像增强（image enhancement）、图像变换（image transformation）、图像分割（image segmentation）、图像配准（image registration）以及图像重建与可视化（image reconstruction and visualization）等。

第1节　图像增强

医学图像增强是指通过一定的算法和技术，对医学图像进行处理，使其更加清晰、对比度更高，通过医学图像增强，医生可以更快地做出准确的诊断，为患者提供更好的治疗方案和预后评估。本节主要对灰度变换（gray scale transformation）、直方图增强（histogram enhancement）、图像平滑（image smoothing）和图像锐化（image sharpening）等方法进行介绍。

一、灰 度 变 换

像素灰度变换是指对图像中的每个像素值都进行变换，以改变图像的灰度级分布，从而达到一定的图像增强效果。在医学图像处理中，灰度变换常用于调整医学影像的对比度和亮度，以帮助医生更好地观察和分析医学影像。常见的灰度变换有线性变换和非线性变换两种。

灰度线性变换的基本原理是将图像的灰度级看作一个连续的线性函数，通过调整这个函数的斜率和截距，来对图像的灰度级进行调整。

具体来说，灰度线性变换可以通过以下步骤实现。

（1）选择一个起始点，通常为图像的最小灰度级或最大灰度级。

（2）确定一个斜率和截距，斜率表示灰度级的变化速度，截距表示灰度级的偏移量。

（3）对图像中的每个像素进行线性函数变换，将像素的灰度级替换为新的灰度级。

若一个像素的灰度级为 I，其对应的新的灰度级 J 可以表示为

$$J = mI + b \qquad (4\text{-}1\text{-}1)$$

式中，m 表示斜率，b 表示截距。

通过调整斜率和截距的值，可以实现不同的灰度级调整效果。例如，当斜率大于 1 时，图像的对比度会增加；当斜率小于 1 时，图像的对比度会减小。当截距大于 0 时，图像的灰度级会整体上移；当截距小于 0 时，图像的灰度级会整体下移。

该方法实现简单，算法复杂度低。对于曝光不足或过度、成像设备的非线性、记录设备的动态范围太窄等引起的图像对比度过低的情况，灰度线性变换可以取得较好的灰度增强效果。

案例 4-1

患者，男性，64 岁，因意识障碍入院，有高血压病史、糖尿病病史、卒中家族史，吸烟 40 年，美国国立卫生研究院卒中量表评分 5，格拉斯哥昏迷量表评分 15，牛津郡社区卒中项目分型 6。图 4-1-1 是其头部 CTA 检查形成的一张头部血管 CT 片，处理前图像亮度偏暗，层次清晰度欠佳，部分血管模糊；处理后改善了图像的视觉效果，血管清晰可见。

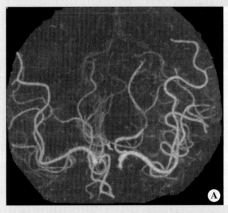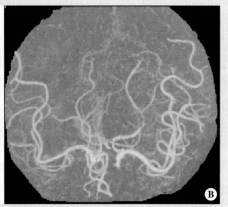

图 4-1-1　头部 CTA 检查图像

A. 原始图像；B. 处理后图像

问题： 1. 医生对头部 CTA 图像进行了什么处理？
2. 常用的处理方法有哪些？

在医学图像处理中，一个常见的现象是弱边缘处的两侧灰度差异不显著，这些边缘附近的像素值变化很小，难以区分。这导致图像质量下降，使得医生难以准确地识别出需要关注的区域或结构。因此，若能将边缘两侧灰度的差异增大，同时保证位于边缘同侧的像素值接近，那么边缘就会清晰，而且边缘处的梯度值也会增加，在医学图像处理中这种效果可以通过灰度非线性变换来实现。

灰度非线性变换有对数变换、幂次变换、指数变换和分段函数变换等。其中，对数变换是一种常用的非线性变换方法，通过将图像的灰度级取对数，使图像的灰度级范围扩大，提高图像低灰度区域对比度和亮度的同时压缩图像中高灰度区域的对比度，从而实现图像的增强。具体而言，如果一个像素的灰度级为 I，那么其对应的新的灰度级 J 可以表示为

$$J = c \times \log(1 + a \times I) \qquad (4\text{-}1\text{-}2)$$

式中，a 和 c 是常数。

相对于线性变换，非线性变换在图像过亮或者过暗的情况下，增强效果更好。需要注意的是，在进行灰度对数变换时，如果图像的灰度级范围较窄，可能会出现饱和现象，导致图像的细节丢失。因此，

在进行灰度对数变换时，需要根据实际情况进行调整，以达到最佳的图像增强效果。

二、直方图增强

直方图增强可以提高图像的对比度和清晰度,基本思想是将原始图像的灰度分布映射到一个新的分布中，使得新分布中的灰度值更加均匀，从而达到增强效果。

根据图像灰度直方图的分布情况，首先可以获取关于图像亮度、主要区域和噪声水平等重要信息。如果灰度直方图呈现出高斯分布的特征，说明图像的亮度较为均匀；如果直方图呈现出不均匀分布的情况，则可能存在明显的亮度突变或局部亮度差异。其次，可以根据灰度直方图的峰值位置来了解图像中的主要亮度区域。通常情况下，直方图的峰值对应于图像中最亮的区域，这些区域可能是人眼最敏感的部分或者是图像中的关键细节。直方图的分布情况可以反映出图像中的亮度变化程度，从而推断出图像中的噪声水平。如果直方图显示出较高的峰值和较宽的分布范围，那么图像可能包含较多的噪声；相反，如果直方图为狭窄的高值带状分布，则表示图像的噪声较小。

在医学图像处理中，直方图增强常用于去噪、增强边缘等任务。直方图增强主要有两种：直方图均衡化（histogram equalization）和直方图规定化（histogram normalization）。

（一）直方图均衡化

直方图均衡化通过将图像灰度分布分割成多个区间，并对每个区间内的像素值进行加权平均，以实现对图像亮度的重新分布。

直方图均衡化算法的具体步骤如下：

1. 计算图像的直方图 需要统计图像中每个灰度级别的像素数量，这可以通过遍历（遍历指按照某种顺序访问图像的每个像素，确保每个像素只被访问一次）图像的每个像素并将其灰度值作为索引来实现。然后，使用一个计数器数组来记录每个灰度级别出现的次数。

2. 计算累积分布函数（cumulative distribution function，CDF） CDF 表示给定灰度级别的像素数量占总像素数量的比例。通过计算所有灰度级别的 CDF，可以得到一个表示图像亮度分布的概率密度函数。

3. 计算权重因子 为了使直方图均衡化后的图像具有均匀的亮度分布，需要对每个灰度级别的像素值进行加权。这可以通过将每个灰度级别的 CDF 除以整个图像的 CDF 来实现。这样，权重因子就表示了每个灰度级别在直方图均衡化后的图像中所占的比例。

4. 应用权重因子 将每个像素的原始灰度值乘以其对应的权重因子，即可得到直方图均衡化后的图像。

表 4-1-1 是一幅数字图像进行直方图均衡化的过程示例。

表 4-1-1　数字图像直方图均衡化过程示例

序号	步骤	结果							
1	列出原始灰度级	0	1	2	3	4	5	6	7
2	计算直方图	0.02	0.05	0.09	0.12	0.14	0.20	0.22	0.16
3	计算累积分布函数	0.02	0.07	0.16	0.28	0.42	0.62	0.84	1.00
4	灰度级量化	0	0	1	2	3	4	6	7
5	确定映射关系	0-0	1-0	2-1	3-2	4-3	5-4	6-6	7-7
6	计算新直方图	0.07	0.09	0.12	0.14	0.20	0	0.22	0.16

　　直方图均衡化须根据各灰度级出现频率的大小，分别对各个灰度级进行相应程度的增强，使得各级别之间的间距增大，这种增强方法对于对比度较差的图像非常有效。但直方图均衡化是一种全局处理方式，它对处理的数据不加选择，可能会增加背景干扰信息的对比度，并且降低有用信号的对比度（如果图像某些区域对比度很好，而另一些区域对比度不好，那么采用直方图均衡化就不一定适用）。此外，均衡化后图像的灰度级减少，某些细节将会消失；某些图像（如直方图有高峰），经过均衡化后对比度会不自然地过分增强。

　　灰度的量化还可以采用不同的灰度级，对应的灰度直方图均衡化如图 4-1-2 所示。

　　均衡化后图像整体的对比度增加，并且随着灰度级数的增加，图像的细节更清晰。

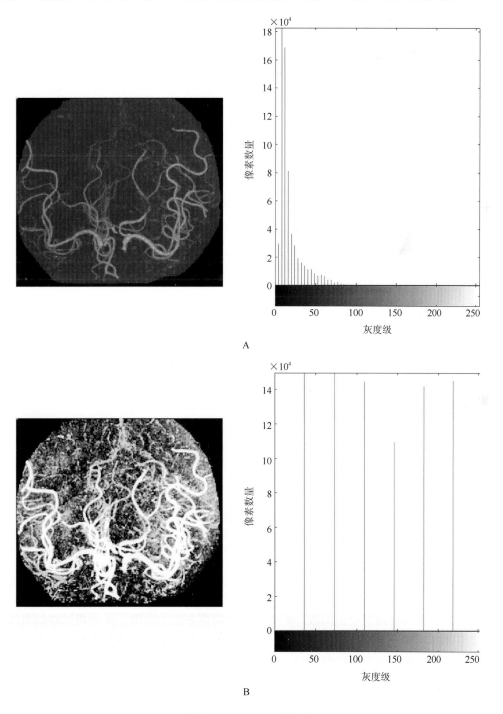

图 4-1-2　灰度直方图均衡化

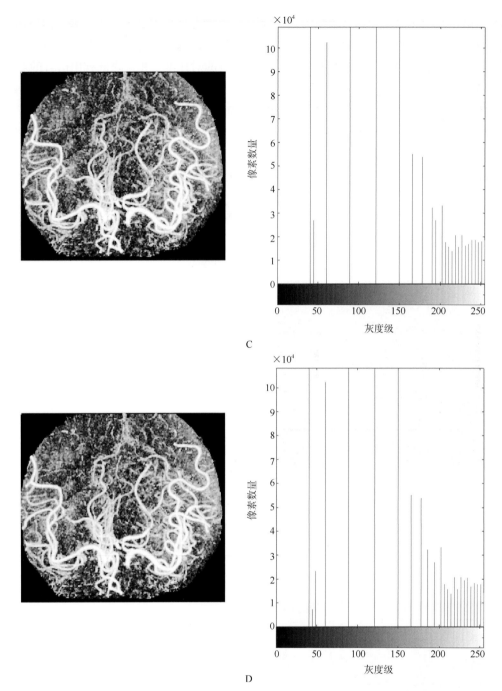

图 4-1-2 灰度直方图均衡化（续）

A. 原始图像及其直方图；B. 均衡化图像及其直方图（灰度级数为 8）；C. 均衡化图像及其直方图（灰度级数为 64）；D. 均衡化图像及其直方图（灰度级数为 256）

（二）直方图规定化

直方图均衡化能自动地确定变换函数，产生具有均匀直方图的图像，从而增强整幅图像的对比度，操作简单，对图像有良好的增强效果。然而在实际应用中，有时希望能够获得特定形状的直方图分布，以便有选择地对特定灰度范围进行局部的对比度增强。此时，自动的均衡化就不能满足要求了，可以采用直方图规定化进行处理。

直方图规定化旨在将图像的灰度直方图转换为所希望的直方图形状，以达到特定的图像增强目的，比直方图均衡化更加灵活，可以看作是直方图均衡化的改进。直方图规定化的原理是通过点运算变换，将原图像的灰度直方图改造为所希望的直方图形状。这个过程需要知道目标直方图，然后确定一个映射关系，使原图像中的每个像素值都通过这个映射关系变换为目标像素值。

具体来说，直方图规定化的过程如下。

（1）首先确定一个目标直方图，这个目标直方图可以是一个特定的形状，如均匀分布的直方图。

（2）计算原图像和目标直方图的累积分布函数，分别用 $F_1(x)$ 和 $F_2(x)$ 表示。

（3）计算一个映射函数 $g(x)$，使得 $F_2\{g[F_1(x)]\}=x$，这个映射函数可以通过一些数学方法求得，如反演变换法、线性插值法等。

（4）将原图像的每个像素值都通过映射函数 $g(x)$ 变换为目标像素值，得到新的图像。

通过这个过程，可以将原图像的灰度直方图改造为所希望的目标直方图，从而实现特定的图像增强效果。

图 4-1-3 是分别对图像进行均衡化和规定化处理以达到图像增强的示例。

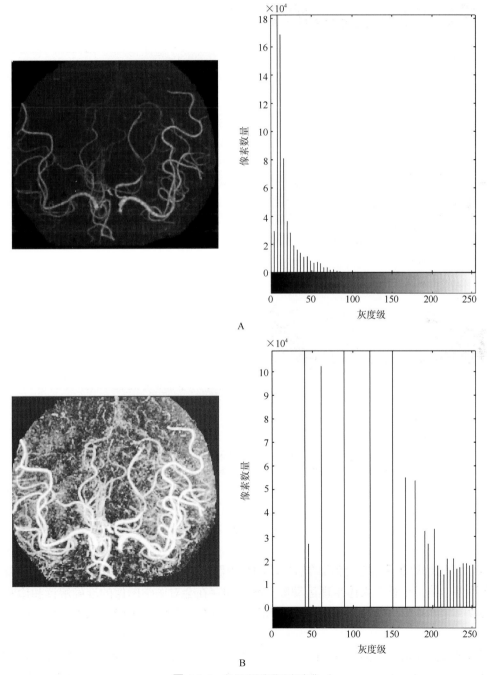

图 4-1-3　直方图均衡化和规定化

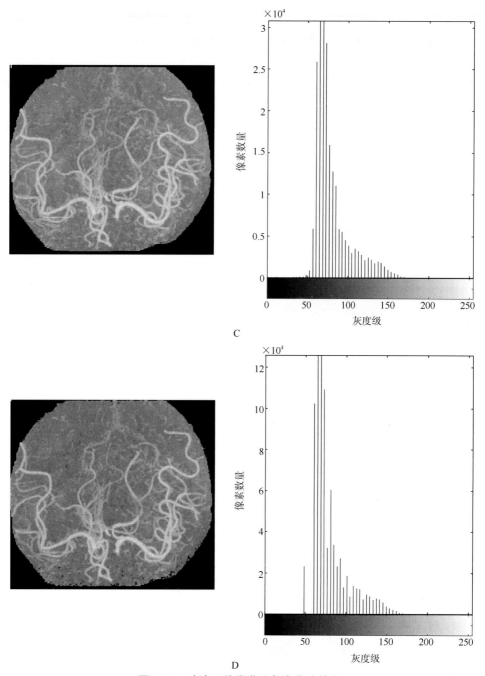

图 4-1-3 直方图均衡化和规定化（续）

A. 原始图像及其直方图；B. 均衡化图像及其直方图；C. 参考图像及其直方图；D. 规定化图像及其直方图

三、图 像 平 滑

在医学影像中出现的不规则、随机的信号波动称为医学图像噪声。这种噪声可能是由多种因素引起的，如设备误差、信号干扰、人体生理运动等。噪声的存在会对医学图像的准确解读和诊断造成影响，因此需要采取一定的措施进行抑制或去除。虽然图像噪声有很多种，但大致可以分为两类：加性噪声和乘性噪声。

加性噪声是叠加在信号上的一种噪声，与信号的关系是相加。它在图像中表现为随机分布的亮点和暗点，对图像的污染较为均匀，通常表现为高斯噪声或脉冲噪声（椒盐噪声）。高斯噪声具有正态分布的特征，在医学图像中，高斯噪声可能由 X 射线、CT 扫描或磁共振成像等技术引入。脉冲噪声是指在医学图像中随机出现的白点或黑点，类似于椒盐颗粒。这种噪声可能是由图像传感器、传输通道或数字化过程中的一些误差引起的。

乘性噪声则是由信道不理想引起的，与信号的关系是相乘。它通常表现为图像的亮度变化、颜色失真或者边缘模糊等问题，对图像的污染程度较为严重。

医学图像去噪包括空间域去噪法和频域去噪法两大类别。空间域去噪法直接对图像的像素值进行操作，利用滤波器对图像中的噪声进行平滑处理，常用的滤波器有均值滤波器和中值滤波器。

（一）均值滤波器

均值滤波器计算图像中每个像素周围一定邻域内的像素值的平均值，并用此平均值替换该像素的值，这种滤波器对于去除高斯噪声效果较好。

当邻域内各点灰度加权相等且总和为 1 时，是最简单的均值滤波器，如图 4-1-4A 所示为 3×3 均值滤波器。另外，也可以采用各点不等值的加权，即不同的模板元素具有不同的权值，从而突出一些像素的重要性。如图 4-1-4B 所示，处于模板中心位置的像素较远端像素的加权值大，这种加权方式可以在降低噪声的同时，减轻平滑处理带来的边缘模糊。

1/9	1/9	1/9
1/9	1/9	1/9
1/9	1/9	1/9

A

1/16	2/16	1/16
2/16	4/16	2/16
1/16	2/16	1/16

B

图 4-1-4　均值滤波器
A. 简单均值滤波器；B. 不同权值的均值滤波器

均值滤波器计算简单，易于实现，处理速度较快。但是其缺点也很明显，即对图像的边缘和细节信息保护能力较差，可能会导致图像变得模糊或失去细节。

（二）中值滤波器

中值滤波是一种非线性信号处理技术，它通过将信号的每个点替换为相邻点的中值来平滑数据。这种方法可以有效地消除脉冲噪声和异常值，同时保持信号的形状和特征。

中值滤波具体步骤如下：

（1）将滤波窗口在图像上移动，选取一个像素及其邻域作为处理窗口。

（2）对处理窗口内的所有像素值进行排序，取中值作为当前像素的值。

（3）用当前像素的值替换原图像中该像素的值。

重复步骤（1）～（3），直到遍历整幅图像。

中值取法如下：对于奇数个像素的窗口，取中间位置的像素值作为中值；对于偶数个像素的窗口，取中间两个像素值的平均数作为中值。如图 4-1-5 所示是 3×3 模板的中值滤波示意图，将黑框内的像素值从小到大排序：115、119、120、123、124、126、127、145、167，然后用中值 124 来取代原黑框中的 167。移动滤波窗口，重复上述操作，直到完成图像中所有像素点的中值滤波算法。当滤波窗口的中心像素点处在边缘时，滤波窗口会超出图像范围，在这种情况下，保留原来的像素值即可。

对图像进行中值滤波时，选择的滤波窗口通常是方形的，也可以取近似圆形或者十字形等。

通常图像的高频分量对应区域边缘或噪声等灰度值较大、变换较快的部分，典型的频域去噪法是将图像从空域转换到频域，然后通过低通滤波器消除噪声。

120	123	133	150	140	115
126	123	145	115	130	131
121	120	167	119	151	145
120	126	124	127	140	150
150	133	123	130	122	150
121	130	133	135	125	149

图 4-1-5　中值滤波示意图

理想低通滤波器的频率响应通常可以用式（4-1-3）表示

$$\begin{cases} H(f)=1, & f<F_s \\ H(f)=0, & f \geq F_s \end{cases} \tag{4-1-3}$$

式（4-1-3）中，$H(f)$ 表示频率响应，f 表示频率，F_s 表示截止频率。

理想低通滤波器的特性曲线是一个矩形，允许低于截止频率的信号完全通过，而高于截止频率的信号完全抑制。

四、图 像 锐 化

在图像处理中，消减图像模糊、突出目标边界与细节的增强方法称为图像锐化。医学成像时，由于人体组织和器官形状不规则，导致成像后组织和器官之间边界不规则，甚至模糊，因此需要图像锐化进行增强。

典型的医学图像锐化技术有高通滤波锐化和拉普拉斯算子锐化。高通滤波器是一种允许高频分量通过而抑制低频分量的滤波器，在医学图像处理中，高通滤波用来突出图像中的高频成分，如血管、软组织等。通过选择合适的截止频率，可以实现对不同组织结构的锐化效果。理想高通滤波器的频率响应通常可以用式（4-1-4）表示

$$\begin{cases} H(f)=0, & f<F_s \\ H(f)=1, & f \geq F_s \end{cases} \tag{4-1-4}$$

式中，$H(f)$ 表示频率响应，f 表示频率，F_s 表示截止频率。

与低通滤波器不同，理想高通滤波器允许高于截止频率的信号完全通过，而低于截止频率的信号完全被抑制。

拉普拉斯算子锐化通过在图像中添加一个与图像具有相同大小和方向的高斯滤波器来实现。高斯滤波器的核函数通常采用拉普拉斯算子，它在图像中的局部区域内对像素值进行加权平均，从而增强了图像的边缘和细节信息。对于一个二维图像中的像素点 $f(x, y)$，拉普拉斯算子可以表示为

$$L(f) = \nabla^2 f \tag{4-1-5}$$

式中，∇ 表示梯度算子，2 表示二阶导数。梯度算子用于计算图像中某个点的梯度方向和大小，而二阶导数则反映了图像中的曲率信息。通过计算每个像素点的拉普拉斯值，可以得到该像素点的边缘强度。

第2节　图 像 变 换

一、图 像 变 换 基 本 原 理

图像变换是一种对原始图像进行处理和重构的技术，通过应用特定的规则和算法，可以实现对图像

的变形和转换。这种变换可以基于像素值的变化，通过对每个像素的亮度、颜色或对比度进行调整，从而改变图像的整体外观。此外，图像变换还可以基于图像的几何位置进行操作，如旋转、平移、缩放等，以改变图像中物体的位置、方向或大小。

常用的图像变换方法主要有傅里叶变换、小波变换、离散余弦变换、沃尔什变换等。傅里叶变换是将图像从空间域转换到频率域的变换方法，可以突出图像的频率特征，常用于图像压缩和滤波等方面。小波变换是将图像进行多尺度分解的变换方法，可以突出图像的细节信息，常用于图像压缩、去噪和特征提取等方面。离散余弦变换是将图像从空间域转换到频率域的变换方法，可以去除图像的冗余信息，常用于图像压缩和去噪等方面。沃尔什变换是将图像进行离散化的变换方法，可以去除图像的冗余信息，常用于图像压缩和去噪等方面。本节重点讨论傅里叶变换。

二、傅里叶变换

傅里叶变换（Fourier transform）可以将图像的灰度分布函数变换为图像的频率分布函数，不仅能把空间域中复杂的卷积运算转化为频率域中的乘积运算，还能在频率域中简单而有效地实现增强处理和进行特征抽取，因而在图像处理中得到了广泛的应用。

数字图像处理中应用傅里叶变换，需要解决两个问题：数学中进行傅里叶变换的 $f(x)$ 为连续信号，而计算机处理的是离散数字信号；数学上应用了无穷大概念，而计算机只能进行有限次计算。通常，将受这种限制的傅里叶变换称为离散傅里叶变换（discrete Fourier transform, DFT）。医学图像一般都是二维图像，其对应的傅里叶变换是先对横坐标信号进行一维傅里叶变换，再对纵坐标信号进行一维傅里叶变换。

二维离散傅里叶变换具有线性特性、可分离特性、移位特性、周期特性、旋转不变性及平均值性质等。二维离散傅里叶变换的线性特性表现为，将两个信号进行叠加时，它们的傅里叶变换仍然是各自傅里叶变换的简单相加。二维傅里叶变换的可分离特性表明，一个二维傅里叶变换可通过二次一维傅里叶变换来完成，第一次先对 y 进行一维傅里叶变换，在此基础上对 x 进行一维傅里叶变换。

图 4-2-1 为移位特性的应用举例，其中 B 是 A 的傅里叶频谱，它显示了包含在频谱数据内的四个紧邻的四分之一周期，四个角为低频点。将原点的变换值移动到频率矩形的中心位置得到图 C，这样可以简化频谱的视觉分析。

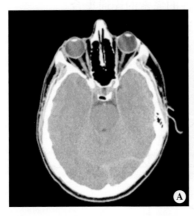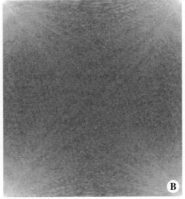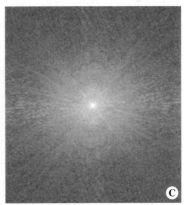

图 4-2-1　傅里叶变换频谱分布
A. 原图；B. 傅里叶频谱；C. 变换值移动到频率矩形中心

二维离散傅里叶变换具有旋转不变性，即如果图像旋转 θ_0 角度，则在变换域中该离散傅里叶变换函数也将旋转同样的角度。离散傅里叶变换的旋转不变性如图 4-2-2 所示。

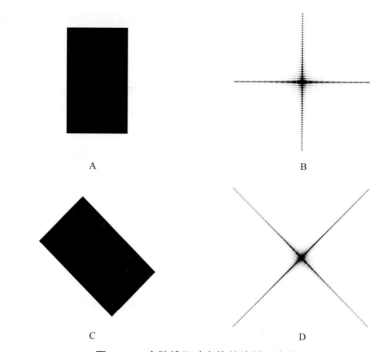

图 4-2-2 离散傅里叶变换的旋转不变性

A. 原始图像；B. 原始图像的傅里叶频谱；C. 旋转 45°后的图像；D. 图像旋转后的傅里叶频谱

第3节 图 像 分 割

一、分割基础理论

数字图像处理按其技术特征可以分为三个层次，即图像预处理、图像分析和图像理解与识别；无论是图像预处理、图像分析、图像理解与识别，一般都建立在图像分割的基础上，然后将图像中有意义的特征或应用所需要的特征信息提取出来。图像分割是根据图像的组成结构和应用需求将图像划分成若干个互不相交的子区域的过程，这些子区域是某种意义下具有共同属性的像素的连通集合。

连通是指集合中任意两个点之间都存在着完全属于该集合的连通路径，对于数字图像而言，连通包括 4 连通和 8 连通两种情况，如图 4-3-1 所示。

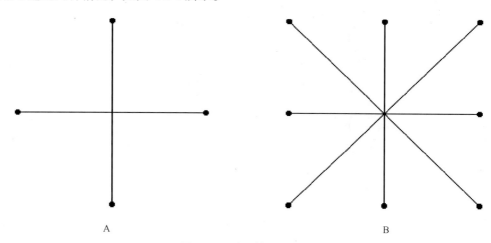

图 4-3-1 连通情况示意图

A. 4 连通；B. 8 连通

图像分割方法有多种,以下介绍几种经典的分割技术:基于阈值的图像分割、基于边缘的图像分割、基于区域的图像分割和基于形态学的图像分割。

二、基于阈值的图像分割

基于阈值的图像分割是一种常见的图像分割技术,其基本原理是,将图像中的像素根据其灰度值或色彩值与设定的阈值进行比较,然后将像素分为不同的区域。这种方法简单易用,适用于目标和背景灰度值有较大差异的情况。常用的阈值化处理就是图像的二值化处理,即选择一阈值,将图像转换为黑白二值图像,用于图像分割及边缘提取等处理之中。

若 $f(x, y)$ 表示原始图像,灰度阈值记为 T,那么阈值运算得到二值图像 $g(x, y)$,为

$$g(x,y)=\begin{cases}0, & f(x, y)<T \\ 1, & f(x, y)\geqslant T\end{cases} \tag{4-3-1}$$

阈值分割法的结果很大程度上依赖于阈值的选择,因此如何选择合适的阈值是该方法的关键,可以通过对灰度直方图的分析来确定。利用灰度直方图求双峰或多峰,选择两峰之间的谷底作为阈值(图 4-3-2)。

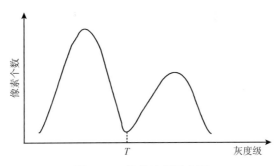

图 4-3-2 阈值选择示意图

T: 灰度阈值

当图像灰度直方图的双峰特性不明显,即图像中的目标部分和背景之间亮度差较小时,直接用直方图就不太容易确定一个合适的阈值。此时,可用最佳阈值法、迭代法、判别分析法或大津阈值分割方法等其他方法确定阈值。

(一)迭代法

基本思想是选择某一阈值作为初始估计值,然后按某一策略不断改进这一估计值,直到符合给定准则。若图像具有 L 个不同的灰度级,n_i 表示灰度级为 i 的像素数,则具体步骤如下。

(1)选择图像灰度的中值作为初始阈值 $T_i=T_0$。

(2)利用阈值 T_i 把图像分割成两部分区域 R_1 和 R_2,并分别计算其灰度均值 μ_1、μ_2。

(3)计算新的阈值 T_{i+1}。

$$T_{i+1}=\frac{1}{2}(\mu_1+\mu_2) \tag{4-3-2}$$

(4)重复步骤(2)、(3),直到 T_{i+1} 和 T_i 之差小于某给定值。

应用效果如图 4-3-3 所示。

(二)大津阈值分割方法

大津阈值分割方法是使类间方差最大而推导出的一种自动确定阈值的方法,具有简单、处理速度快的特点。Matlab 工具箱提供的 graythresh 函数求阈值采用的就是该方法。大津阈值分割方法把直方图在

某一阈值处分割成两组，两组之间方差最大时，确定阈值。

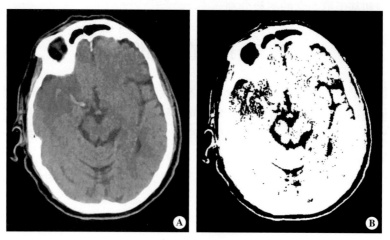

图 4-3-3 迭代阈值示例
A. 原始图像；B. 迭代阈值二值图像

大津阈值分割方法可操作性强，无论图像有无双峰都可得到较满意结果，局部图像二值化效果更好，而且可推广到双阈值图像分割。该方法的应用如图 4-3-4 所示。

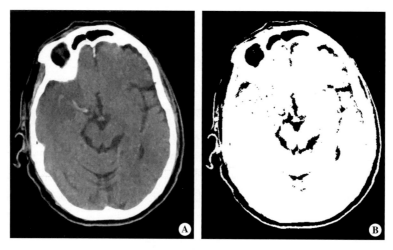

图 4-3-4 大津阈值分割示例
A. 原始图像；B. 大津阈值分割二值图像

三、基于边缘的图像分割

一幅医学图像内不同的区域灰度不同，一般有明显的边缘，此特征可用于分割图像。边缘可定义为在局部区域内图像的差别，表现为图像灰度值的不连续性。物体的边缘无论是对人类的视觉系统还是对数字图像处理技术都具有非常重要的意义，是图像的基本特征；边缘包含了图像有价值的边界信息，可以用于图像分析、滤波以及目标识别，并且通过边缘检测可以极大地降低后续图像分析处理的数据量。边缘的典型作用如图 4-3-5 所示。

仅根据图像的边缘点，就能识别出三维物体。

基于边缘的分割方法基本思想是先检测图像中目标特征的相关边缘点或线，再按照一定的规则和方式连接成较为连续的边缘，进而形成目标轮廓完整的分割。

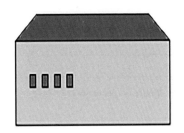

图 4-3-5　图像边缘示例

（一）点、线检测

1. 点的检测　用空域的高通滤波器来检测孤立点，图像像素值如图 4-3-6 所示。

8	8	8
8	128	8
8	8	8

图 4-3-6　点的检测图像示例

滤波器模板如图 4-3-7 所示。

−1	−1	−1
−1	8	−1
−1	−1	−1

图 4-3-7　滤波器模板

根据公式 $R = \dfrac{1}{n}\sum\limits_{i=1}^{n} w_i z_i$ （n 为像素点的个数，w_i 为模板对应位置的数值，z_i 为对应点的像素值）得 $R = (-1 \times 8 \times 8 + 128 \times 8) \div 9 \approx 106$，如设阈值：$T=64$，则 $|R| \geqslant T$。响应的绝对值超过了指定的阈值，可以确定模板中心位置处的点被检测到了。在之后输出图像时，将此类点标注为 1，而未能满足条件的点标注为 0，这样就能产生一幅标记后的二值图像。

2. 线的检测　相对于点的检测来说，线检测需要考虑方向性的问题，通过比较典型模板的计算值，可以确定一个点是否在某个方向的线上。典型模板有以下四种：水平即 0°线检测、45°线检测，垂直即 90°线检测、135°线检测，如图 4-3-8 所示。

−1	−1	−1
2	2	2
−1	−1	−1

A

−1	−1	2
−1	2	−1
2	−1	−1

B

−1	2	−1
−1	2	−1
−1	2	−1

C

2	−1	−1
−1	2	−1
−1	−1	2

D

图 4-3-8　典型模板

A. 水平模板；B. 45°模板；C. 垂直模板；D. 135°模板

模板系数和为 0，感兴趣方向的系数更大。依次计算 4 个方向的检测模板，得到 R_i（$i=1$，2，3，4）。对于所有的 $j \neq i$，若 $|R_i| > |R_j|$，那么这个点称为在 i 方向上更接近模板所表示的线。若图像如图 4-3-9 所示。

1	1	1
5	5	5
1	1	1

图 4-3-9 线的检测图像示例

用 4 种模板分别计算，得

$$R_{\text{水平}} = -6 + 30 = 24 \qquad R_{45°} = -14 + 14 = 0$$

$$R_{\text{垂直}} = -14 + 14 = 0 \qquad R_{135°} = -14 + 14 = 0$$

显然，$R_{\text{水平}}$ 最大，则该图像与水平方向的线最相似。

（二）边缘检测

边缘是图像灰度值不连续的结果，这种不连续性可以利用导数检测，边缘检测算子通过分析图像中的像素值和其邻域像素值的差异来检测这些边缘。常见的边缘检测算子包括 Roberts 算子、Sobel 算子、Canny 算子和 Laplacian 算子等。

普通灰度梯度算子检测图像像素灰度在水平方向或垂直方向上的变化，因此，这种算子对水平方向或垂直方向上的边缘较为敏感。与普通灰度梯度算子不同，Roberts 算子检测的是沿与图像坐标轴 45°角或 135°角方向上的灰度梯度。

Sobel 算子分别计算横向和纵向的梯度强度和方向，从而检测出边缘，具有较好的噪声抑制特性。Canny 算子是一个多级边缘检测算法，对于带有高斯白噪声的阶跃边缘，边缘检测算子是一个与图像函数进行卷积的滤波器，这个卷积滤波器应该平滑掉白噪声并找到边缘位置。

Laplacian 算子是无方向性算子，提取的结果与图像本身边缘的方向无关。Laplacian 算子是二阶导数算子，虽然对边缘有响应，但对拐角、线条、线端点和孤立点响应更强，因此对图像中的噪声非常敏感。另外它常产生双像素宽的边缘，而且不能提供图像边缘的方向信息，所以很少直接用作边缘检测，通常只起辅助作用，比如可以检测某像素是在边缘亮的一侧还是边缘暗的一侧。

下面比较几种常用算子的检测结果，见图 4-3-10。

比较起来，Canny 算子边缘检测性能相对更好。

四、基于区域的图像分割

阈值法没有或者很少考虑空间关系，这使得多阈值选择受到限制。基于区域的图像分割可弥补这一不足，它基于图像的空间性质，认为分割出来的属于同一区域的像素应具有相似的性质。基于区域的图像分割方法在处理具有复杂结构的图像时能够得到较好的效果，同时能够适应不同的应用场景，可以分为区域生长法和区域分裂与合并法。

（一）区域生长法

区域生长法主要考虑像素及其空间邻域像素之间的关系，开始时确定一个或多个像素点作为种子，然后按某种相似性准则增长区域，逐步生成具有某种均匀性的空间区域，将相邻的具有相似性质的像素或区域归并从而逐步增长区域，直至没有可以归并的点或其他小区域为止。

区域内像素的相似性度量包括平均灰度值、纹理、颜色等信息。区域生长的过程如图 4-3-11 所示，种子像素和被合并的像素均用加粗框线标出。

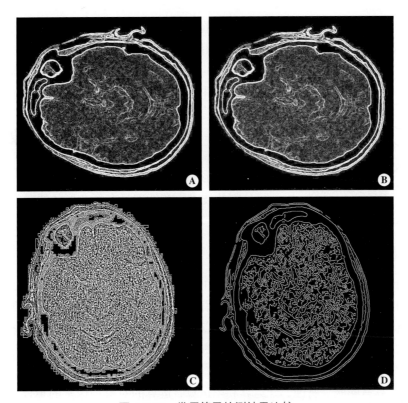

图 4-3-10 常用算子检测结果比较

A. Roberts 算子边缘检测；B. Sobel 算子边缘检测；C. Laplacian 算子边缘检测；D. Canny 算子边缘检测

图 4-3-11A 是输入图像，像素点 9 作为种子像素点，本例的相似性准则是邻近点的灰度级与物体的平均灰度级的差小于 2。图 4-3-11B 是区域生长的第一步所得到的生长区域；图 4-3-11C 是第二步接受的邻近点，其种子像素点的灰度值是图 4-3-11B 中所得到的生长区域的灰度平均值；图 4-3-11D 是从像素点 6 开始生成的结果。

5	5	8	6
4	8	9	7
2	2	8	3
3	3	3	3

A

5	5	8	6
4	8	9	7
2	2	8	3
3	3	3	3

B

5	5	8	6
4	8	9	7
2	2	8	3
3	3	3	3

C

5	5	8	6
4	8	9	7
2	2	8	3
3	3	3	3

D

图 4-3-11 区域生长过程示例

（二）区域分裂与合并法

区域分裂与合并法是将图像划分成若干个较小的区域,然后根据一定的准则将相邻的区域进行合并或分裂,适用于区域的某些特性不满足关于增长的一致性准则的情况。具体算法如下所述。

（1）设整幅图像为初始区域。

（2）对每一区域 R,如果 $P(R)$ =FALSE,则把该区域分裂成四个子区域。

（3）重复上一步,直到没有区域可以分裂。

（4）对图像中任意两个相邻的 R_1 和 R_2,如果 $P(R_1 \cup R_2)$ = TRUE,则把这两个区域合并成一个区域。

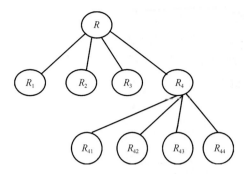

图 4-3-12 区域分裂四叉树示意图

（5）重复上一步，直到没有相邻区域可合并，算法结束。通常用四叉树节点图来表示分裂过程，如图 4-3-12 所示。图 4-3-12 中每个节点 R_1、R_2、R_3、R_4 对应待分割的区域，不满足条件的节点区域 R_4 则被继续向下延伸。

五、基于形态学的图像分割

基于形态学的图像分割是利用图像中对象形状的信息进行分割的技术，在处理具有复杂形状的对象时能够得到较好的效果，如字符识别、医学影像分析等。

（一）形态学概述

数学形态学（mathematics morphology）形成于 1964 年，是一门建立在严格数学理论基础上的学科，基本思想是利用结构元素（structuring element）收集图像的信息。结构元素可直接携带知识（形态、大小、灰度和色彩信息）来探测所研究图像的结构特点，借助于不同形状的结构元素与图像间的一系列结构变换来处理和分析图像。当结构元素在图像中不断移动时，便可考察图像各个部分间的相互关系，从而了解图像各个部分的结构特征。

形态学的基本运算有膨胀、腐蚀、开运算和闭运算，运算的对象是像素的集合。习惯上，被处理的图像 A 称为图像集合，对其作用的 B 称为结构元素。形态运算是用 B 对 A 进行操作，结构元素本身也是一个图像集合，对每个结构元素指定一个原点，它是结构元素参与形态运算的参考点。原点既可包含在结构元素之中，也可在结构元素之外，二者的运算结构不同。

腐蚀（erosion）是在结构元素的约束下，消除物体的部分边界点的一种过程。腐蚀运算使物体的面积减少了相应数量的点，从而将一幅图像中小且无意义的物体除去，突出主要感兴趣目标。

定义：集合 A 被集合 B 腐蚀，表示为 $A\Theta B$，数学形式为

$$A\Theta B = \{x : B + x \subset A\} \tag{4-3-3}$$

式（4-3-3）表示结构元素 B 平移至点 x 后仍在 A 中；或 B 完全包含在 A 中时，B 的原点处像素点 x 的集合。

腐蚀在数学形态学运算中的作用是消除物体边界点；若结构元素取 3×3 的像素块，腐蚀将使物体的边界沿周边减少一个像素；腐蚀可把小于结构元素的物体（毛刺、小凸起）去除；选取不同大小的结构元素，就可以在原图像中去掉不同大小的物体；若两个物体之间有细小的连通，那么当结构元素足够大时，通过腐蚀运算可以将两个物体分开。腐蚀运算过程如图 4-3-13 所示。

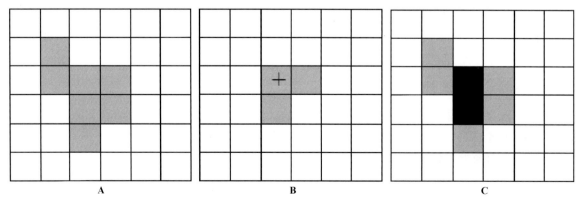

图 4-3-13 腐蚀运算示例

A. 由多个像素点连接成的图像；B. 结构元素是直角连接的 3 个像素，符号"+"代表该结构元素的原点；C. 腐蚀运算的结果

可见，腐蚀运算使目标区域收缩了，原来图像一般会变细变小。

腐蚀可以看作是将图 4-3-13A 中每一个与结构元素 B 全等的子集 $B+x$ 收缩为点 x。反之，也可以将 B 中的每一个点 x 扩大为 $B+x$，这就是膨胀（dilation）运算。膨胀是在结构元素的约束下，将与物体接触的部分背景点合并到该物体之中的过程，运算结果是使物体的面积增大了相应数量的点。膨胀运算的数学形式为

$$A \oplus B = \{x \mid B + x \cap A \neq \varnothing\} \tag{4-3-4}$$

膨胀运算的过程如图 4-3-14 所示。

图 4-3-14A 是由多个像素点连接成的图像；图 4-3-14B 结构元素是直角连接的 3 个像素，符号"+"代表该结构元素的原点。将结构元素中各像素做关于原点的映射得到 $\hat{B}$，再将结构元素的原点移至图像 A 起始部分并求出二者的交集。若交集非空，则此时处在结构元素原点位置的像素记做"1"；否则，记做"0"。继续移动结构元素，直至遍历图 4-3-14A，最后得到的 $A \oplus B$ 就是膨胀运算的结果。

如果结构元素为一个圆，那么，膨胀可填充图像中的小孔（比结构元素小的孔洞）及图像边缘处的小凹陷部分；而腐蚀可以消除图像边缘小的成分，并将图像缩小。

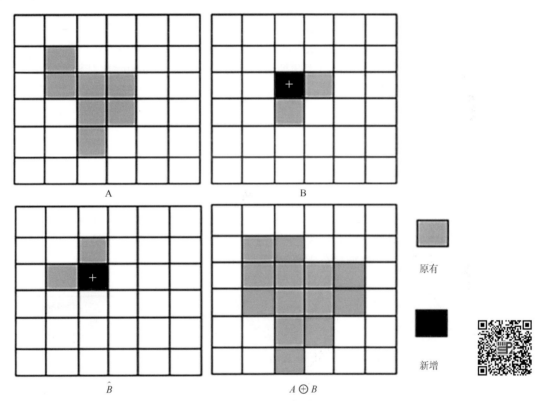

图 4-3-14　膨胀运算过程示例

符号"+"表示结构元素的原点

膨胀和腐蚀并不互为逆运算，因此它们可以级联结合使用。在腐蚀和膨胀两个基本运算的基础上，可以构造出形态学运算族，它由膨胀和腐蚀两个运算的复合与集合操作（并、交、补等）组合成的所有运算构成。

如可先对图像进行腐蚀然后膨胀其结果，即为开运算；或先对图像进行膨胀然后腐蚀其结果（这里使用同一个结构元素），即为闭运算。

开运算用符号 $A \circ B$ 表示，数学定义如下：

$$A \circ B = (A \Theta B) \oplus B \tag{4-3-5}$$

闭运算是开运算的对偶运算，数学定义如下：

$$A \cdot B=(A \oplus B) \ominus B \tag{4-3-6}$$

形态学运算的效果如图 4-3-15 所示。

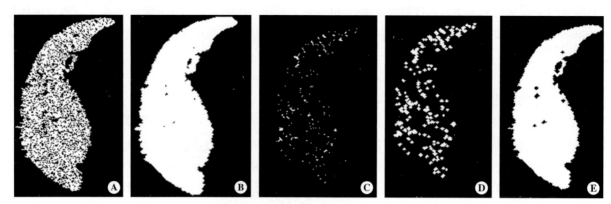

图 4-3-15 形态学运算示意图

A. 原始图像；B. 膨胀；C. 腐蚀；D. 开运算；E.闭运算

开运算具有消除图像中细小物体、在纤细处分离物体和平滑较大物体边界而又不明显改变其面积和形状的作用。闭运算具有填充图像物体内部细小孔洞、连接邻近的物体，在不明显改变物体的面积和形状的情况下平滑其边界的作用。开与闭两种运算共有的特点是可以消除比结构元素小的特定图像细节，同时不会产生全局性几何失真。此外，开、闭运算具有滤波性质，开运算可以滤掉背景噪声，而闭运算可以滤掉前景噪声。

（二）基于形态学的分水岭分割算法

分水岭分割算法（watershed segmentation algorithm）是借鉴了形态学理论的分割方法，它将图像视为一幅拓扑地形图，灰度值视为地形高度，高灰度值对应山峰，低灰度值处对应山谷。将水从任一处流下，它会朝地势低的地方流动，直到某一局部低洼处才停下来，这类低洼处称为集水盆地。最终所有的水会分聚在不同的集水盆地，集水盆地之间的山脊称为分水岭。水从分水岭流下时，它朝不同的集水盆地流去的可能性是相等的。典型的分水岭如图 4-3-16 所示。

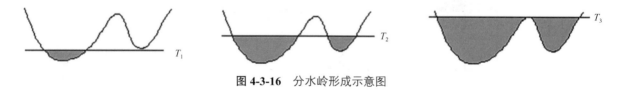

图 4-3-16 分水岭形成示意图

分水岭分割算法的主要目的就是找出集水盆地之间的分水线，降雨法和淹没法是常用的两种基本算法。

降雨法的基本思想：先找出图像中的低洼，给每个低洼赋予不同的标记；落在未标记点上的雨水将流向更低的邻点，最终到达一个低洼，将低洼的标记赋予该点；若某点的雨水可能流向多个低洼，则标记为分水线点，所有的点处理完毕后，就形成了不同标记区域和区域之间的分水线。

淹没法的基本思想：假想每一低洼都有一个洞，把整个地形逐渐沉入湖中，则处在水平面以下的低洼不断涌入水流，逐渐填满与低洼相关的集水盆地；当来自不同低洼的水在某些点将要汇合时，即水将要从一个盆地溢出时，就在这些点上筑坝，阻止水流溢出；当水淹没至地形最高点时，筑坝过程停止；最终所有的水坝就形成了分水线，地形就被分成了不同的区域或盆地。最简单的筑坝方法就是形态膨胀，从最低灰度开始，逐灰度级膨胀各低洼，当膨胀结果使得两个盆地汇合时，标记这些点为分水线点。膨胀限制在连通区域内，最后的分水线就把不同的区域分开了。

分水岭阈值选择算法可以看成是一种自适应的多阈值分割算法，分水岭对应于原始图像中的边缘。利用分水岭分割算法分割灰度图像的过程如图 4-3-17 所示。

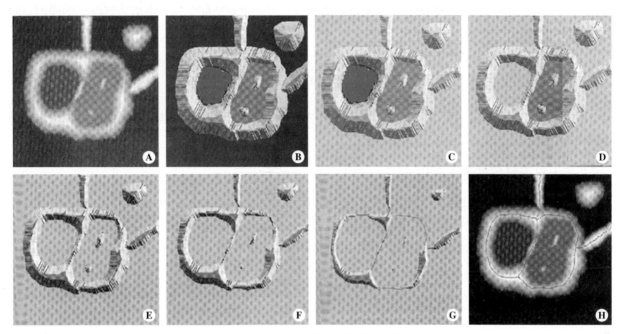

图 4-3-17 分水岭分割算法分割灰度图

图 4-3-17A 为待分割的灰度图像。图 4-3-17B 是对应的地形图，把图像中明亮的像素看作山头，黑暗的像素看作谷底。图 4-3-17C 说明了被水淹没的第一个阶段，两个环区内部都没有进水。图 4-3-17D 表明水面达到左环内高度，左环进水。继续升高水位，右环也开始进水，如图 4-3-17E 所示。环绕两个环区的山脊越来越窄，如图 4-3-17F 所示。当两个山谷储水池恰要连在一起时，需在二者之间修筑一个水坝，保证原有的山谷储水池不会合并，如图 4-3-17G 所示。最后形成以堤坝分离的单像素区域，也就是图像的边界，图 4-3-17H 展示了边缘叠加到原始图像的结果。

分水岭分隔算法借鉴了形态学思想，利用图像的区域特性来分割图像，结合了边缘检测与区域生长的优点，能得到单像素宽的、连通的、封闭的、位置准确的轮廓。

第 4 节 图 像 配 准

对几幅不同的图像作定量分析，首先要解决这几幅图像的严格对齐问题，这就是平时所说的图像的配准（image registration）。

医学图像配准是指对于一幅医学图像寻求一种（或一系列）空间变换，使它与另一幅医学图像上的对应点达到空间上的一致。这种一致是指人体上的同一解剖点在两张匹配图像上有相同的空间位置。配准的结果应使两幅图像上所有的解剖点，或至少是所有具有诊断意义的点及手术感兴趣的点都达到匹配。

配准的基本步骤如下所述。

（1）对图像进行特征提取，理想的特征是易于提取、运算量少，最终配准效果不受噪声、光照等因素影响。

（2）相似性测度的选择和计算，确定配准准则作为衡量依据。

（3）对浮动图像进行空间变换，根据需要进行插值，获得变换后的图像。

（4）变换后的图像与参考图像进行相似性测度，以寻求最优化配准，依据确定的配准准则衡量是否最优化。

（5）若达到最优化，配准结束，输出配准后的图像；否则更新空间变换，重新进行浮动图像的空间变换，获得变换后的图像，转到步骤（4）。

一、常用的医学图像配准方法

医学图像配准可以分为两大类：基于特征和基于体素强度的配准方法。基于特征的配准方法又分为基于外部特征和基于内部特征的配准方法。

（一）基于特征的配准方法

基于外部特征的图像配准方法包括立体定位框架法、面膜法及皮肤标记法等。而外部特征的获得需要有创操作，在临床实践中应用较少。内部特征是从与患者相关的图像性质中得到的，如血管的交叉点、骨骼的拐点等，它能够带来回溯性，而且不会对患者造成危害。但是需要交互，难以实现完全的自动化。

无论内部点还是外部点，一经确定，两幅图像的配准问题就归结为求解对应点集的刚体变换了。对准了这些标志点，两幅图像也就配准了。

（二）基于体素强度的配准方法

基于体素强度的配准方法是指利用图像灰度统计信息作为依据进行配准的方法。最大的优点就是它以图像的像素灰度值作为配准依据，不需要提取图像特征，避免了特征选取不好而导致配准失败的问题。

基于体素强度的配准方法可分两种，一种是利用图像的统计信息，典型方法是矩和主轴法。矩和主轴法借用经典力学中物体质量分布的概念，计算两幅图像像素点的质心和主轴，再通过平移和旋转使两幅图像的质心和主轴对齐，从而达到配准的目的。该方法对图像数据缺失敏感，只能做前期配准。另外一种利用图像中的所有灰度信息，典型方法是最大互信息（maximization of mutual information）配准法。

互信息是信息理论中的一个基本概念，通常用于描述两个系统间的统计相关性，或者是在一个系统中包含的另一个系统的信息的多少，可以用熵来描述。熵表达的是一个系统的复杂性或者是不确定性。

系统 A 的熵（香农熵）定义为

$$H(A) = -\sum_a p_A(a)\log p_A(a) \qquad (4\text{-}4\text{-}1)$$

式中，$p_A(a)$ 表示系统 A 事件 a 发生的概率。

事件发生的概率越小，变量的不确定性越大，熵也就越大，把它搞清楚所需要的信息量也就越大。熵值计算过程：先统计整幅图像中灰度值的分布（灰度直方图），求出每个灰度值的概率，再用式（4-4-1）来计算香农熵。

联合直方图统计两幅图像的对应位置的灰度对 (i, j) 出现的次数。图像 A 与图像 B 的联合直方图，越亮的点 (x, y) 表示 A 中像素为 x 且 B 中对应像素为 y 的点的个数越多。如图 4-4-1 所示，图 4-4-1A 亮点呈现一条明亮的对角线，表明两幅图正确配准。图 4-4-1B、C、D 亮点越来越分散，对应配准情况也越来越差。联合直方图中亮点的分散程度能够清晰地体现出图像的配准情况，可以用熵来定量化这一分散程度。

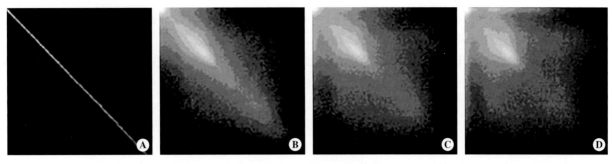

图 4-4-1 联合直方图

互信息可根据式（4-4-2）进行计算

$$I(A,B) = H(B) - H(B\,|\,A)$$ （4-4-2）

式中，$H(B)$ 为图像 B 的香农熵，$H(B\,|\,A)$ 为基于条件概率的条件熵。

互信息表示的是给定 A 后，事件 B 发生的不确定性减少的程度，亦即，$I(A,B)$ 表示事件 A 中包含关于事件 B 的信息。由于 A，B 可交换，$I(A,B)$ 也表示事件 B 中包含关于事件 A 的信息，因此被称为互信息。图像的配准需要最大化互信息，即最大化两幅图像间互相包含的信息。

联合熵 $H(A,B)$ 是检测随机变量 A 和 B 相关性的统计量。对于两个随机变量 A 和 B，它们的联合概率分布为 $p_{AB}(a,b)$，则它们的联合熵为

$$H(A,B) = -\sum_{a,b} p_{AB}(a,b)\log p_{AB}(a,b)$$ （4-4-3）

利用联合熵，互信息也可根据式（4-4-4）进行计算

$$I(A,B) = H(A) + H(B) - H(A,B)$$ （4-4-4）

式（4-4-4）最后一项表明，要最大化互信息，需要最小化联合熵。配准越差，联合直方图越分散，而联合熵通过量化这种分散程度来间接量化配准好坏。相比联合熵，互信息的优点在于它包含了图像各自的香农熵。

基于互信息的图像配准可以分为三步：在两幅待配准图像中，以一幅图像为基准图像，另一幅图像为浮动图像，计算两幅图像的互信息。给定一个空间变换，将浮动图像中的点变换到基准图像坐标系中，对变换后处于非整数坐标上的点进行灰度插值，计算基准图像和新的浮动图像间的互信息并建立互信息和空间变换参数间的关系。通过优化算法，不断改变空间变换参数的值，寻求两幅图像之间互信息的最大值，并搜索互信息达到最大值时对应的空间变换参数。

在多模医学图像配准问题中，虽然两幅图像来源于不同的成像设备，但是它们基于共同的人体解剖信息，所以当两幅图像的空间位置完全一致时，其中一幅图像表达的关于另一幅图像的信息，也就是对应像素灰度的互信息应为最大。

最大互信息配准法具有如下优点：人工干预少，只依赖于图像本身的信息，不需要任何假设或先验医学知识，也不需要对图像进行特征点提取、组织分类等预处理，是一种自动而有效的配准算法；精度高，可以达到亚像素级；可靠性高，对图像中的几何失真不敏感；不依赖于成像设备，可应用于多模医学图像配准。

二、医学图像配准的评估

医学图像配准，特别是多模医学图像配准结果的评估一直是很困难的事情。由于待配准的多幅图像基本上都是在不同时间和（或）条件下获取的，所以没有绝对的配准问题，即不存在什么金标准，只有相对（某种准则下的）的最优配准。在此意义上，最优配准与配准的目的有关。

　　为了全面评价一种配准算法的优劣，一般的评价标准包括算法的精度、速度、通用性、鲁棒性、自动性等。在不同的应用环境下，需要根据实际情况，选择合适的指标。

　　通过前瞻性的、基于标志点的配准方法可以得到一个近似的标准结果。在 Vanderbilt 大学医疗中心进行神经外科手术的一些患者，颅骨上被固定定位标记并接受多模医学图像（CT、MR、PET）数据采集，成像后通过配准定位标记点得到用于回顾性算法评估的"金标准（gold standard）"。配准算法的研究人员使用的是已经擦掉标志点的 3D 多模图像数据，完成配准工作后，将所得结果提交 Vanderbilt 大学接受评估。评估之前，一些感兴趣区（volume of interest，一般为 10 个）由医学专家给出，这些区域通常就是神经外科手术中的敏感区。每个感兴趣区被定义在 MR 图像中，同时计算其中心 c；而后应用前瞻性配准算法得到的"金标准"确定其在 CT 上的对应点 c′；再用待评估算法的配准结果确定 MR 中对应 c′ 的点 c″；通过计算每一个原点 c 与对应点 c″ 的距离，作为目标配准误差（target registration error，TRE），并由此统计出相应配准算法的精度。

　　回顾性图像配准算法评估项目是一种"双盲"性的研究过程。所谓"双盲"，即评估人员不知道被评估的具体算法，而算法的研究人员也不知道"金标准"，直到提交所有的配准结果。这样就使得对算法的评估更加真实、可靠，并且更符合临床实际。

　　此外，对多模医学图像配准的结果邀请领域专家用目测方法检验也是一种相当可信的方法。

第 5 节　图像重建与可视化

　　在医学领域中，图像重建和可视化技术可以帮助医生更好地理解患者的解剖结构和病情，从而进行更准确的诊断和制订治疗计划。通过将医学影像数据转换为三维图像，医生可以更好地理解病变体的大小、形状和位置，以及它与周围组织的关系。

一、医学图像重建与重组算法

　　图像重建是指依据物体某一剖面的一组多个方向的投影图，经计算机按一定的算法处理后，重建物体该剖面的图像。目前医用 X-CT 中广泛使用滤波反投影（filtered back projection，FBP）重建算法，它基于 X 射线投影数据，通过投影、滤波和反投影操作来重建图像。FBP 算法的基本步骤包括：

　　（1）采集 X 射线投影数据　通过对物体进行不同角度的 X 射线照射采集投影数据，得到一系列的投影图像。

　　（2）反投影　将每个投影角度下的投影数据反方向投影回原始物体空间，得到一系列反投影图像。

　　（3）滤波　对反投影图像进行滤波处理，以抑制噪声和改善图像质量。常用的滤波器包括拉普拉斯滤波器和 Hadamard 滤波器等。

　　（4）反投影重建　将滤波后的反投影图像再次反方向投影回原始物体空间，得到最终的重建图像。

　　FBP 算法简单、快速，易于实现，对噪声具有良好的抑制能力，能够处理不完全投影数据，具有一定的稳健性。然而，FBP 算法也存在一些局限性，如可能会产生一定的空间混叠和边缘模糊等。

　　在 MRI 系统中常用的断层成像方法是二维傅里叶变换（two-dimensional Fourier transform）重建法，这种方法利用了磁共振成像的原理和特性，通过将磁场中的信号转换为电信号，并对其进行处理和分析，以生成具有高分辨率的图像。

　　二维傅里叶变换重建法的基本步骤如下：首先，将患者放置在 MRI 扫描仪中，使其与磁场对齐。其次，通过向患者体内发送高频电磁场，并测量其在不同方向上的响应强度，生成一个包含多个角度信息的磁场图像。接下来，将这个磁场图像通过计算机程序转化为一组脉冲序列，这些脉冲序列对应着空间中每个位置的强度信息。在获得脉冲序列后，二维傅里叶变换重建法开始工作。该方法通过对脉冲序列进行傅里叶变换，将其从时域转换为频域。在这个过程中，原始数据被分解成一系列频率分量，每个分量代表了特定频率下的信号强度。再次，通过选择适当的滤波器来去除低频成分，保留高频成分，从而得到一个平滑且无噪声的图像。最后，通过应用反傅里叶变换，将频域图像转换回时域图像。这样就得到了一个具有高分辨率的二维图像，其中每个像素代表了空间中一个特定位置的信号强度。这个图像可以用于诊断和评估人体内部的结构和功能异常。

二维傅里叶变换重建法的优点是算法精确，但是它的计算量较大，需要较长的计算时间。此外，该算法对于图像中的边缘和细节部分重建效果较好。

二维重组技术通过改变图像的视角和方向来实现对二维图像的重新排列，主要包括多平面重组（multiplanar reformation，MPR）和曲面重组（curved planar reformation，CPR）。

多平面重组是将容积扫描以像素为单位的图像重建成以体素为单位的数据后，利用任意截面去截取三维体数据所形成的任意剖面的二维重组图像。这种方法可以实现对二维图像的深度感知和立体效果，使得观察者能够从不同的角度观察图像，并获得更加真实的视觉体验。MPR可用于CT、MRI等影像检查，帮助医生从多角度观察病变或结构的位置、形态和毗邻关系。

曲面重组是在已获得的容积数据的基础上，沿着感兴趣区画一条曲线，计算该面的CT值，最后以二维的形式显示出来。这种方法可以实现对二维图像的平滑处理和形状变换，使得观察者能够看到图像的平滑轮廓和变形效果。在头颈血管检查中，CPR技术可以将扭曲、缩短和重叠的血管结构拉直，展示在同一平面上，从而更好地显示血管全程沿冠状动脉走向的情况。

二、医学图像的三维可视化

医学图像三维可视化技术将医疗影像数据以真实感观效果显示给阅片人，通过重建二维数据达到重构人体器官组织及病变部位的目的，使其准确地确定病灶的空间位置、大小、几何形状及其周围组织的空间关系，可以对患者的影像数据进行多方位、多层次的观察，减少主观判断和临床经验不足对诊断结果造成的影响。医学图像可视化任务如图4-5-1所示。

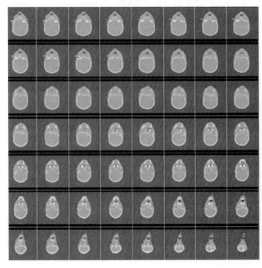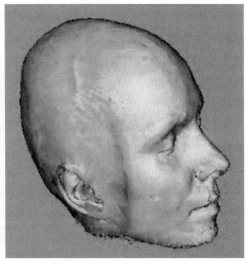

图 4-5-1 医学图像可视化

医学图像可视化技术在医学领域的诊断和治疗等方面发挥着越来越重要的作用，主要体现在以下几个方面：辅助诊断、虚拟手术、放射治疗、制订手术规划、数字化解剖模型、数字化手术教学训练、手术导航、术中实时监测等。

医学图像的可视化方法，根据绘制过程中数据描述方法的不同可分为两大类：面绘制方法和体绘制方法。两种方法的区别如图 4-5-2 所示。

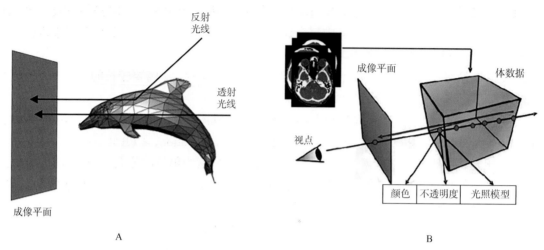

图 4-5-2 面绘制与体绘制

A. 面绘制；B. 体绘制

面绘制首先建立网格模型，之后渲染网格。体绘制是将三维图像的体素点通过一定的透明度叠加计算后直接对屏幕上的像素点着色。

（一）面绘制技术

面绘制是基于表面表达的三维物体显示方法，其输入数据是对分割后的结构进行小面片近似重建结果。对于医学影像，大量的面绘制是基于三角形网格曲面的，因为三角形网格曲面可以方便地从三维医学影像中提取出来。

物体的表面实际上是一个闭合的灰度等值面，其灰度值称作阈值。在该等值面的内部，所有的像素灰度值都大于这个阈值；在等值面的外部，所有的像素灰度值都小于这个阈值（或相反），从而将物体与背景分开。基于体素的表面重建是一种直接从体数据提取物体表面的方法。具有代表性的是 Lorensen 等人提出的移动立方体法（marching cube，MC）。

MC 算法通过逐个处理数据场中的立方体，并找出与等值面相交的立方体，然后采用线性插值计算出等值面与立方体边的交点，根据立方体每一顶点与等值面的相对位置，将等值面与立方体边上的交点按一定方式连接生成等值面，作为等值面在该立方体内的一个逼近表示。优点是生成曲面的速度快，算法相对简单。缺点是具有二义性、容易形成空隙、表面网格不均匀等。

（二）体绘制技术

表面绘制是绘制不透明物体。即假设物体在其表面反射、散射，而没有光线射入内部。体绘制是直接将三维图像的体素点通过一定的透明度叠加计算后直接对屏幕上的像素点着色。

透明度（transparency）及阻光度（opacity）是两个互补的概念，称为 α 值。半透明的 α 值是 0.5；$\alpha=1$ 代表完全不透明物体，$\alpha=0$ 代表完全透明物体。

按照光线跟踪过程，视线从相机投射到世界坐标，依次与每一种原色板相交。若原色板是不透明的，要绘制的颜色就是光照方程到此得到的颜色；对于半透明原色板，必须用光照方程求解穿过这个原色板得到的结果，并且继续投射，看它是否还与其他原色板相交。最后得到的颜色是所相交全部原色板作用的合成。

　　流行的体绘制算法主要有：光线投射（ray casting）算法、错切-变形（shear-warp）算法、频域体绘制（frequency domain）算法、投影（splatting）算法和最大密度投影（maximum intensity projection，MIP）算法。

　　光线投射算法由 Levoy 在 1988 年提出，其基本原理是：从屏幕上每一个像素点出发，沿着视线方向发射出一条光线，当这条光线穿过体数据时，沿着光线方向等距离采样，利用插值计算出采样点的颜色值和不透明度；接着按照从前到后或从后到前的顺序对光线上的采样点进行合成，计算出这条光线对应的屏幕上像素点的颜色值。优点是成像质量高，在医学领域得到广泛的应用。缺点是计算量大，成像速度慢。

　　MIP 算法沿观察者视线方向，选择每条与数据体积相交直线上全部像素中的最大强度值作为图像投影平面强度值。该方法适于做 CT 或 MR 血管造影图像，具有较好的抗噪声特性。缺点是图像像素的强度失去三维空间信息。由于所有投影像素都是选取最大强度值，因而整个图像的平均背景强度随之加大，这在很多情况下（例如，肾或肝中血管）会影响对一些结构的观察效果。有时，高强度的像素（例如，CT 图像中的骨结构或钙化点）会对使用造影剂的血管图像产生伪迹。

（董建鑫）

第**5**章
医学影像处理临床应用

学习目标

1. 掌握 DR、CT、MRI 影像处理的操作方法和步骤，图像处理技术的质量规范。
2. 熟悉 DR、CT、MRI 影像处理的技术原理和主要参数。
3. 了解 DR、CT、MRI 影像处理的临床适用范围和应用优势。

第 1 节　DR 影像处理

优质 DR 影像是满足临床诊断的基础，具体标准包括密度分布合理、组织对比度高、灰阶层次丰富、结构边缘锐利、失真度小、颗粒度好、标注规范、无图像伪影等方面。当临床采集的 DR 影像不能满足临床诊断需求的情况下，DR 影像处理以优质图像标准为参照，提高感兴趣区域信息的显示对比度，降低干扰信息对诊断信息识别的影响程度，达到改善图像质量和提升诊断准确性的目的。根据临床应用范围和技术原理不同，DR 影像处理一般分为基本处理、锐化处理、平滑处理 3 种类型。

一、图像基本处理

（一）处理技术原理

根据临床检查需要采集 DR 影像，图像基本处理主要以裁剪、标注和测量为主。其中，裁剪是对照射野选择过大的影像进行尺寸删减；而根据检查技术规范，按检查部位和体位不同添加位置标注，在临床诊断需要时，对解剖结构、病变信息进行信息标注，必要时进行影像数据信息的测量。

1. 裁剪处理　裁剪是通过二维影像坐标位置的选定，保留矩阵数据中目标区域，删除非目标区域的一种处理技术，目的是改善感兴趣影像信息的显示效果。从质量规范角度，裁剪处理是规范医学影像显示标准的重要措施，以约束患者摄影时照射野的大小，提示患者辐射伤害的有效控制，同时在胶片打印时，合适的尺寸有助于影像放大比例的调整，为临床诊断提供更加精准的影像资料。

2. 标注处理　影像标注的内容主要包括影像检查体位、解剖结构、病变组织等信息，标注的形式可以是文本、箭头、图形，标注位置选择以不影响感兴趣区域信息显示为标准。

（1）检查体位标注　影像检查体位是对患者进行 RIS 登记、DR 摄影、图像处理和疾病诊断的关键信息，放射科技术人员应在摄影检查后对影像进行体位标注。标注信息可以为 R 或 L 等解剖位置信息，也可是 PA 或 AP 等摄影体位信息，需注意的是四肢的位置信息可放置于影像的任意非感兴趣区域，而躯干的位置信息需考虑体位的差异。例如，腹部正位影像可以在右上方背景区域标注 L，也可以在左上方背景区域标注 R，但不可以互换；而右足部正侧位摄影可在左上方或右上方背景区域标注 R，但不可标注 L。

（2）解剖结构标注　解剖结构是 DR 影像的基本组成部分，可为影像诊断提供鉴别信息，特别是细微结构的识别在临床上具有重要意义。因此，解剖结构标注成为放射科诊断人员进行临床诊断时进行的基本操作内容，同时在临床教学中，解剖结构标注可以为教学展示和学生认知提供必要的可视化资料。

（3）病变组织标注　是影像诊断过程中最常用的处理技术，通过感兴趣病灶组织的标注，可以实现医师间信息的共享交流，并为手术方案的制订和疾病治疗效果评估提供参考依据。

3. 测量处理　数据测量是对 DR 影像信息深度提取的重要操作内容，通过对解剖结构、病变组织的影像特征测量，显示感兴趣区域的密度分布、形态特征，为疾病诊断提供更加精准的解剖学和病理学信息。

（1）密度分布测量　密度分布测定指标包括感兴趣区域的密度均值和方差，分别表示影像信号的强弱和均匀性。密度均值计算方法是所有像素值累加后除以像素个数，密度方差是像素值与均值差的平方值累加后除以像素个数的开方。

（2）形态特征测量　感兴趣区域的大小、形状、位置都是 DR 影像诊断的重要信息，形态学特征测量可实现对区域径长、角度、面积的计算。其中，径长测量的原理是像素坐标点的空间距离，角度测量是通过三角函数法计算二维坐标系的线段夹角，而面积测量是单个像素面积与像素总数的乘积。

🔗 **链 接**　**数字 X 射线图像体位标注原则及标准**　—————————————

数字 X 射线图像体位标注的原则包括 3 项，即标注与摄影部位、体位相一致，标注清晰、美观且无遮挡，标注位置固定。躯干部和头部的标注标准是正位标注左右部位，侧位以靠片侧标注左右；四肢的标注标准是正位标注左右肢体，侧位以靠片侧（被检侧）标注左右；曲面体层常规标注 R 于图像右下角，乳腺 X 射线摄影标注左右于图像左或右上角。规范标注是 DR 影像质量的重要组成部分，临床上为避免不必要的差错，将影像标注纳入质量管理和质量控制内容。

———————————————————————————————————————

（二）临床适用范围

图像基本处理是医学影像工作人员的常规工作内容，通过医学影像设备和影像诊断工作站开展图像尺寸裁剪、信息标注和数据测量等处理操作，为临床诊疗活动提供更加丰富和精准的影像资料，适用于 DR 影像检查和诊断的各岗位。医学影像工作人员应在掌握必备的医学知识基础上，熟练操作 DR 系统软件和 PACS 操作平台，实现图像基本处理的科学化和精准化。诊断价值是图像基本处理的质量标准，任何 DR 处理操作都应以客观反映被检者真实情况为前提。因此，尺寸裁剪不能以影像美观和打印成本控制为标准，减少解剖结构和病变信息的显示，同时信息标注不能遮盖感兴趣区域，数据测量时应选择最合适的软件工具，确保数据的准确性。

（三）典型案例操作

1. DR 影像检查案例　患者，男，37 岁。临床主诉以发热、咳嗽为主，体温最高达 39.5℃，伴有左侧胸痛、疲乏、肌肉酸痛症状 2 天。DR 胸部正侧位检查，摄影距离 180cm，管电压 110kV，自动曝光控制，采用深吸气后屏气曝光，获取影像检查结果（图 5-1-1）。

2. 基本处理操作步骤

（1）裁剪处理操作　根据影像检查技术规范和诊断需求，单击裁剪功能项，删减胸廓外和肺尖上非感兴趣区域，以胸部正位 DR 影像为例进行裁剪处理操作（图 5-1-2）。

（2）标注处理操作　在图像左上方背景区域添加 R 标注，根据诊断要求添加病变区域标注"Pneumonia"，以胸部正位 DR 影像为例进行标注处理操作（图 5-1-3）。

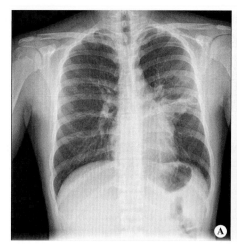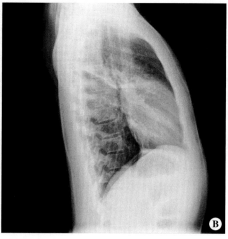

图 5-1-1　胸部正侧位 DR 影像

A. 正位图；B. 侧位图

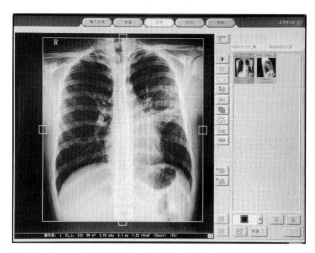

图 5-1-2　胸部正位 DR 影像裁剪处理操作

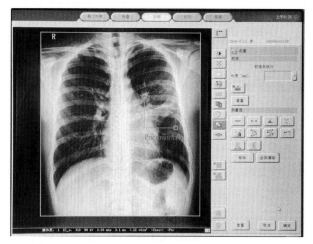

图 5-1-3　胸部正位 DR 影像标注处理操作

（3）测量处理操作　心胸比是指心脏最大横径与右膈膈顶胸廓横径之比，是影像诊断中评估心脏增大的常用指标，以胸部正位 DR 影像为例进行心胸比测量处理操作（图 5-1-4）。

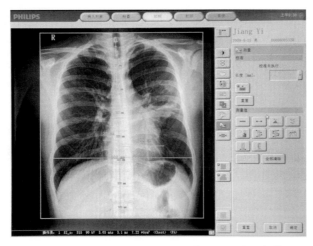

图 5-1-4 胸部正位 DR 影像心胸比测量处理操作

3. 基本处理效果分析 根据 DR 影像基本处理结果，影像视野充分显示感兴趣区域，影像检查体位标注规范，病变信息显示突出，测量数据对疾病诊断具有重要参考价值。影像可见左上肺片状密度增高影，边缘模糊，心影及肺门正常，肋膈角锐利，初步诊断为左上肺炎症。

二、图像灰度变换应用

（一）处理技术原理

DR 影像是由不同灰度像素按照空间矩阵排列构成，灰度从黑到白分为不同等级，其值大小反映人体结构组织对 X 射线吸收系数的不同。灰度直方图是以灰度值为横坐标、灰度值出现的频次为纵坐标绘制的灰度级分布函数，是评价 DR 影像密度分布的重要方法。当灰度级统计集中于坐标轴左侧时，图像偏暗（图 5-1-5A），灰度级统计集中于坐标轴右侧时，图像偏亮（图 5-1-5B），灰度级统计集中于坐标轴两端时，图像呈二值化分布（图 5-1-5C），灰度级统计集中于坐标轴其他位置时，图像呈均一化分布（图 5-1-5D）。由于灰度分布不均会影响临床诊断，临床上采用像素值的优化调整，通过灰度变换使灰度级分布符合临床诊断需求，常用的处理方法包括直方图均衡化和直方图规定化。

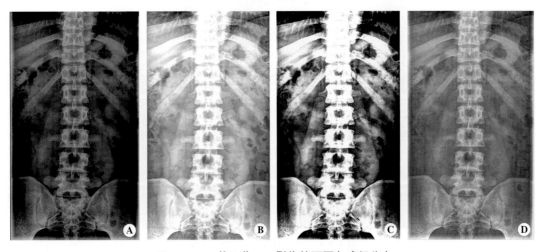

图 5-1-5 腰椎正位 DR 影像的不同灰度级分布

A. 图像偏暗；B. 图像偏亮；C. 图像二值化分布；D. 图像均一化分布

1. 直方图均衡化 直方图均衡化是通过增加频率较高灰度级的坐标间距，缩短或合并频率较低灰度级的坐标间距,将图像中灰度直方图的灰度级变换为均匀分布的一种处理技术。设定图像灰度级总数为 N,第 i 个灰度级出现的频次为 f_i,则灰度级的映射函数为

$$J = \text{INT}\left(N \times \sum_{i=1}^{I} f_i + 0.5 \right) \tag{5-1-1}$$

式中,INT 是向下取整函数,J 为灰度变换后的映射灰度级,且 $i=1,2,\cdots,N$;$J \in [1,N]$。

2. 直方图规定化 直方图规定化是参照标准图像的直方图,将不同频率的灰度级间距进行增加、缩短或合并,使图像灰度直方图的灰度级变换为规定分布的一种处理技术。区别于直方图均衡化,当标准图像改变时,直方图规定化的处理结果也会发生改变。同样,设定图像灰度级总数为 N,第 i 个灰度级出现的频次为 f_i,标准图像第 m 个灰度级出现的频次为 f'_m,则灰度级的映射函数为:

$$A = \sum_{i=1}^{I} f_i - \sum_{m=1}^{M} f'_m \tag{5-1-2}$$

式中,$i=1,2,\cdots,N$;$m=1,2,\cdots,N$;$J \in [1,N]$。当 $|A|$ 为极化最小值时,则映射值 $J=M$。

(二)临床适用范围

灰度变换处理主要是针对摄影参数设置存在偏差的情况下,DR 影像灰度分布不符合临床诊断需求,而通过设备软件自动或手动完成灰度调整,以提高影像质量。灰度变换操作是图像增强处理的一种,灰度均衡化处理是亮度和对比度的整体变换,以实现检查部位更多感兴趣组织的高对比显示,直方图规定化是输出符合特定灰度直方图特性的影像,更多应用于提升感兴趣器官或组织的显示效果。由于原理和应用范围不同,临床上进行图像灰度变换处理时,首先根据检查部位的不同进行规定化处理,然后根据影像诊断需要,进一步调整亮度、对比度和动态范围等参数,优化图像灰度级的均衡分布。

(三)典型案例操作

1. DR 影像检查案例 患者,男,26 岁。临床主诉外伤后右侧膝关节疼痛,活动受限,关节内侧软组织肿胀明显,股骨内上髁压痛,膝关节分离试验阳性。DR 右侧膝关节正侧位检查,摄影距离 100cm,管电压 60kV,自动曝光控制,照射野上缘包括股骨远端,下缘包括胫腓骨近端,获取影像检查结果(图 5-1-6)。

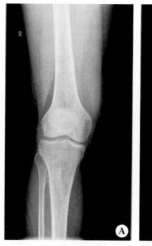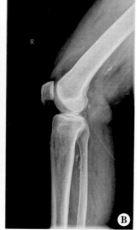

图 5-1-6 膝关节正侧位 DR 影像

A. 正位图;B. 侧位图

2. 基本处理操作步骤

(1)直方图规定化处理操作 进入图像处理界面,单击规定化处理的参考部位,类别为"UNIQUE",

解剖部位为"下肢",进行直方图规定化处理操作(图 5-1-7)。

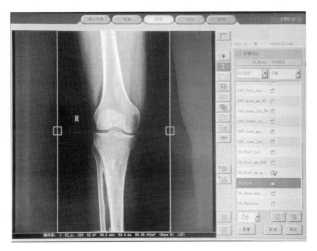

图 5-1-7 膝关节正位 DR 影像直方图规定化处理操作

(2)直方图均衡化处理操作 根据正侧位影像的密度分布情况,调整膝关节正位影像的对比度和亮度值分别为 1.00 级和 1.00 级,进行直方图均衡化处理操作(图 5-1-8)。

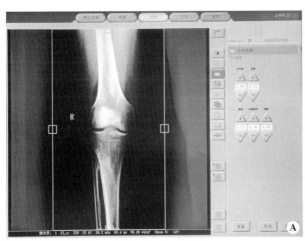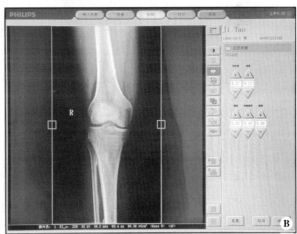

图 5-1-8 膝关节正位 DR 影像直方图均衡化处理操作

A. 亮度调整;B. 对比度调整

3. 基本处理效果分析 膝关节正侧位 DR 影像经过直方图规定化和直方图均衡化处理后,图像灰度级分布趋于合理(图 5-1-9),对比度得到提高,层次更加丰富,可满足影像诊断需要。需要注意的是,灰度变换处理的重点是提高感兴趣区域的对比度,降低非感兴趣区域的对比度,因此效果分析应结合患者的临床诊断需求。例如,膝关节半月板损伤、股骨远端骨折、韧带损伤的患者,感兴趣区域分别为半

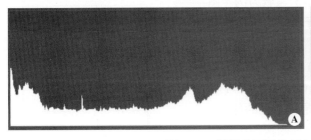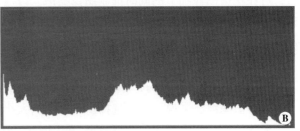

图 5-1-9 膝关节正侧位 DR 影像灰度变换后直方图分布

A. 正位图;B. 侧位图

月板、股骨远端和韧带，灰度变换处理时应适当调整参数。影像可见右膝关节间隙正常，骨小梁未见缺损，周围软组织肿胀且层次模糊，初步诊断为右膝关节软组织损伤。

三、图像平滑处理应用

（一）处理技术原理

图像噪声是影像采集过程中受到的随机信号干扰，表现为图像信息或像素值的随机变化，会对影像诊断造成结构鉴别、信息辨认的阻碍。图像平滑处理的目的是消除图像中噪声，改善图像质量，同时平滑图像中细微的纹理结构，突出图像骨架结构。由于噪声源众多且种类复杂，所以平滑方法多种多样。平滑可以在空间域进行，如邻域平均法、中值滤波法，也可以在频域进行，如低通滤波法。

1. 邻域平均法 邻域平均法是通过邻域内各像素的灰度平均值代替该像素初始灰度值的空间域平滑处理技术，邻域选取和平均值计算方法是影响平滑处理效果的关键参数。

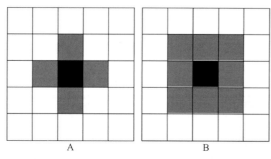

图 5-1-10 图像平滑处理的邻域选择
A. 单位距离为半径；B. 单位距离 $\sqrt{2}$ 倍为半径

（1）邻域选择 邻域是指待处理像素点附近的区域构成的集合，选取范围可以是单位距离为半径（图5-1-10A）和单位距离 $\sqrt{2}$ 倍为半径（图 5-1-10B）取的窗口。

（2）平均值计算 掩模是指平均值的计算模型，在邻域平均法计算过程时可根据不同需要选择不同的掩模。掩模的全部权系数之和为单位值，以保证输出图像灰度值在许可范围内，不会产生"溢出"现象。以单位距离 $\sqrt{2}$ 倍的图像窗口为例，常用掩模有以下五种。

$$A = \frac{1}{9}\begin{bmatrix} 1 & 1 & 1 \\ 1 & 1 & 1 \\ 1 & 1 & 1 \end{bmatrix} \quad B = \frac{1}{10}\begin{bmatrix} 1 & 1 & 1 \\ 1 & 2 & 1 \\ 1 & 1 & 1 \end{bmatrix} \quad C = \frac{1}{16}\begin{bmatrix} 1 & 2 & 1 \\ 2 & 4 & 2 \\ 1 & 2 & 1 \end{bmatrix}$$

$$D = \frac{1}{8}\begin{bmatrix} 1 & 1 & 1 \\ 1 & 0 & 1 \\ 1 & 1 & 1 \end{bmatrix} \quad E = \frac{1}{2}\begin{bmatrix} 0 & 0.25 & 0 \\ 0.25 & 1 & 0.25 \\ 0 & 0.25 & 0 \end{bmatrix}$$

按照掩模进行邻域中心像素的重新赋值，获得平滑处理图像。但掩模不同，中心点或邻域的重要程度也不相同，处理后的新像素值大小也不尽相同，因此，应根据图像处理的实际需要选取合适的掩模。均值滤波法的优点是掩膜算法灵活，噪声抑制效果明显；缺点是组织结构的边缘信息变得模糊，影像的细微信息会弱化。

2. 中值滤波法 中值滤波法是对一个滑动窗口内的各像素按灰度值大小进行排序，用中值代替窗口中心待处理像素的原来灰度值，因此它是一种非线性的图像平滑法，可在保留图像细节的同时抑制图像噪声。以 3×3 领域为例（图5-1-11），应用 1×3 和 3×3 窗口分别对图像进行中值滤波，像素 $f(m,n)$ 经处理后，新像素值 $g(m,n)$ 为：

（1）选择 1×3 窗口时，$g(m,n) = \mathrm{median}(0,2,3) = 2$。

（2）选择 3×3 窗口时，$g(m,n) = \mathrm{median}(0,0,0,0,1,1,2,2,3) = 1$。

对中值滤波法来说，正确选择窗口尺寸的大小是很重要的环节。不同形状的窗口产生不同的滤波效果，使用中必须根据图像的内容和不同的要求加以选择。临床上难以确定最佳窗口尺寸时，需通过从小

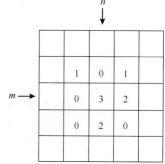

图 5-1-11 像素 $f(m,n)$ 及其邻域分布

窗口到大窗口的中值滤波试验,再从中选取最佳的窗口。中值滤波对脉冲干扰及椒盐噪声的抑制效果好,在抑制随机噪声的同时能有效减少边缘模糊,而且运算速度快,便于实时处理。但该方法对点、线等细节较多的图像却不太合适,效果不如平滑滤波。

3. 低通滤波法　图像噪声经傅里叶变换后呈现高频信号,低通滤波器可以滤除高频信号并保留低频信号,从而实现抑制图像噪声的目的。设定 $D(m,n)$ 是像素 $f(m,n)$ 与参考点 (u,v) 的频率距离,截止频率为 D_0,则低通滤波函数 $H(m,n)$ 公式如下:

$$H(m,n) = \begin{cases} 1 & D(m,n) \leq D_0 \\ 0 & D(m,n) > D_0 \end{cases} \tag{5-1-3}$$

式中,$D(m,n) = \sqrt{(m-u)^2 + (n-v)^2}$,$D_0$ 越小,降噪效果越好,反之越差。

低通滤波法的优点是能准确识别图像中的噪声,平滑降噪效果较好;缺点是图像的边缘信息也属于高频信号,处理后图像模糊现象严重。

🔗 **链 接**　认识噪声对图像影响的评价方法 ————————————

在图像领域,噪声表现为图像的瑕疵,看上去像是覆盖在表面的颗粒物,虽然不同类型噪声的表现不同,但都会将感兴趣目标变得模糊。其他条件不变的情况下,噪声越多时图像质量越差,但在噪声相同的情况下,目标信号越强(高密度)时噪声影响就相对较弱,即信噪比较高。而在目标区域信噪比相同时,背景信噪比较低时,目标区域的对比噪声比也就相对较高,噪声对图像影响就相对不明显。因此,噪声对图像质量的影响,要综合考虑噪声、密度值、对比度的大小进行整体评价,为优化图像降噪处理方法奠定基础。

(二)临床适用范围

噪声是影响 DR 影像信息提取效果的重要因素之一,多来源于 X 射线、设备、环境、处理算法等方面,因此临床开展普通 X 射线摄影检查时,要选择合适的曝光条件,规范操作影像检查设备,评估处理技术的应用优势,以降低噪声占比和影响程度。图像平滑处理的目的是消除噪声,改善图像质量,但也对人体器官组织的边界影像信息造成抑制,引起边界模糊等系列问题。医学影像工作人员在进行图像平滑处理时,应根据影像诊断需要选择合适的处理算法和平滑等级,以获取平滑处理最优化的 DR 影像。

(三)典型案例操作

1. DR 影像检查案例　患者,女,54 岁。临床主诉腰痛伴下肢疼痛麻木 1 年余,活动受限加重半个月,体力劳动后症状明显,患者行腰椎椎体成形术。DR 腰椎正侧位检查,摄影距离 100cm,管电压 80kV,自动曝光控制,患者深吸气后屏气曝光,获取影像检查结果(图 5-1-12A、B)。

2. 基本处理操作步骤　以腰椎正位为例,在图像浏览界面单击增强处理选项,原始图像降噪系数为 0(图 5-1-13A),平滑处理后图像降噪系数为 1.00(图 5-1-13B)。

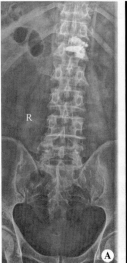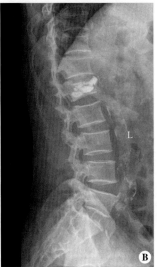

图 5-1-12　腰椎正侧位 DR 影像
A. 正位图;B. 侧位图

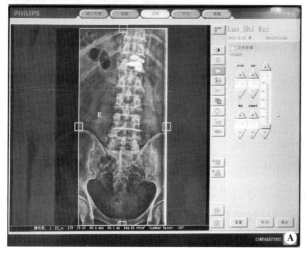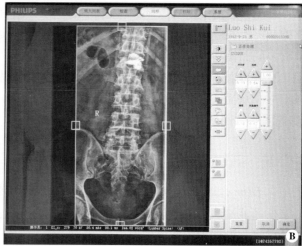

图 5-1-13 腰椎正位 DR 影像平滑处理操作

A. 原始图；B. 处理图

3. 基本处理效果分析 腰椎正侧位 DR 影像经过平滑处理后，图像的噪声明显降低。以腰椎正位影像为例，测量感兴趣区域（第 3 腰椎棘突）的标准偏差，原始图为 90.8（图 5-1-14A），处理图为 54.8（图 5-1-14B）。医学图像采集过程中受到外部环境及设备因素的影响形成噪声，但图像平滑处理在进行降噪处理过程中会丢失影像细节和弱化组织边界信息，容易引起疾病的漏诊或误诊，需要医学影像工作人员高度重视。影像可见第 1 腰椎椎体成形术后改变，第 1 腰椎椎体变扁。腰椎生理曲度变直，所示诸椎体缘骨质增生、硬化，各椎间隙正常，初步诊断为腰椎退行性变，腰椎椎体成形术后改变。

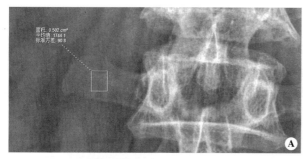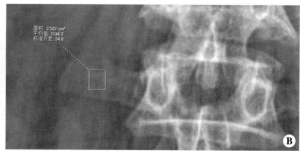

图 5-1-14 腰椎正位 DR 影像感兴趣区域噪声评价

A. 原始图；B. 处理图

四、图像锐化处理应用

（一）处理技术原理

图像平滑处理技术往往使图像中的边界、轮廓变得模糊，根本原因是图像受到了平均或积分运算。为了减少这类不利效果的影响，采用图像锐化技术突出高频成分，使图像的边缘变得清晰。图像锐化是利用数学模型运算改善图像感兴趣区域的边界和细节，减弱图像模糊度的一种处理方法。空域法锐化常采用原图像上叠加微分运算图像，实现高频信号的增强效果。频域法锐化常采用高通滤波法，衰减图像中的低频信号，而保留高频信号。

1. 微分叠加法 在数学中，微分是对函数的局部变化率的一种线性描述。微分可以近似地描述为当函数自变量的取值做足够小的改变时，函数值的变化情况，变化幅度越大则空间频率越高。微分处理可以加强高频成分、削弱低频成分，从而使图像轮廓变清晰。设定像素 $f(m,n)$ 的梯度值为 grad(m,n)，则锐化处理后的像素值 $f'(m,n)$ 计算公式如下：

$$f'(m,n) = f(m,n) + \text{grad}(m,n) \qquad (5\text{-}1\text{-}4)$$

锐化的级别越高，叠加的次数越多，锐化效果越明显。除微分叠加算法以外，还有梯度阈值判断法、梯度二值分类法等，锐化效果差异性较大。

2. 高通滤波法　低通滤波法和高通滤波法都是图像频域处理的常规算法，但图像处理结果却相反，分别实现高频信号过滤和低频信号过滤的目的。设定 $D(m,n)$ 是像素 (m,n) 与参考点 (u,v) 的频率距离，截止频率为 D_0，则高通滤波函数 $H(m,n)$ 公式如下：

$$H(m,n) = \begin{cases} 1 & D(m,n) > D_0 \\ 0 & D(m,n) \leqslant D_0 \end{cases} \qquad (5\text{-}1\text{-}5)$$

式中，$D(m,n) = \sqrt{(m-u)^2 + (n-v)^2}$，$D_0$ 越大，锐化效果越好，反之越差。

高通滤波法的优点是能准确识别图像中的边缘信息，突出高频信号的显示效果；缺点是图像的噪声也属于高频信号，处理后图像的噪声会更明显，整体信噪比下降。

（二）临床适用范围

图像锐化处理的临床应用目的是提取高频信号，突出边缘结构，满足影像诊断需求。例如，在骨折患者的骨折线、骨纹理、骨边界的分析中，锐化处理可以提高骨折线的可见度、骨纹理的清晰度和骨边界的辨识度，从而提高影像诊断的准确性。图像平滑处理和锐化处理都可以从空间域和频率域进行信号处理，且以高频信号处理为主，但在适用范围上存在较大差异。图像锐化突出器官组织的边界信息，而噪声干扰会提高；图像平滑会减弱图像噪声信息，但边界信息会模糊。因此，医学影像工作人员要结合患者的临床症状和诊断需要，选择合适的图像处理技术，必要时进行多种处理图像的对比分析，获得更加全面的图像信息。

（三）典型案例操作

1. DR 影像检查案例　患者，女，63 岁。临床主诉意外摔倒后右踝关节肿胀、疼痛，右下肢行动障碍。DR 右侧踝关节正侧位检查，摄影距离 100cm，管电压 55kV，自动曝光控制，上缘包括胫腓骨远端，下缘包括跟骨下缘，获取影像检查结果（图 5-1-15A、B）。

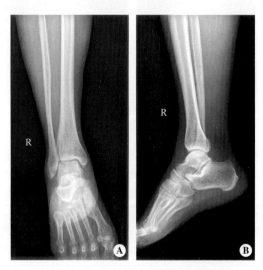

图 5-1-15　踝关节正侧位 DR 影像
A. 正位图；B. 侧位图

2. 基本处理操作步骤　以踝关节正位 DR 影像为例，单击图像增强选项（图 5-1-16A），将边缘增强等级调为 20，边缘频率调为 6，获得图像锐化处理结果（图 5-1-16B）。

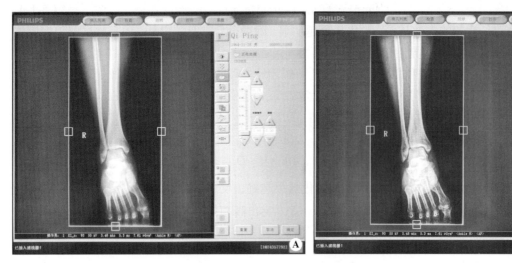

图 5-1-16 踝关节正位 DR 影像锐化处理操作
A. 原始参数图；B. 处理参数图

3. 基本处理效果分析 对比锐化处理前后的踝关节正侧位 DR 影像，分析组织边界清晰度和骨折线可见度，锐化处理后图像的边缘更加明显（图 5-1-17A、B）。影像可见踝关节正位影像中无明确的骨折线，腓骨远端可疑撕脱骨折。

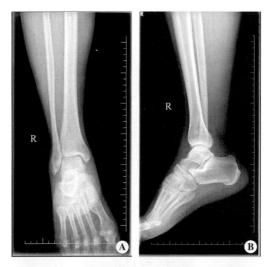

图 5-1-17 踝关节正侧位 DR 影像锐化处理后
A. 正位图；B. 侧位图

第 2 节 CT 影像处理

随着多层螺旋 CT 设备（multi-slice CT，MSCT）的快速发展及后处理功能软件的大量应用，CT 图像处理技术已广泛应用于临床，并在疾病的诊断和治疗中发挥着越来越重要的作用。利用 MSCT 获取的容积扫描数据进行重组的技术，是 CT 图像后处理功能中最常用的方法。目前较为成熟和常见的 CT 图像处理技术有多平面重组（multiplanar reformation，MPR）、曲面重组（curved planar reformation，CPR）、最大密度投影（maximum intensity projection，MIP）、最小密度投影（minimum intensity projection，MinIP）、

CT 灌注成像（CT perfusion imaging，CTPI）、容积再现（volume rendering，VR）和仿真内镜（virtual endoscopy，VE）技术等。其中，CT 图像最常用的二维处理技术是多平面重组技术和曲面重组技术。

一、临床常用 CT 图像三维重建方法

CT 图像的三维重建是研究利用 MSCT 获取的二维图像来构建组织、器官或特定结构的三维几何模型，并在计算机屏幕上"真实"地绘制并显示出来，如图 5-2-1A、B、C 依次是原始数据图像、CT 图像与重组图像（此举例样图非对应同层面 CT 图）。

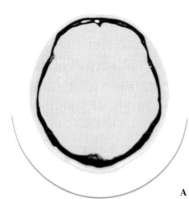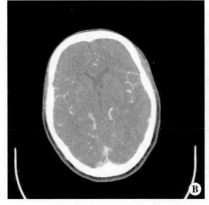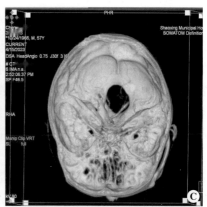

图 5-2-1　原始数据图像、CT 图像与重组图像
A. 原始数据图像；B. CT 图像；C. 重组图像

根据绘制过程中数据描述方法的不同，目前医学图像三维重建的方法主要有两类。

（一）面绘制法

通过几何单元拼接拟合物体表面来描述物体的三维结构，称为表面绘制方法，又称间接绘制方法，即面绘制法。

面绘制法是表示三维物体形状最基本的方法，可以提供三维物体形状的表面信息。其具体形式有两种：边界轮廓线表示和表面曲面表示。边界轮廓线表示是早期使用的技术，不易获得具体、生动的形象，所以只考虑表面曲面表示方法。表面曲面表示最早的方法是基于多边形技术，主要用平面轮廓的三角形算法，根据在不同切片图像上抽取出的一组轮廓线，用三角片拟合这组轮廓线的曲面。

1. Marching Cubes（MC）算法　MC 算法是一种应用很广泛的由体密度数据重构三维等值面的方法，具体描述见上章节。

2. 离散 Marching Cubes（MC）算法　离散 MC 算法是一种新型的 MC 的改进算法，它将三维表面的重构和简化过程融为一体，在等值面的生成过程中就自适应地完成面片合并。与其他简化算法相比，该算法具有以下特点：①由于该算法的主要部分是基于离散值的，耗时的插值计算量被降至了最低，故而算法效率很高。②简化比例高，由于凡是位于同一平面且相邻的三角面片都进行合并，所以如果初始三维表面比较平坦，可以达到很高的简化比，并保持有限的精度损失。③保持细微结构，只要某细微结构在第一次扫描影像中显现，则它就不会被离散 MC 算法过程所破坏，损失精度较小，这也是离散 MC 算法优于其他简化算法的地方。

3. 分解立方体法算法　分解立方体法（DC）算法是由 W.E. Lorenson 和 H.E. Cline 提出，首先分解立方体体元为四面体，然后在其中构造等值面。DC 算法的优点有：①由于四面体是最简单的多面体，其他类型的多面体都能分解成四面体，因而具有广泛的应用背景。②将立方体分解成四面体后，在四面

体中构造的等值面的精度显然比在立方体中构造的等值面要高。DC 算法和 MC 算法一样，对数据场中的体元逐层、逐行、逐列地进行处理。当某一个立体单元 8 个顶点的函数值均大于（或者均小于）给定的等值面的数值时，就表明等值面不通过该体元，因而不予处理。当某一个立体单元 8 个顶点的函数值中有的大于等值面的值，有的小于等值面的值，而此立体单元在屏幕上的投影又大于像素时，则将此类立体单元沿着 x, y, z 三个方向进行分解直至其投影小于等于像素后，再对所有分解后的小体元的 8 个顶点进行检测。当部分顶点的函数值大于等值面的值，或部分顶点的函数值小于等值面的值时，将此小体元投影到屏幕上，形成所需要的等值面图像。

（二）体绘制法

直接将体素投影到显示平面的方法称为直接体绘制算法，即体绘制法。体绘制法最大特点是不需要确立表面的几何表示，而直接基于体数据进行显示，这样就避免了重建过程所造成的伪像痕迹，缩短了在体数据中寻找、计算物体表面的时间。这种方法不丢失细节，更加准确地反映出体数据所包含的形状结构。直接体绘制法首先要对原始数据进行分类，即确定每一体素中不同生物组织的百分比，一般采用概率分类方法；其次给每个体素赋予相应的颜色与阻光度（opacity）；最后采用投影法或光线投射法生成显示图像。该方法的缺点是运算量很大，不利于实时显示。

体绘制法是三维数据可视化的一种重要手段，该方法将三维体数据投影到二维图像平面，包含了大量计算过程。由于体绘制法直接研究光线通过体数据场与体素的相互关系，不需要构造中间面，因此体素的许多细节信息得以保留，结果的保真性大为提高。

1. 体绘制法的分类 根据不同的绘制次序和绘制方法，可将体绘制法分为三类，即以图像空间为序的体绘制法、以物体空间为序的体绘制法和基于频域空间的体绘制法。

（1）以图像空间为序的体绘制法 是从屏幕上每一个像素点出发，根据视点方向，发射出一条射线，这条射线穿过三维数据场，沿射线进行等距采样，求出采样点处物体的不透明度和颜色值。可以按由前到后或由后到前两种顺序，将一条光线上的采样点的颜色和不透明度进行合成，从而计算出屏幕上该像素点的颜色值。这种方法是从反方向模拟光线穿过物体的过程。

（2）以物体空间为序的体绘制法 首先根据每个数据点的函数值计算该点的颜色及不透明度，然后根据给定的视平面和观察方向，将每个数据点投影到图像平面上，并按数据点在空间中的先后遮挡顺序，合成计算不透明度和颜色，最后得到图像。

（3）基于频域空间的体绘制法 该方法于 1993 年被提出，大大减少了上述两种方法的计算量。该方法将通过体绘制得到图像的过程看作是三维数据场沿着视线方向的数值积累，也就是数据场到图像平面的投影，运用傅里叶-截面定理，在三维数据场对应的频域场中，按照给定的视线方向经过原点抽取一个截面，再将这个截面做反傅里叶变换，就可在空域的图像平面里面得到所需要的投影。

2. 光线投射算法 该方法是一种基于图像空间扫描来实现体绘制的离散方法，通过从图像平面的每个像素向数据场投射光线，在光线上采样或沿线段积分计算光亮度和不透明度，按采样顺序进行图像合成，得到结果图像。该方法从反方向模拟光线穿过物体的全过程，并最终计算这条光线穿过数据场后的颜色。

3. 体绘制加速算法 为了加速体绘制，许多加速算法被提了出来。这些加速算法有的是对基于图像空间的方法进行改进，有的是对基于对象空间的方法进行改进，有的则对这两类方法都适用。

基于图像空间的方法以光线投射（ray casting）算法为代表。空间体素的跨跃是加速光线投射式体绘制法的一种常用手段，基于这个思想的加速算法有：接近云（proximity clouds）算法；通过距离编码的光线加速法；跳过大范围空区域的方法等。所有上述算法都是通过避免不必要的、费时的空体素采样实现加速的。

基于对象空间的方法是以投影（splatting）算法为代表的。基于对象空间的体绘制法的加速技术主要围绕着数据压缩和分层的数据结构，通过访问尽可能少的体素来提高速度而不明显降低图像质量。

错切-变形（shear-warp）算法是既可用于加速光线投射又可用于加速溅射的体绘制算法。该算法的主要优点是将三维的视觉变换转换成物体的错切和二维的变形，错切后的物体首先投射到中间图像平面上，然后再经变形生成最后的结果图像。物体投影的方向并不是任意的，而是沿着最主要坐标轴（$\pm X$，$\pm Y$，$\pm Z$）的方向，这就大大简化了光线投射和溅射算法的过程。此外，并行与分布式计算也是提高体绘制速度的方法之一。图像三维重建中不同绘制算法的特点比较见表 5-2-1。

表 5-2-1　各种绘制算法的比较

绘制算法	质量	效率	特点
面绘制法			
MC 算法	高	慢	容易实现，但内存要求多
多尺度 MC 算法	高	快	比 MC 算法提高了效率，而质量没有降低
MT 算法	高	慢	解决 MC 算法的二义性问题
DC 算法	中	较快	对于高密度三维数据场提高效率非常有效
Cuberille 算法	低	快	非常简单，内存的消耗也很少
体绘制法			
ray casting 算法	高	慢	内存开销大
splatting 算法	高	较快	可以渐进地显示，内存开销小
shear-warp 算法	中	较快	内存开销较少

二、图像重组处理

（一）多平面重组

多平面重组（MPR）是将扫描范围内所有的轴位图像叠加起来再对某些标线标定的重组线所指定的组织进行冠状位、矢状位、任意角度斜位图像重组。在 CT 图像中任意断面上按需要划线，然后沿着该划线将断面上的层面重组，能够获取该划线平面的二维重组图像，新的断层图像无须重复扫描。原扫描图像的每个像素对应体素组织吸收 X 射线后的衰减信息被如实迁移至重建图像上。MPR 可以较好地显示组织器官内复杂的空间解剖关系，有利于病变的多维度准确定位。

1. 处理技术原理　多平面重组是借助断面图像生成容积数据，在容积数据的基础上进行二次重组，再将一组图像数据通过后处理使体素重新排列，获得人体组织器官的冠状面、矢状面及斜面等任意方位的图像，满足诊断的需要。

2. 临床适用范围　多平面重组图像对病灶定位及组织结构的空间位置关系的判断有重要意义，临床上多用于观察全身各系统组织器官的形态学改变，尤其对判断颅底、颈部、肺门、纵隔、腹部、血管等解剖结构复杂部位的病变性质、侵及范围、毗邻关系、小的骨折碎片、动脉夹层破口及胆道、输尿管结石的定位诊断具有明显优势。

多平面重组注意事项：多平面重组是在横断面图像上根据观察重点确定一个剖面位置，设定重建层厚、重建间距，获得任意平面的图像。MPR 图像质量受扫描层厚及螺距的影响较大，层厚越薄，重组图像质量越好，层厚较大时，可出现阶梯状伪影。

3. 典型案例操作

（1）CT 图像后处理案例　患者，女，54 岁。骑车摔伤 1 天，左侧肘关节后部软组织挫伤、红肿，关节活动尚可。DR 左侧肘关节正侧位检查，获取影像检查结果（图 5-2-2 A、B），影像报告提示左侧尺骨鹰嘴部似见透亮线，骨折可疑，建议 CT 扫描及后处理。

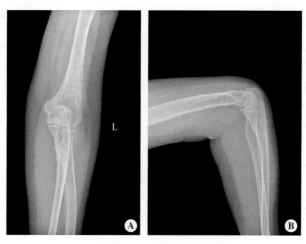

图 5-2-2 左侧肘关节正侧位片
A. 肘关节正位；B. 肘关节侧位

（2）基本处理操作步骤 以某品牌图像处理工作站为例，打开图像后处理工作站，在图像预览窗内选择患者肘关节 CT 扫描的薄层 Volume 数据（图 5-2-3），在功能键下拉菜单中选择范围为打开平行范围（图 5-2-4），选择所需处理的断面，以 Coronal 和 Sagittal 冠状面重建为例，在 Axial 横断面、Sagittal 矢状面确定重建图像参考线，选定需要重建的范围，启动后接受保存并发送图像（图 5-2-5、图 5-2-6）。其中，左肘关节 MPR 斜冠状和斜矢状重组图像，清晰显示了尺骨鹰嘴骨折，骨折线累及关节面（图 5-2-7）。

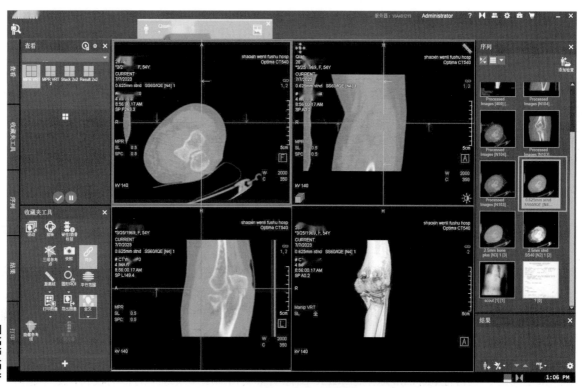

图 5-2-3 患者薄层断面序列的图像预览

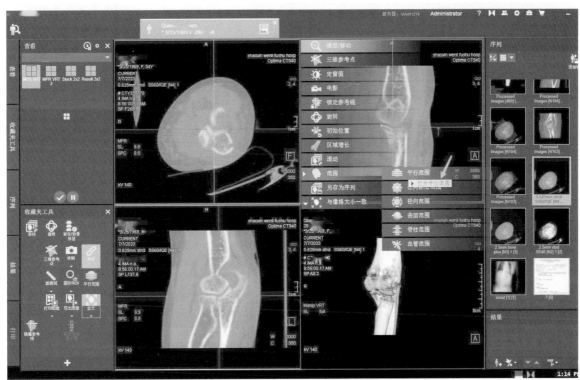

图 5-2-4 平行范围显示设置界面

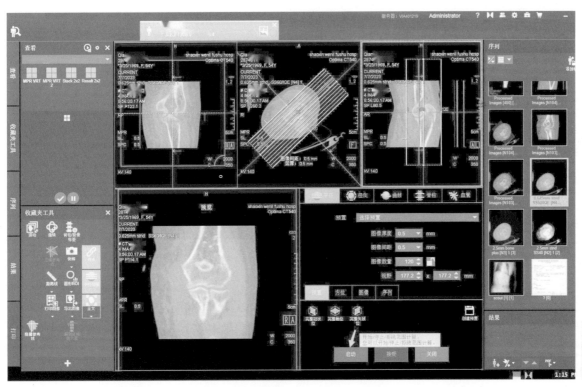

图 5-2-5 图像 Coronal 冠状面重建

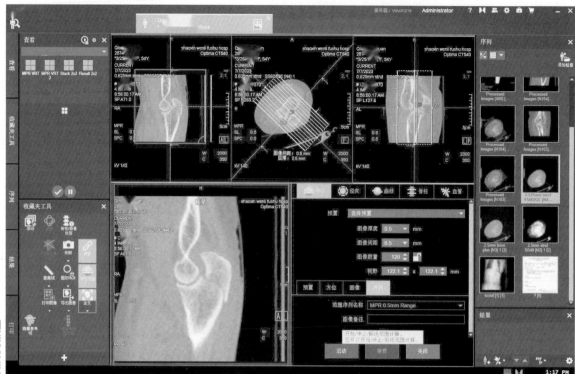

图 5-2-6 图像 Sagittal 矢状面重建

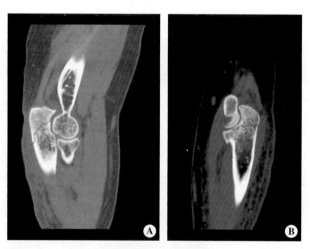

图 5-2-7 左肘关节 MPR 斜位图像

A. 肘关节斜矢状位；B. 肘关节斜冠状位

（3）任务评价 CT 图像处理结果　左肘关节 MPR 冠状和矢状重组图像结合横断面图像清晰显示了尺骨鹰嘴骨折，骨折线累及关节面，避免了关节重叠部位隐匿骨折的漏诊，为临床诊断提供了可靠支撑。

4. 相关案例分析

病例一：MPR 重建更好地显示肺动脉栓子（图 5-2-8）；病例二：MPR 显示右侧胫骨后部骨折，且发现 X 射线摄影不能观察到的胫骨骨骺骨折（图 5-2-9）。

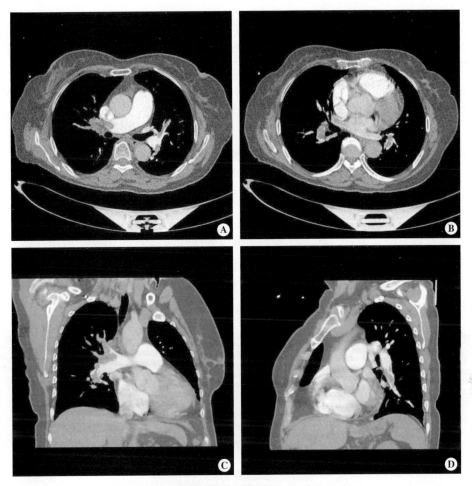

图 5-2-8　病例一两侧肺动脉栓塞 MPR 图像
A、B. 肺动脉栓塞 CT；C. MPR 冠状位；D. MPR 矢状位

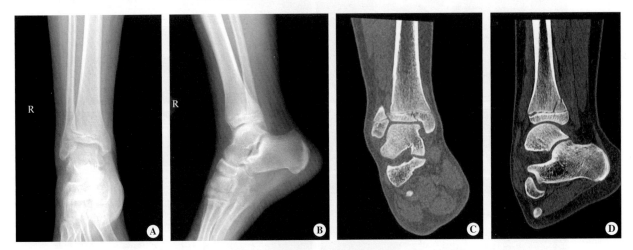

图 5-2-9　病例二胫骨后部骨折 MPR 图像
A. 踝关节正位；B. 踝关节侧位；C. MPR 冠状位；D. MPR 矢状位

（二）曲面重组

曲面重组是多平面重组的一种特殊形式。在获得的容积数据基础上，沿着感兴趣区描画一条曲线，计算指定曲面的所有像素的 CT 值，并以二维的图像形式显示出来。曲面重建能将弯曲、重叠的血管、支气管、输尿管、肋骨、牙槽骨等结构伸展拉直显示在同一平面上，较好地显示其全貌，是 MPR 技术的延伸和发展。虽然曲面重建能够在一幅图像里展开显示弯曲结构的全貌，但是难以表达复杂的空间结构，容易造成假阳性。

1. 处理技术原理 曲面重组（CPR）是多平面重组的一种特殊形式，在利用断面图像生成容积数据的基础上，沿着断面图像上感兴趣器官或结构的边缘走向画一条曲线，计算指定曲面的所有像素的CT值，并以二维的图像形式显示出来。

2. 临床适用范围 曲面重组处理技术可把走向弯曲的器官或结构拉开展平，将其显示在一个平面上，从而观察器官或结构的全貌，主要用于走行扭曲且重叠的血管、支气管，也可用于肋骨、颌面骨、骶骨等结构的观察。

曲面重组注意事项：在扫描完成后应行薄层重建，并使用薄层图像进行后处理。曲面重组对于所画线的准确与否依赖性很大，曲面要保证在血管中心，否则偏离后会造成血管狭窄的假象；曲面重组图像不能真实反映病变距离的测量及与邻近结构的空间关系，最好附上产生曲面的参照图像。

3. 典型案例操作

（1）CT影像检查案例 患者，男，72岁。主诉以发作性四肢无力10天，收治住院。患者神志清，10天前开始出现四肢无力，下肢不能站立，上肢不能持物，持续5～10分钟。否认头晕、头痛、恶心、呕吐等症状，休息可以完全缓解。既往高血压病史5年，口服复方卡托普利片维持治疗。获取CT影像检查结果（图5-2-10）。

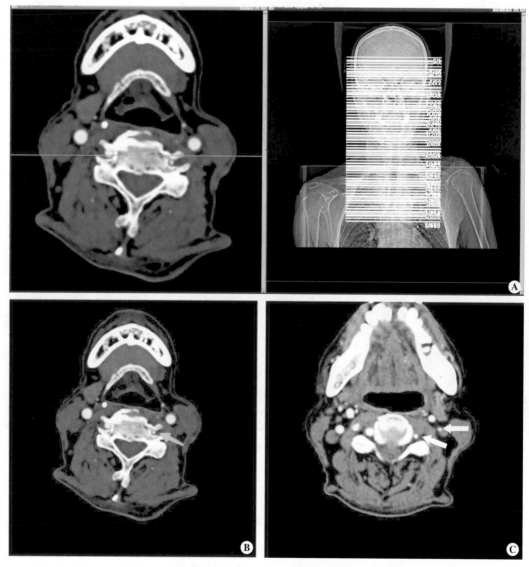

图 5-2-10 颈部血管 CT 横断位图像

A. 扫描范围（左）与断层定位像（右）；B. 显示左侧椎动脉狭窄（斜箭头）；C. 显示左侧颈动脉狭窄（水平箭头）椎动脉狭窄（斜箭头）

（2）基本处理操作步骤　以某品牌图像后处理软件为例，打开图像后处理工作站，打开图像预览窗选择患者颈部血管成像 CT 扫描的薄层序列，自动血管分析。左侧颈内动脉狭窄，确定重建图像参考线，系统自动识别，获得 CPR 图像，注意光标位于参考层面动脉断面中央位置，以防造成血管狭窄假象（图 5-2-11）；当自动识别图像质量较差时，可以手动识别血管，在断面图像上将控制点置于血管中心，逐层点击，所有控制点连接即获得 CPR 图像（图 5-2-12）。保存及传输图像时，可以选择"径向范围"，将图像按一定角度旋转保存；选中处理出来的图像，点击"导出图像"，将图像传输到 PACS（图 5-2-13）。

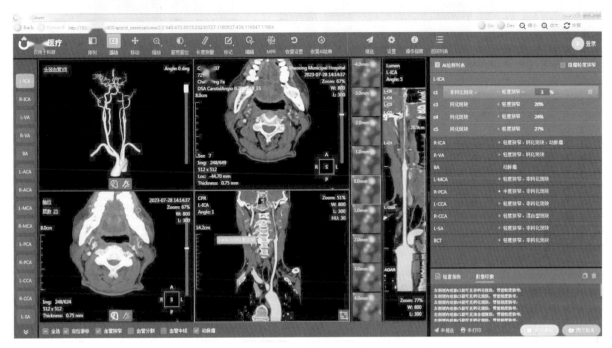

图 5-2-11　自动识别左侧颈内动脉狭窄 CPR 图像

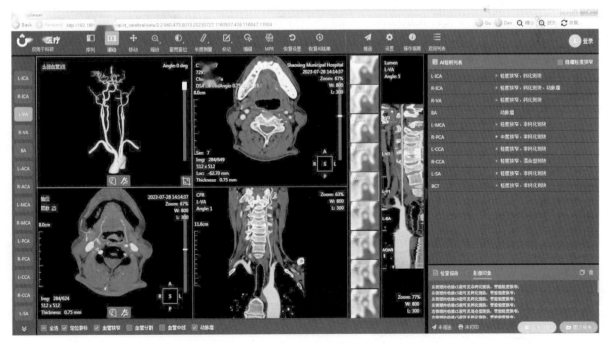

图 5-2-12　手动识别左侧颈内动脉狭窄 CPR 图像

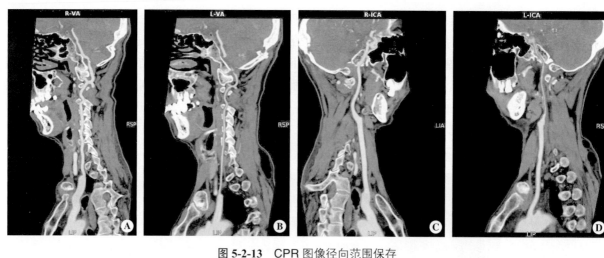

图 5-2-13 CPR 图像径向范围保存

A. 右侧椎动脉；B. 左侧椎动脉；C. 右侧颈内动脉；D. 左侧颈内动脉

（3）任务评价

1）影像处理结果：通过曲面重组处理，清晰显示为弯曲血管狭窄全貌，结合 VR 成像，以目标血管中轴线为中心进行任意角度旋转显示不同方位血管病变，靶血管位置、大小及毗邻关系显示得更佳，同时患者双侧颈内动脉及椎动脉显示在同一个平面上，图像清晰，为临床诊断及治疗提供了准确的影像支持。

2）处理技术标准：CPR 图像的准确性和客观性一定程度上会受到操作者点击曲线的影响，不恰当的曲线轨迹可能导致血管的假性狭窄，为避免误差的出现，头颈部血管 CPR 图像常选择横断面图像为基础，切换不同层面连续加点来进行划线，控制点应置于血管中心，同时需将 CPR 图像进行多角度旋转保存，便于病变的多方位观察与测量。

4. 相关案例分析

病例一：采用 CPR 对左冠状动脉进行血管编辑，将曲线轨迹调整到血管断面中央，修正狭窄程度，显示左冠状动脉前降支管腔重度狭窄（图 5-2-14）；病例二：单根曲面重建清楚显示肋骨前端骨折（图 5-2-15）。

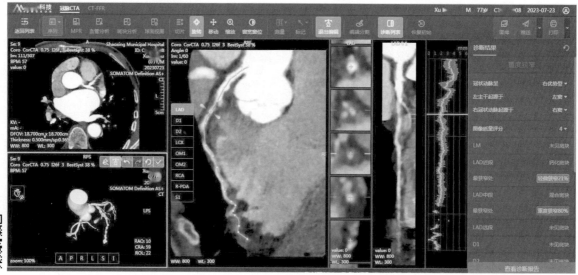

图 5-2-14 左冠状动脉前降支管腔重度狭窄 CPR 图像

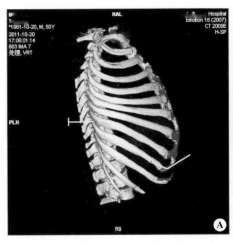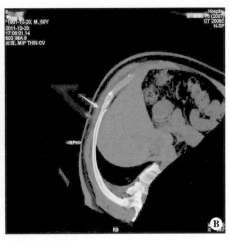

图 5-2-15　肋骨骨折 CPR 图像
A. 肋骨 VR；B. 单根肋骨 CPR

三、密度投影处理

（一）处理技术原理

最大密度投影成像是通过计算机处理,将成像容积内每个像素的最大强度值进行投影而得到的二维图像,是利用容积数据中在视线方向上密度最大的全部像素的投影技术。成像数据来源于三维容积数据,因而可以任意改变投影方向,图像可以任意角度显示。

最小密度投影成像和最大密度投影成像相似,是通过计算机处理,将成像平面所选取的三维组织容积内每个像素的最小密度值进行投影而得到的图像,是利用容积数据中在视线方向上密度最小的像素的投影技术。最小密度投影成像可以任意改变投影方向,图像可以任意角度显示。

（二）临床适用范围

1. 最大密度投影成像　最大密度投影成像是利用容积数据中投影方向上密度最大的全部像素值成像的投影技术之一。最大密度投影成像法操作简单,可以任意改变投影方向,图像可以任意角度显示,结果图像较好地显示了密度信息,因此 MIP 图像对于血管钙化斑块、动脉内支架显示清楚。可以调节对比度使得动脉夹层的真腔假腔形成对比观察,同时可以旋转图像展示夹层的破口位置、类型、累及范围等细节情况。

注意事项:在扫描完成后应行薄层重建,并使用薄层图像进行后处理。层厚调节、多角度倾斜、旋转、对比度调节等重组后,图像清晰,能显示主动脉夹层动脉瘤,旋转图像可展示夹层破口的位置、类型、累及范围、夹层旋转方向、内膜瓣破口情况,为临床诊断及治疗提供了准确的依据。

2. 最小密度投影成像　最小密度投影成像主要用于气管、支气管和胃肠道等中空器官病变的显示。

注意事项:①需对图像进行切割以便去除靶器官以外组织或器官影像的干扰;②适当调节窗宽、窗位,以清晰显示中空器官内病变及与周围组织器官的对比关系。

（三）典型案例操作

1. CT 影像检查案例　患者,男,43 岁。突发胸痛 3 小时,撕裂样、持续性疼痛。平时体健,无高血压,无外伤,家属送患者至胸痛中心治疗。急诊 CT 增强检查发现主动脉内见线状影,真假腔形成,累及降主动脉全程（图 5-2-16）。

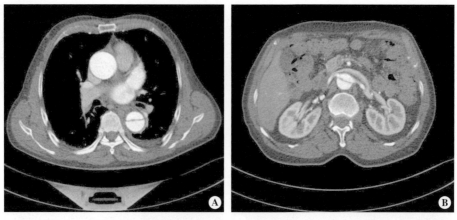

图 5-2-16 主动脉夹层患者 CT 图像

A. 胸主动脉夹层；B. 腹主动脉夹层

2. 基本处理操作步骤 以某品牌图像处理工作站为例，打开图像后处理工作站，打开图像预览窗内患者主动脉成像 CT 增强扫描的 Volume 数据。设置合适的窗位及窗宽，3D VR 成像后，在重建视窗左下角隐藏弹出菜单中，将图像模式改为 MIP，可在三维 MIP 显示血管及夹层全貌（图 5-2-17）。MIP显示界面，选择合适旋转角度、图像数量，按启动，接受图像后选择显示较好的单幅图像，单击键盘"S"按键保存至存储管理器或者批处理保存多幅图像，并发送至 PACS（图 5-2-18）。本例降主动脉夹层分别用 MIP、VR、CPR 多种重建模式显示（图 5-2-19）。

3. 任务评价

（1）影像处理结果 通过曲面重组处理，清晰显示为弯曲血管狭窄全貌，结合 VR 成像、MIP 图像较好地显示主动脉全程，可以观察到降主动脉向下至腹主动脉及右髂总动脉、髂外动脉假腔，累及腹腔干、肠系膜上动脉及右肾动脉，真腔受压。

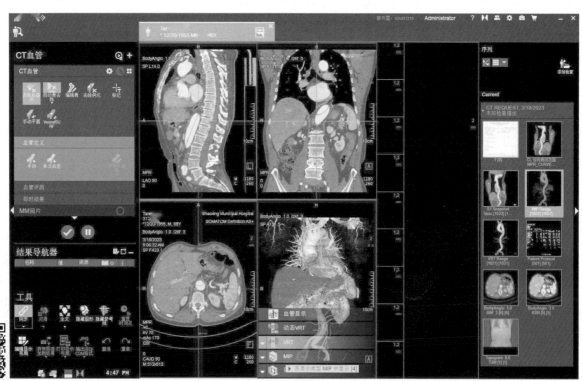

图 5-2-17 MIP 图像处理操作

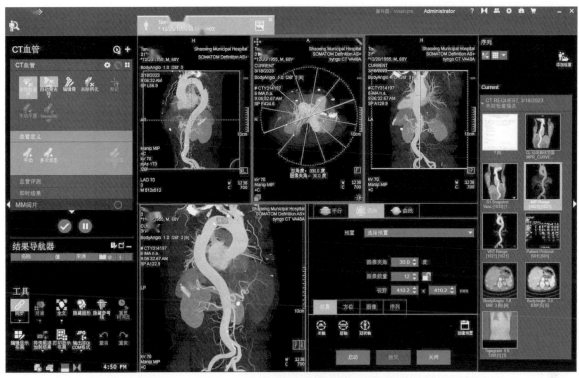

图 5-2-18　MIP 图像保存

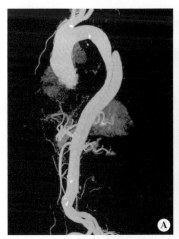
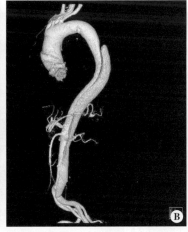
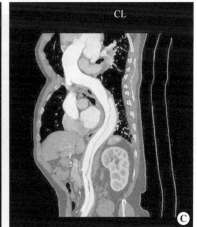

图 5-2-19　降主动脉夹层

A. MIP；B. VR；C. CPR

（2）处理技术标准　MIP 的目的是明确诊断，确定内膜破裂口的部位、大小及数目，破口与邻近血管的分支关系及距离，内膜片及真假腔的形态及走行，同时显示血管壁有无钙化。

（四）相关案例分析

患者，男，78 岁。既往有糖尿病 5 年余，近 1 个月左下肢间歇性疼痛，活动后加重，足背动脉搏动减弱。临床怀疑下肢动脉栓塞，为患者做了肢体动脉 CTA。患者检查影像经后处理结果如图 5-2-20 所示。

任务评价：MIP 图像显示左侧下肢股动脉局部闭塞，邻近侧支相连（白色箭头）；两侧髂动脉多发钙化斑块（图 5-2-20）。

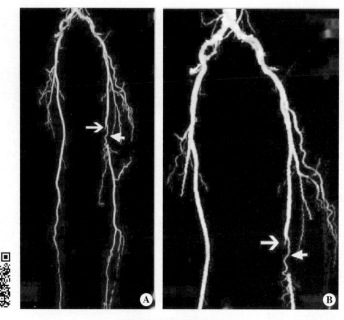

图 5-2-20 下肢动脉 CTA
A. 下肢动脉 VR 图；B. 下肢动脉 MIP 图

诊断结果：左侧下肢股动脉局部闭塞，邻近侧支形成。

另外 MIP 图像对于钙化斑块、动脉内支架显示较 VR 更清楚（图 5-2-21、图 5-2-22）。

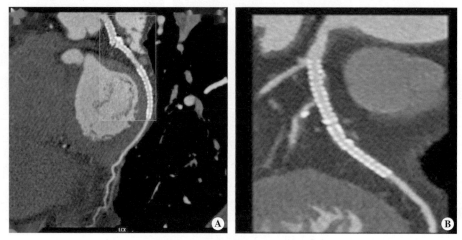

图 5-2-21 冠脉支架术后 MIP 显示
A.（冠脉左支）支架术后 MIP 显示；B.（冠脉右支）支架术后 MIP 显示

四、三维重建处理

（一）处理技术原理

利用容积再现技术进行处理也就是利用螺旋 CT 容积扫描的所有体素数据，根据每个体素的 CT 值及其表面特征，使成像容积内所有体素均被赋予不同颜色和不同透明度，通过图像重组和模拟光源照射，从而显示出具有立体视觉效果的器官和组织结构的全貌。

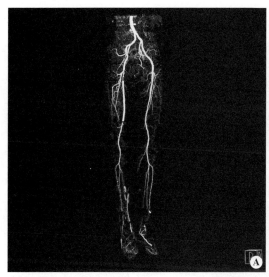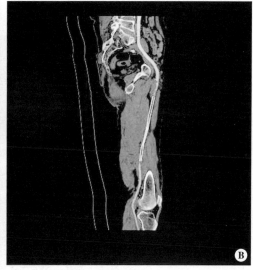

图 5-2-22　股动脉支架术后
A. 支架术后 VR；B. 支架术后 MIP

（二）临床适用范围

容积再现技术不仅可以显示被观察物的表面形态，而且可以根据观察者的需要，显示被观察物内部任意层次的形态，帮助确定病灶与周围重要结构间的位置关系。VR 图像的主要特点是分辨力高，可以分别显示软组织、血管和骨骼，3D 空间解剖关系清晰、色彩逼真，可任意角度旋转，适用于显示骨骼系统、血管系统、泌尿系统、胆道系统和肿瘤等。缺点是数据计算量大，不能显示内部细微结构和微小病变。

容积再现技术注意事项：影像技师在扫描过程中应行薄层扫描。首先根据诊断的需求采用相应的方法进行图像处理，调节合适的对比度以更好地显示内固定与周围骨质基本情况。其次，影像技师进一步运用薄层图像进行容积再现处理，更好地显示内固定与肋骨的空间位置关系，从而判断内固定是否在位。

（三）典型案例操作

1. CT 图像 VR 后处理案例　患者，男，22 岁。被人殴打致左胸前区疼痛 3 天，局部软组织青紫。当地医院拍胸肋 X 射线照片检查，怀疑左侧第 5 肋骨骨折。收治入院后，完善肋骨 CT 扫描及三维重组检查。

2. 基本处理操作步骤　以某品牌 CT 图像处理工作站为例，打开图像后处理工作站，打开患者肋骨CT 扫描的 Volume 数据，选择"VRT"属性，将轴位图像转换成 VR 图像（图 5-2-23），可对图像进行旋转、剪切等编辑操作（图 5-2-24），选择径向范围，对图像旋转角度、图像数量、视野后命名序列保存（图 5-2-25），切换 MIP 视窗，启动重建，接受图像质量后，传输图像至 PACS（图 5-2-26）。

3. 任务评价

（1）影像处理结果　经对比度调节、容积再现技术处理后，患者图像肋骨骨质细节显示更清晰，位置毗邻关系明确，为临床诊断及治疗提供准确的影像支持。

诊断结果：两侧肋骨未见错位性骨折。

（2）处理技术标准　容积再现技术的目的是更好地显示病变与周围组织位置的关系，因此必须结合临床诊断的实际需要，选择合适的观察角度、合适的 VR 模板、合适的 CT 值阈值以显示软组织、骨质等。例如，对骨折患者的处理以清晰显示骨折部位及其与周围组织结构空间位置关系为原则，而对于血管性病变如血管瘤等应以清晰显示瘤颈及其与血管、骨质结构关系等为侧重点。

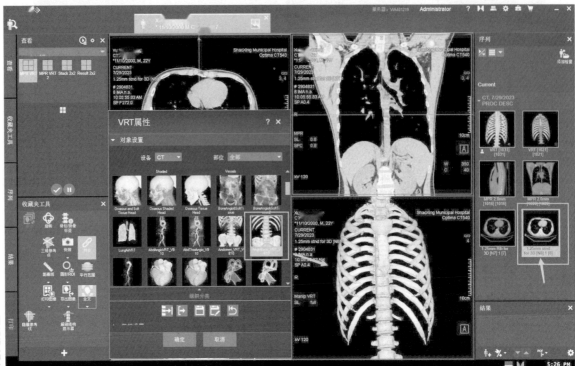

图 5-2-23 VR 图像处理操作

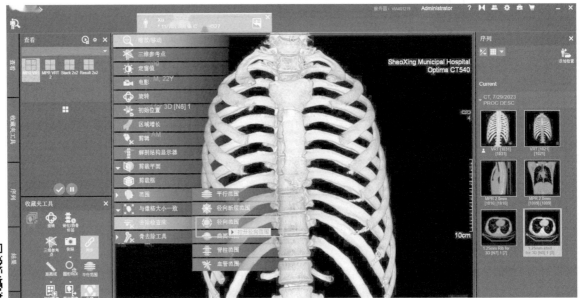

图 5-2-24 VR 图像编辑

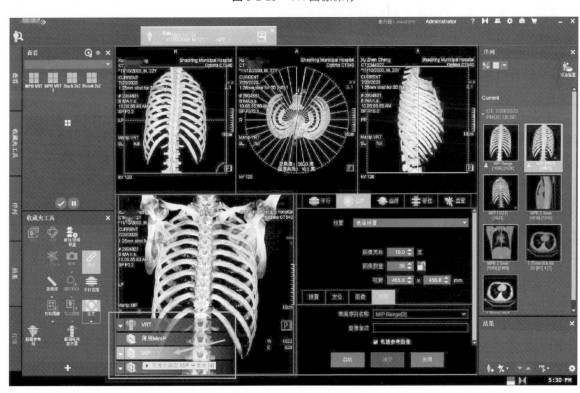

图 5-2-25　VR 图像保存

图 5-2-26　VR 图像传输到 PACS

（四）相关案例分析

患者，男，34 岁，头痛 1 周，无恶心、呕吐。2 年前行 DSA 造影诊断为"烟雾病"。申请头颅 CTA 检查复诊。患者影像经后处理结果如图 5-2-27 所示。

任务评价：左侧大脑中动脉 M1 段闭塞；两侧大脑前动脉起始于左侧颈内动脉。VR 图像清晰显示其形态及空间位置，且可以三维旋转观察。

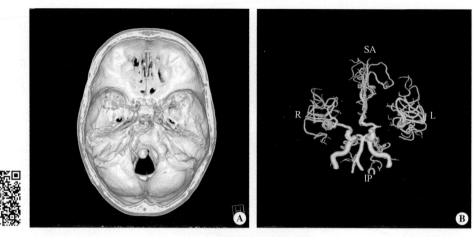

图 5-2-27　头颅 CTA 图像
A. 带骨 VR 图像；B. 去骨 VR 图像

诊断结果：左侧大脑中动脉 M1 段闭塞。

另见示例：四肢多部位骨关节（上排依次分别是手、腕关节、肘关节、肩关节；下排依次分别是足、踝关节、膝关节、髋关节）的 VR 处理后图像如图 5-2-28 所示。

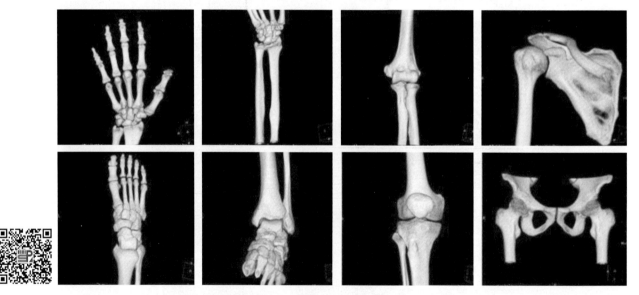

图 5-2-28　四肢多部位骨关节 VR 图像

五、仿真内镜处理

（一）处理技术原理

CT 仿真内镜（CT virtual endoscopy，CTVE）是利用螺旋 CT 提供的容积数据，通过数据运算，利用导航和飞跃技术，赋予图像伪彩，并进行连续回放，以内镜形式观察腔道内部结构的一种显示技术。该技术可观察中空含气的腔道，如鼻窦、肠道、气管、支气管等，也可显示充盈对比剂的管道，如 CT 血管造影等。

（二）临床适用范围

CTVE 是一种非侵入式的辅助医学检查技术，具有可回顾性，操作者在任何时候均可反复观察腔体内结构信息。同时，该技术具有交互性，可通过观测角度和范围变化，观测到纤维内镜无法到达的部位。

CTVE 临床主要用于胃肠道、鼻窦、鼻腔、气道等空腔脏器病变的检查，常用的有结肠 CT 仿真内镜、支气管 CT 仿真内镜、鼻窦 CT 仿真内镜及血管 CT 仿真内镜等。

CT 仿真内镜技术注意事项：CTVE 采用表面再现法，通过设定不同阈值调整内腔等值面，使用不同表面平滑程度来呈现内腔表面形态，因此无法显示不同密度的组织。同时，基于三维数据显示，该技术由采样、制作及人为因素形成的伪影是不可避免的，实际应用中应注意与真实情况的差异。

（三）典型案例操作

1. CT 图像仿真内镜后处理案例 患者，男，65 岁。咳嗽 1 周，痰中带血丝 3 天，色暗红。无发热，无体重明显下降，两便无殊，睡眠良好。收治入院后，胸部 CT 检查，发现左肺下叶肺门部占位，伴左肺下叶支气管截断；纵隔及两肺门多发淋巴结钙化；支气管 CT 仿真内镜显示如图 5-2-29 所示。

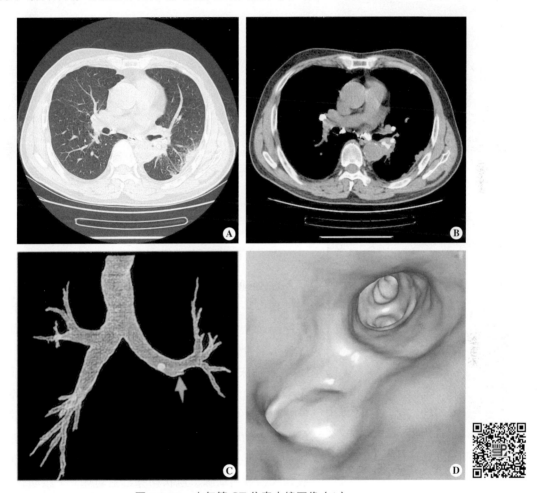

图 5-2-29 支气管 CT 仿真内镜图像（1）
A. 胸部 CT 肺窗；B. 胸部 CT 纵隔窗；C. 支气管仿真内镜观察视角；D. 左肺下叶支气管阻塞

2. 基本处理操作步骤 以某品牌 CT 图像处理工作站为例，打开图像后处理工作站，打开患者胸部扫描的薄层 Volume 数据。调用选择"Navigation（导航）"，将选择视图更改为导航器视图，将显示 Fly Through（飞越）导航面板，在参考图上设好观察起止点、视角，使三维图像沿管腔长轴方向前进，采用远景投影功能，重建出空腔器官的三维投影，将多幅或序列图像保存，并以电影方式回放即可获得内镜效果（图 5-2-30）。

同样对清洁灌肠后充气的结肠也可以做 CT 仿真内镜，图 5-2-31 为右侧结肠癌 CT 仿真内镜下透明化重建显示右侧升结肠肿瘤环形狭窄（箭头）。

图 5-2-30 支气管 CT 仿真内镜图像（2）

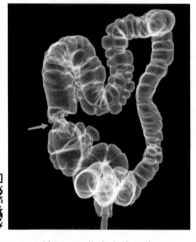

图 5-2-31 结肠 CT 仿真内镜图像
箭头所示为狭窄部位

六、血管成像处理

（一）CT 血管成像

1. 处理技术原理 CT 血管成像（CTA）又称CT 血管造影，是静脉内注入对比剂后在靶血管内对比剂浓度达到最高峰时进行螺旋 CT 容积扫描，经计算机三维重建并加上伪彩色，可立体显示血管影像。

2. 临床适用范围 CTA 能快速、精确地评估血管状况，常用于心脑血管疾病的检查和诊断，CTA 可以检查全身各部位大血管狭窄、闭塞的程度和部位，有无动脉瘤及动脉瘤的大小、位置等。动脉 CTA 进行检查时，患者靶动脉可经造影剂充盈，显示高密度，CT 扫描后可重建获得靶动脉三维图像，如对椎基底动脉、颈内动脉、冠状动脉、主动脉、下肢动脉等能够系统、整体显示，从任何角度旋转，实现动脉病变定性、定量、定位分析。CTA 检查对载瘤动脉、动脉瘤体、瘤径及其相互关系显示效果更好，而且可有效显示较小动脉分支，诊断性、特异性、敏感性都很高。对于颈动脉斑块、血管狭窄准确度高，在颅内动脉瘤的诊断中，可以大部分取代作为脑血管病金标准的 DSA 造影检查。CTA 优势在于检查费用低、图像对比度好、组织创伤小、成像速度快，相比于 DSA，冠状动脉造影这类需要进行介入手术的检查方式可能会有并发症风险，对身体状况的要求也比较高，但 CTA 只是需要静脉注射造影剂，作为健康但有症状人群的心脑血管疾病筛查十分适合。

3. 典型案例操作

（1）CTA 图像后处理案例 患者，男，77 岁。主述排尿困难 1 天，左侧胸前区不适 1 周。当地医院心电图检查提示房颤、ST 段压低，部分 T 波倒置改变。收治入院后，完善冠脉 CTA 检查，影像报告提示，左冠脉前降支近段严重狭窄，局部 80%。左心房增大。

（2）基本处理操作步骤　以某品牌 CTA 图像后处理软件为例，打开图像后处理工作站，打开患者冠脉 CTA 扫描的 Volume 数据，一键自动冠脉分析，左冠脉前降支（LAD）、右冠脉（RCA）、狭窄程度、钙化斑块分析和CT 血流储备分数（CT fractional flow reserve，CT-FFR）测量结果分别如图 5-2-32 至图 5-2-36 所示。

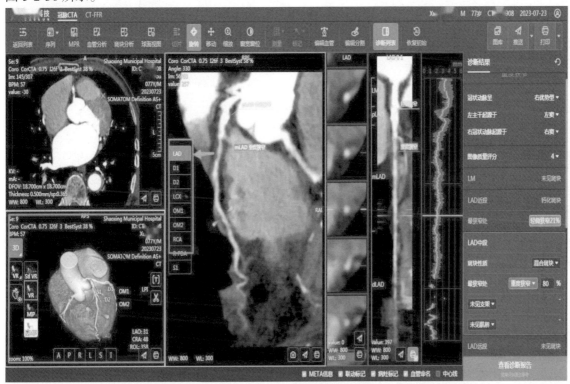

图 5-2-32　冠脉 CTA 软件分析 LAD

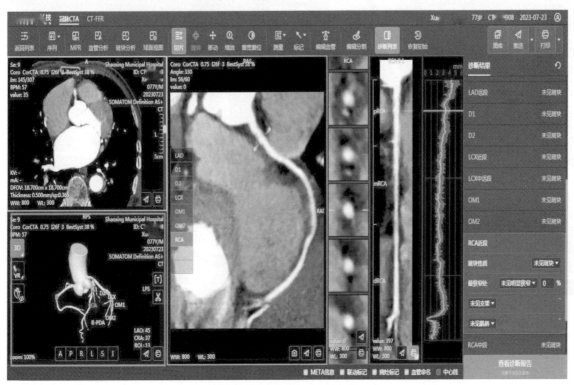

图 5-2-33　冠脉 CTA 软件分析 RCA

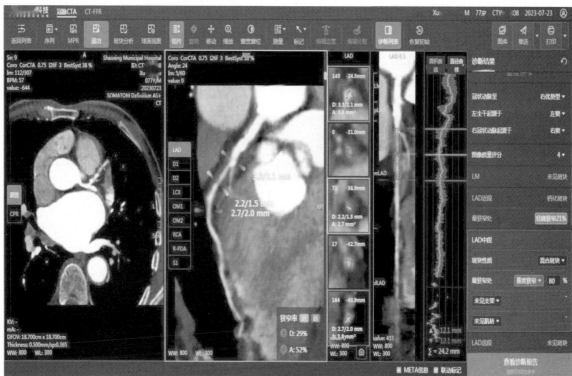

图 5-2-34 冠脉狭窄程度分析

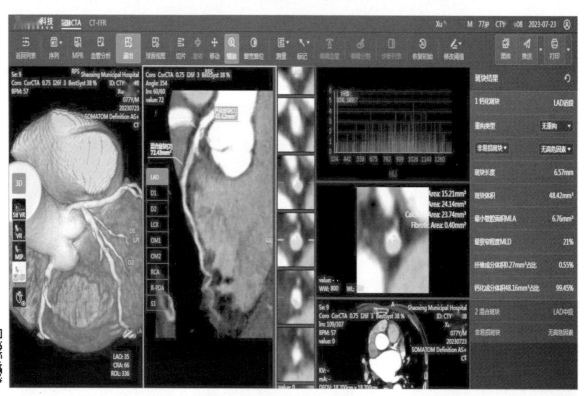

图 5-2-35 冠脉钙化斑块分析

图 5-2-36　冠脉 CT-FFR 测量

（3）任务评价　CTA 图像处理结果：冠脉 CTA 清楚地显示了左冠脉前降支近段严重狭窄，为临床诊断提供了可靠支撑。冠脉 CTA 成像不仅能分析冠脉走行解剖，有无变异、狭窄、心肌桥形成等，同时可以作冠脉钙化积分评分、CT-FFR 测定。

4. 相关案例分析　患者，男，62 岁，腹主动脉瘤。以某品牌 CT 图像后处理工作站为例，打开患者腹主动脉 CTA 扫描的 Volume 数据，在左侧工具栏中选择节段分析菜单中"AVA"模式，双击打开，鼠标选择想要分析血管的起点与终点，计算机会自动完成血管跟踪（图 5-2-37）；随后可以选择单击"测量"选项，计算机自动完成选定血管的测量分析，并测量数据显示在测量列表（图 5-2-38）；单击"报告"可以将数据及视图保存为新建序列或打印（图 5-2-39）。

🔗 **链 接　冠状动脉 CT 血流储备分数**

冠状动脉狭窄的功能学检测方法包括心电图负荷试验、超声负荷试验、同位素或磁共振负荷试验等。1993 年，Pijls 等提出血流储备分数（FFR），衡量冠状动脉血流。FFR 反映狭窄区域的最大血流与无狭窄时的比值。研究显示 FFR 指导的血运重建可减少支架置入，提升手术安全，改善长期预后。FFR 是冠状动脉功能评价的"金标准"，获众多指南推荐。但 FFR 需经导管测量，属有创诊断。近年来，基于冠状动脉血管成像（CCTA）影像数据应用高级计算流体力学及深度学习等方法获得的冠状动脉 CT-FFR 能在单次检查期间同时提供冠状动脉的解剖和生理学信息，成为临床研究和应用的新热点。CT-FFR 无须修改现有 CCTA 数据采集方案，不需药物辅助，不增加辐射剂量，受到国内外心内科和影像科医师广泛关注。国内多家公司的 CT-FFR 产品已获批准，正在国内临床逐步应用。

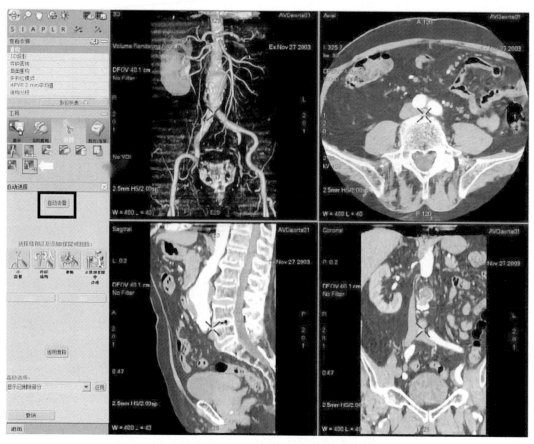

图 5-2-37　腹主动脉瘤

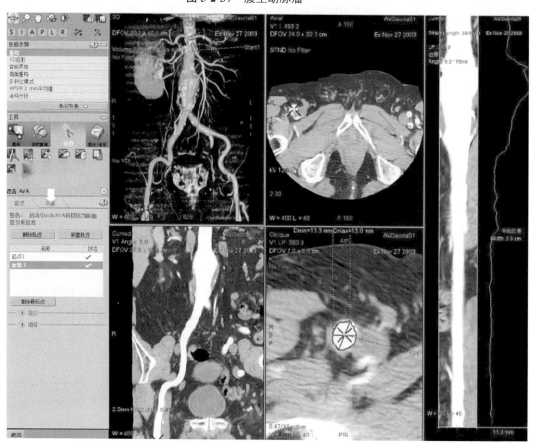

图 5-2-38　腹主动脉瘤分段分析

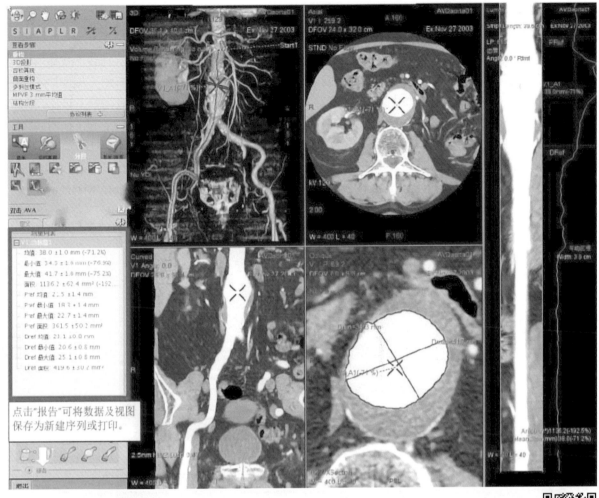

图 5-2-39　腹主动脉瘤测量报告

（二）CT 灌注成像

1. 处理技术原理　CT 灌注成像后处理是结合快速扫描技术及先进的计算机图像处理技术而建立起来的一种成像方法，能够反映组织的血管化程度及血流灌注情况，获得血流动力学方面的信息。该技术是在静脉快速灌注对比剂时，对感兴趣区层面进行连续 CT 扫描，从而获得感兴趣区时间-密度曲线，并利用不同的数学模型，计算出各种灌注参数值，并组成新的数字矩阵，最后通过数/模（D/A）转换获得灌注图像，不同的灰阶以伪彩色显示，获得直观、清楚的各参数彩色图像，能更高效地反映局部组织血流灌注量的改变，对明确病灶的血液供应具有重要意义。脑灌注参数包括血流量、血容量、峰值时间及平均通过时间等。

（1）血流量（blood flow，BF）　是指单位体积组织（100g）在单位时间（每分钟）内的血液供应量，与组织器官或病变的血容量、组织耗氧量、静脉引流和淋巴回流状况等因素有关，单位是 ml/（100g·min）。

（2）血容量（blood volume，BV）　是指组织微血管内所含有的血量占整个组织的体积比，反映了组织或器官的血液灌注量，与脉管系统的容量及毛细血管开放的数量有关，单位是 ml/100g。

（3）峰值时间（time to peak，TTP）　是指对比剂进入组织达到峰值的时间，单位是秒（s）。

（4）平均通过时间（mean transit time，MTT）　是指对比剂由供血动脉进入组织并到达引流静脉所需的时间的平均值，单位是秒（s）。

2. 临床适用范围　CT 灌注成像临床最先应用于急性脑梗死的诊断，以后逐渐应用于心肝肾血流灌注及肿瘤的诊断，如心脏灌注成像有助于缺血性心肌病的早期诊断。

3. 典型案例操作

（1）CT 灌注成像后处理案例　患者，男，83 岁。突发口角歪斜、左侧肢体无力，伴言语含糊约 3.5 小时，被家属发现跌倒在家，由急诊 120 车送至医院。患者急诊头颅 CT 平扫检查发现右侧"大脑中动脉高密度征"，同侧大脑中动脉供血区域大片状密度减低，脑组织肿胀，右侧脑室受压，并在增强 CT 显示右侧大脑中动脉闭塞（图 5-2-40）。CT 灌注成像分析：右侧额叶、颞叶、顶叶、基底节区脑血容量（cerebral blood volume，CBV）、脑血流量（cerebral blood flow，CBF）下降，平均通过时间（mean transit time，MTT）、达峰时间（time to peak，TTP）延长，残余功能达峰时间（time to maximum of the residue function，T_{max}）正常。核心梗死区体积为 8.6ml，不匹配（mismatch）体积为 49.2ml，低灌注区体积为 57.8ml，Mismatch 比值为 6.7（图 5-2-41）。Mismatch 分析及 T_{max} 分析结果如图 5-2-42 和图 5-2-43 所示。

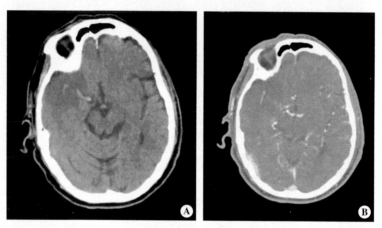

图 5-2-40　头颅 CT 平扫+增强

A. 头颅 CT 平扫断层；B. 头颅 CT 增强断层

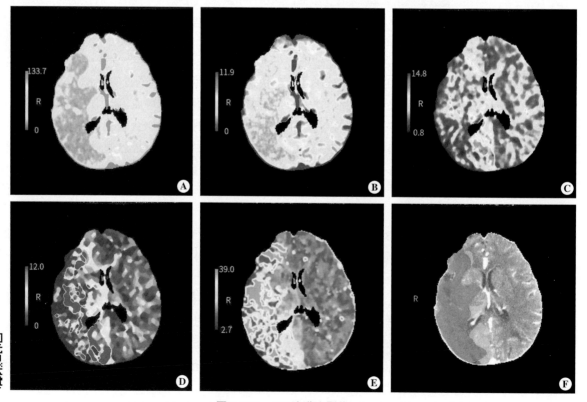

图 5-2-41　CT 脑灌注影像

A. CBF 图；B. CBV 图；C. MTT 图；D. T_{max} 图；E. TTP 图；F. Mismatch 图

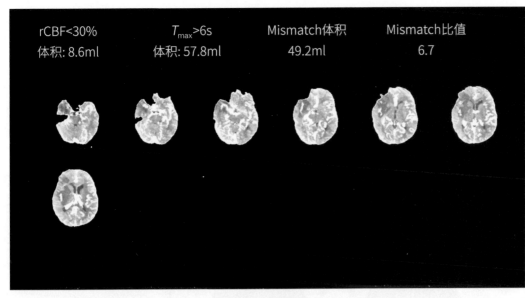

图 5-2-42 Mismatch 分析

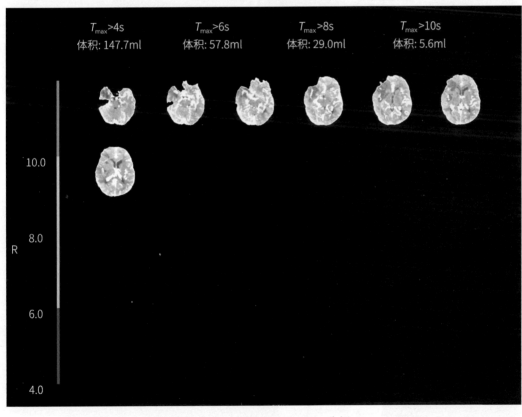

图 5-2-43 T_{max} 分析

（2）基本处理操作步骤 以某品牌 CT 灌注成像处理工作站为例，打开图像后处理工作站，打开患者 CT 灌注扫描的 Volume 数据，确定动脉、静脉 ROI 取样点时间衰减曲线 TDC 峰值是否准确，校正后系统将自动对称 ROI 取样分析 Mismatch 异常结果，并可查看诊断报告（图 5-2-44）。Mismatch 结果异常分析：CBF<30%时体积为 8.6ml；T_{max}>6 秒时体积为 57.8ml；Mismatch 体积为 49.2ml，Mismatch 比值为 6.7（图 5-2-45）。切换至头颈 CTA 分析，右侧颈内动脉起始段完全闭塞、右侧大脑中动脉未显示（图 5-2-46）。

随着多层螺旋 CT 硬件技术的发展,单次扫描就能重建数千幅图像,提供的数据包含患者大量解剖、病理和生理信息。功能性软件的开发和 AI 技术的广泛应用使图像后处理日益强大,后处理功能越来越多元化。高质量的 CT 图像重建技术及重组技术使影像信息得到充分利用,通过后处理技术可以得到多个观察面的、立体的、仿真的、更加形象和直观的影像学信息,为临床提供丰富逼真的显示手段和定量分析工具,在临床诊断、指导外科手术、引导治疗等方面得到广泛应用。同时,各种后处理方法也各有优缺点,在临床实践中,要准确运用 CT 扫描技术提高图像质量,并根据病变显示需要,联合应用多种后处理方法,以更好地显示病变,为临床提供更多有益的诊断信息。

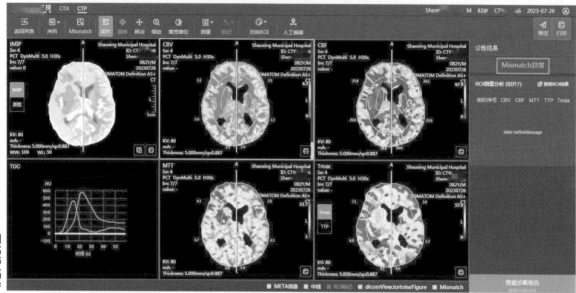

图 5-2-44　CT 灌注后处理分析

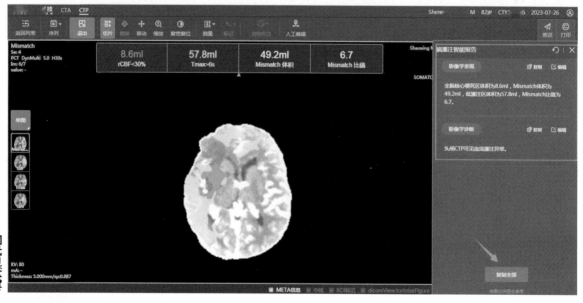

图 5-2-45　Mismatch 结果显示

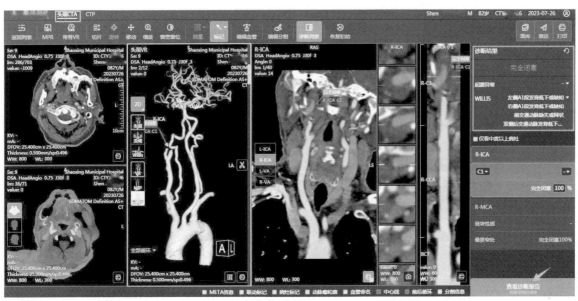

图 5-2-46　头颈 CTA 分析

> **执着科研创新，只为救治更多患者**
>
> "全球约 50% 的食管癌患者在中国，但是针对这类患者的治疗方法十分有限。"中晚期食管癌患者非常痛苦，由于无法进食，很多人因为饥饿而死亡。滕皋军为了有效解除食管癌患者的痛苦，带领团队科研攻关成功研制了食管粒子支架，即把原有的食管支架技术与放射性同位素碘粒子相结合。晚期食管癌患者安装了食管粒子支架后，在解决吞咽困难的同时，还能对肿瘤进行局部内照射治疗。食管粒子支架的研究成果获得了国家科技进步奖二等奖，还发表在了世界顶级医学杂志《柳叶刀》上。
>
> 滕皋军始终坚持"医生绝不能为了研究而研究，而要通过研究解决临床上棘手的问题。科研创新的出发点和落脚点都应该是救治更多的病人"。2021 年 11 月，滕皋军当选为中国科学院院士。

医者仁心

链接　CT 发展历程

科马克（A.M. Cormack）和豪斯菲尔德（G.N. Hounsfield）发明了电子计算机控制的 X 射线断层扫描仪器（computed tomography，CT）。CT 的发明在放射学界引起了轰动，被认为是继 1895 年伦琴发现 X 射线后放射诊断学的又一次划时代的贡献。因此 Cormack 和 Hounsfield 共同获得了 1979 年的诺贝尔生理学或医学奖。物理学家 Cormack 的主要贡献是在 1957 年左右发明了必要的计算方法，阐述 CT 早期的二维重构及其衍生，使得计算机断层扫描除了能得到身体的横截面图像，也为三维图像提供了基础。

第 3 节　MRI 影像处理

一、水成像处理

（一）处理技术原理

水成像技术的原理是利用水的长 T2 特性，使体组织中的水样液体成分（如尿液、淋巴液、胆汁、脑脊液等）的 T2 值大于其他组织。使用 T2 权重较重的序列（TE 大于 500 毫秒以上），其他组织的横向磁化矢量几乎完全衰减，所采集的图像上信号主要来自于水样结构，所以该技术称为水成像技术。3D MR 胆胰管成像（MR cholangiopancreatography，MRCP）的后处理类似 3D TOF MRA 的后处理，可以做薄层 MIP 投影处理，也可以做全容积的 MIP 投影处理。裁剪处理：裁剪是通过二维影像坐标位置的选定，保留矩阵数据中目标区域，删除非目标区域的一种处理技术，如删除胃液、肠道内的高信号，从而改善感兴趣区影像信息的显示效果。

下面介绍一些目前临床上较为常用的水成像序列。单次激发 FSE 可结合呼吸触发技术进行 2D 或 3D 采集，用于 MRCP、MR 尿路成像（MR urography，MRU）或 MR 脊髓成像（MR myelography，MRM）；结合 CS 压缩感知技术可屏气扫描。单次激发 FSE T2WI 是目前 MRCP 或 MRU 最常用的序列。稳态自由进动序列主要用于内耳水成像。

（二）临床适用范围

MRCP 是临床上常用的水成像技术。主要适应证包括：胆道肿瘤、胆道结石、胆道炎症、慢性胰腺炎、胰腺肿瘤、胆胰管变异或畸形等。

MRU 也是临床常用的水成像技术之一，主要适应证包括：尿路结石、肾盂肾盏肿瘤、膀胱肿瘤、输尿管肿瘤、其他原因的尿路梗阻、泌尿系变异或畸形等。

MRM 近年来在临床上应用逐渐增多。主要适应证包括：椎管内肿瘤、椎管畸形、脊神经鞘病变、脊柱外伤、脊柱退行性病变等。

MR 内耳水成像借助于耳蜗及半规管内的淋巴液作为天然对比剂成像，主要用于膜迷路病变的检查。常采用高分辨三维真实稳态自由进动序列或三维 FSE 序列进行。

（三）典型案例操作

1. 水成像技术检查案例　患者，女，54 岁。临床主诉以腹痛为主，体温 38.5℃，进行 MRCP 检查，应用 3D GRASE 序列，TR=313 毫秒，TE=99 毫秒，屏气扫描 19 秒，进行 3D 薄层扫描，经图像后处理获得 MIP 图像（图 5-3-1 B）。在呼气末屏气下应用 2D 厚层投影法获取图像，TR=8000 毫秒，TE=300 毫秒，层厚 40mm（图 5-3-1 A）。

请根据图像质量进行 MRCP 图像处理操作。

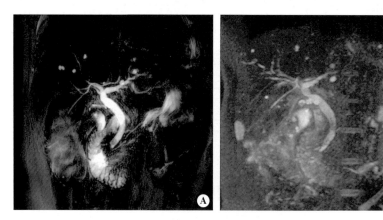

图 5-3-1　MRCP 影像
A. 2D MRCP；B. 3D MRCP

2. 基本处理操作步骤

（1）最大密度投影操作　选择 3D MRCP 原始数据进行 Volume View-MIP 处理，观察矢状位、横轴位、冠状位三方位的影像（图 5-3-2）。

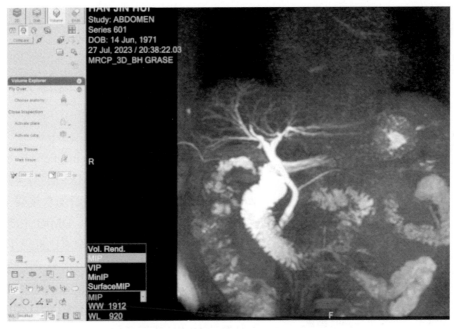

图 5-3-2　MRCP 最大密度投影处理设置

（2）裁剪处理操作　根据影像检查技术规范和诊断需求，选择 Crop 功能项，删减胃液等非感兴趣区域，在冠状位进行裁剪处理操作，可旋转角度多方位观察（图 5-3-3）。

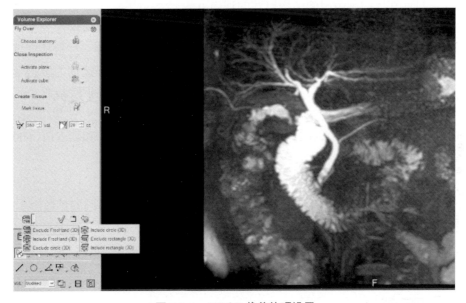

图 5-3-3　MRCP 裁剪处理设置

（3）多角度重建 MIP 图像，便于临床观看（图 5-3-4）。在横轴位上放射状采集 20 层图像。

（4）病变测量　对观察到的结石或病变进行数据测量，选取最大直径，保存图像，上传 PACS 系统。

3. 基本处理效果分析　根据水成像影像基本处理结果，影像视野充分显示感兴趣区域，正常组织显示充分，病变信息突出显示，测量数据对疾病诊断具有重要参考价值，扫描范围符合临床诊断需求。清晰显示胆囊、胆总管、肝内胆管、胰管及病变与周围组织的相互关系，图像无明显伪影，脂肪抑制均匀。该病例 MRCP 提示：肝内胆管略扩张，腔内未见异常信号；胆总管下段见多发类圆形充盈缺损，大者直径约 0.6cm，其上游胆总管增宽，管径约 0.9cm。胆囊形态局部皱缩欠规则，壁增厚，腔内见多

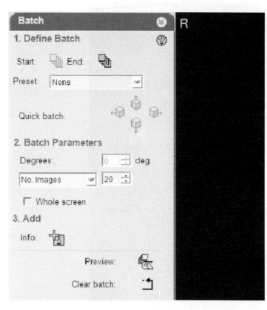

图 5-3-4 MRCP 多角度重建 MIP 图像

发类圆形充盈缺损，胆囊底区见管状影引流向体外。胰管无扩张，其内未见明确异常信号。

二、扩散加权成像处理

（一）处理技术原理

扩散磁共振成像（diffusion magnetic resonance imaging, DMRI）是基于水分子扩散对 MRI 信号产生影响而发展起来的一类成像方法。与依赖组织的自旋质子密度、T1 值或 T2 值的常规 MRI 方法不同，DMRI 主要依赖于组织内水分子的扩散效应，为组织成像对比提供了崭新的成像技术。DMRI 中的扩散是指组织内水分子受热能激发而进行的随机运动。自旋质子发生扩散运动后，观测视野内的质子由于失相位无法完全重聚，MRI 信号强度将发生衰减。在典型的 DMRI 成像条件下（扩散时间约为 50 毫秒），约32%的水分子扩散距离超过 17 μm，水分子很容易扩散至组织结构边界（如：脑组织中轴突的排列间隙为微米级），可见，水分子扩散受到微观环境（包括生物膜、大分子等）的影响，从而可以通过 MRI 信号的衰减量化不同组织中水分子的扩散特征（如：水分子扩散系数），进而反映不同组织的微结构属性。因此 DMRI 是目前在体检测组织微结构属性的理想方法。

扩散加权成像（diffusion weighted imaging, DWI）是最常用的 DMRI 成像序列，其成像原理是在常规 T2 加权的基础上施加了扩散敏感梯度场，来描述出水分子的扩散特性，扩散梯度场的强度用扩散敏感因子（b value，简称为 b 值，单位是 s/mm^2）来表示。b 值越大对水分子运动的敏感度越高。但 DWI 图像容易受到组织本身 T2 信号的影响，造成错误判断，因此需要计算表观扩散系数（apparent diffusion coefficient，ADC，单位为 mm^2/s）。

计算 ADC 值需要任意两个 b 值的图像，通常选用低 b 值（0～50s/mm^2）和高 b 值（600～1000s/mm^2）图像进行计算。计算公式为：

$$ADC = \ln\left(SIb_{低} / SIb_{高}\right) / \left(b_{高} - b_{低}\right) \qquad (5\text{-}3\text{-}1)$$

式中，$SIb_{低}$、$SIb_{高}$ 分别代表两个扩散加权的信号强度；$b_{高}$、$b_{低}$ 为两个不同的扩散因子。

可以发现实际为计算两点之间的斜率（图 5-3-5），斜率大则水分子扩散运动越活跃，即 ADC 值大。斜率越小则水分子扩散运动越不活跃，即 ADC 值小。图 5-3-5 中三种组织 ADC 值大小为从左到右逐渐减小。

（二）临床适用范围

扩散加权序列可以用于全身各个部位，可用于多种疾病的鉴别诊断。例如，在脑梗死病变中，梗死区域发生细胞毒性水肿，脑组织细胞周围间隙变小，水分子的扩散范围受限，在高 b 值图像上表现为高信号，ADC 图上表现为低信号。该表现在脑梗死发病的 4 小时内就可出现，而脑 CT 至少需要 24 小时才可出现此变化，从而大大提高了脑梗死早期检出率，对改善患者预后具有重要意义。在肿瘤性病变，如前列腺癌的诊断中，扩散加权序列也有重要意义，肿瘤病灶内有

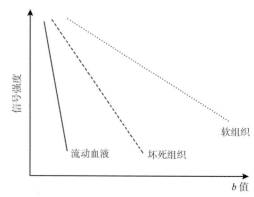

图 5-3-5 不同 b 值组织信号衰减图

大量新生的肿瘤细胞，细胞较多较密集，导致细胞外间隙变小，导致水分子的扩散受限，从而在高 b 值图像上表现为高信号，ADC 图上表现为低信号。另外，DWI 序列在疾病的疗效监测等方面也有着广泛应用。

（三）典型案例操作

1. 扩散加权序列检查案例　患者，男，67 岁。临床主诉为肢体无力，头晕 4 小时。申请常规颅脑 MRI+DWI 检查，其中 DWI 扫描 b 值为 0s/mm²、1000s/mm²。获得影像检查结果（图 5-3-6A、B）。

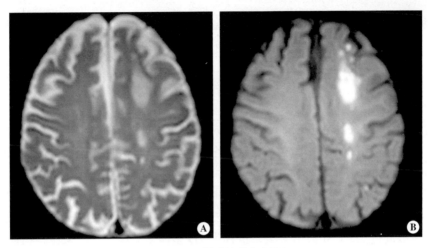

图 **5-3-6**　颅脑扩散加权图
A. b=0s/mm²；B. b=1000s/mm²

2. 基本处理操作步骤

（1）选择低 b 值和高 b 值图像进入 ADC 后处理软件。

（2）调整体素显示阈值，调整最大、最小范围去除头皮组织，同时可减少图像噪声。但要注意不要去除正常的颅脑组织（图 5-3-7A、B、C）。

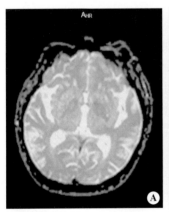
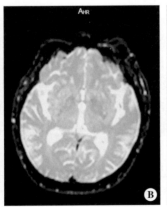
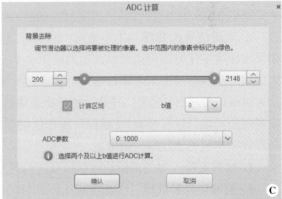

图 **5-3-7**　阈值调整
A. 调整前；B. 调整后；C. 阈值调整

（3）选择正确的 b 值（图 5-3-7C）。

（4）生成结果，除常规的灰阶图外还可生成伪彩图（图 5-3-8）。

3. 基本处理效果分析　根据扩散加权序列影像基本处理结果，影像视野充分显示感兴趣区域，正常组织显示充分，病变信息突出显示，测量数据对疾病诊断具有重要参考价值。

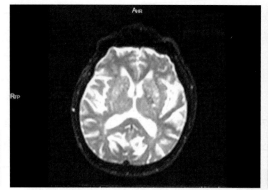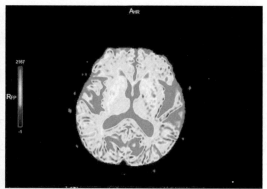

图 5-3-8 ADC 图与伪彩图

三、波谱成像处理

磁共振波谱成像（magnetic resonance spectroscopy，MRS）是一种基于磁共振成像技术的化学分析方法。在临床中，一般使用 1.5T 以上的磁共振设备，以氢质子为成像质子，可以显示所研究组织的所含代谢物成分的信息。MRS 是一种功能成像技术，在颅脑检查中应用最为广泛，通常与常规头部 MRI 检查相结合，以辅助进行疾病的诊断和鉴别诊断。MRS 技术的定位方法分为两大类，即单体素波谱（single voxel spectroscopy，SVS）和化学位移成像法（chemical shift imaging，CSI），CSI 获得体素矩阵的波谱，临床上通常进行 2D CSI 波谱采集，也称为 2D 多体素波谱。一般来说，扫描设备会自动进行一些后处理步骤，生成磁共振波谱曲线，有时也需要操作者通过后处理程序进行简单操作。

（一）处理技术原理

为了获得质量良好的谱线，需要使用一些后处理技术。对于单体素波谱而言，相应的后处理在大部分设备上自动完成。而对于 2D 多体素波谱，机器自动生成谱线后，仍需要操作者在相应的软件中进行简单的操作，如对谱线进行基线校正、相位校正、频率移位，保存某些体素的谱线或者显示感兴趣区体素的代谢物伪彩图等，将这些信息提供给诊断医生。

基本 MRS 中所进行的后处理过程一般包括以下几步。

1. 时域信号的处理 ①零填充：通常对波谱采集到的几十毫秒的自由感应衰减信号进行数字化。如果增加数字化时间将会增加波谱的噪声水平，因为自由感应衰减信号衰减很快。因此一般此阶段会在采集到的时域信号的末端添加额外的零点。此操作对应于频域在数据点之间插值，会使得谱线更光滑。②对时域信号进行"截趾"操作。通过将采集的自由感应衰减信号与一个平滑变化的函数，如指数衰减或者高斯函数，进行相乘。"截趾"操作能够抑制自由感应衰减信号的噪声，提高信噪比。然而，它也会导致频率域的谱线峰轻微增宽。

2. 信号变换 对处理后的时域信号进行傅里叶变换，得到磁共振波谱。

3. 频域信号的处理 ①相位校正。其目的是仅呈现频谱的实部。零阶相位校正可以补偿接收通道和发射通道之间的不匹配。激励和打开接收通道之间因为定位梯度的施加总是存在延迟，在此期间，原子核将以与其频率成正比的角度散相，需要通过一阶相位校正（即跨频谱的线性相移）进行校正。②基线校正。为准确地估计代谢峰面积，通常需要进行基线校正，即使基线通过噪声的中值和各个代谢物峰的峰脚。常见的方法是将基线拟合到如三次样条函数（选择没有代谢物强度的数据点，然后进行插值），然后从波谱中减去拟合的函数。除了上面列出的单体素波谱处理步骤外，2D 多体素波谱数据的处理还涉及其他处理步骤。例如，体素移动操作，它可以改变多体素中心的确切位置，是通过在傅里叶变换之前对 K 空间数据应用线性相位校正实现的；在傅里叶变换之后，可以采取额外的处理步骤，包括相位校正（对每个体素操作，进行零阶相位校正）、频率移位（通过移动频谱校正磁场的非均匀性，通常基于测量残余水或者 *N*-乙酰天冬氨酸峰的频率实现）等。通过在每个体素中整合代谢物峰的区域创建低分辨率代谢物图像，进行插值并以彩图显示。

进行以上操作后谱线可以呈现给操作者并可以进行量化解释。波谱分析要比解读 MRI 图像更复杂。首先检查所获得的波谱质量。具体来说，衡量谱线质量的条件有：水抑制是否彻底，信噪比是否足够，感兴趣区磁场均匀性的校正等。另外一个质量标准是胆碱和肌酸峰是否可以实现很好的分离。如果谱线质量良好，可以进入谱线分析阶段。具体来说包括：①鉴别代谢物峰：在已知不同的代谢物的化学位移的情况下，对照采集到的波谱的代谢物情况。②代谢产物的量化：理论上谱线峰下面积正比于产生该峰的代谢物的质子的数量。然而，在临床应用中，难以做到绝对的量化，更多的是使用不同代谢物峰下面积的比值（相对浓度）来反映体素内的代谢物含量情况。

（二）临床适用范围

磁共振波谱技术在临床中主要应用于颅脑，在脑肿瘤、脑卒中、痴呆、癫痫等多种疾病中提供感兴趣区代谢物的信息；在前列腺、乳腺及肝脏中也有应用。对于特定部位采集到的单体素波谱而言，一般不需要操作者进行额外的后处理操作，但需要进行初步的质控及谱分析，如各代谢物峰是否正确识别、胆碱及肌酸峰是否良好地分离等。如果波谱质量良好，可以提供给医生进行疾病诊断。对于 2D 多体素波谱而言，设备会利用自带的软件程序自动计算出多体素的波谱。在软件中，操作者还可以对所得谱线进行以下操作，如通过体素位移功能微调体素位置，使体素完全覆盖在病灶上，减少部分容积效应；可以对特定谱线进行基线校正；如观察到谱线的频率存在漂移，可以进行频率的调整等操作。提供给诊断医生的信息一般包括：①操作者依据所掌握的医学知识在多个体素中识别病灶体素、病灶周边体素和（或）对照体素，并将这些体素的谱线及位置信息截图保存；②可以保存特定代谢物峰面积的分布情况的彩图；③可以保存两种代谢物峰面积的比值分布彩图。医生可根据得到的处理结果进行分析诊断。

（三）典型案例操作

1. MRS 影像检查案例　患者，男，68 岁。临床主诉"22 天前活动中突发口角左偏，右侧口角流涎，伴右侧肢体无力，上肢尚可持物，下肢尚可自行行走，伴口齿不清，吞咽困难，伴右侧面部抽搐"。临床诊断：颅内多发病灶，性质未明，病毒性脑炎、自身免疫性脑炎可能。行颅脑平扫+MRS 扫描。对该患者采用的 MRS 扫描序列及参数如下：对左侧海马区域病灶及对侧正常组织行单体素 MRS 扫描，使用点分辨波谱序列，TR=1500 毫秒，TE=35 毫秒，激励次数 128。对左侧半卵圆中心病灶及周围区域行 2D 多体素采集，使用点分辨波谱序列，TR=1000 毫秒，TE=144 毫秒，FOV=24cm，矩阵为 18×18。获得的 MRS 影像检查结果如图 5-3-9 所示。

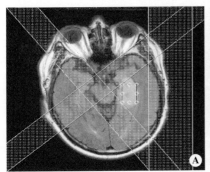
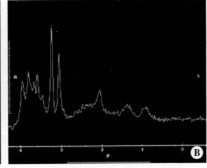
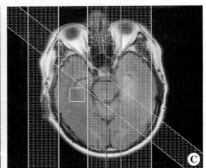

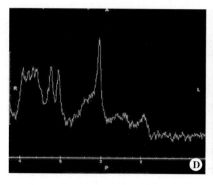
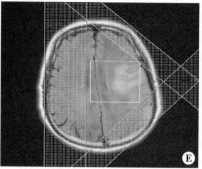
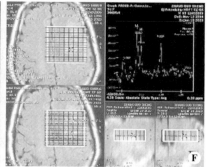

图 5-3-9　MRS 定位像及对应波谱数据

A. 左侧海马单体素定位图；B. 左侧海马波谱；C. 对侧海马单体素定位图；D. 对侧海马波谱；E. 左侧半卵圆中心 2D 多体素波谱定位图；F. 左侧半卵圆中心 2D 多体素波谱数据

2. MRS 处理操作步骤

（1）对单体素 MRS 的质控及谱分析　观察谱线基线稳定，信噪比良好，代谢物峰识别正确。可上传图像给诊断医生。

（2）2D 多体素的处理

1）选定定位像及波谱图，进入 2D 多体素波谱后处理程序。检查各体素谱线，对于需要处理的谱线，可以使用窗口右侧的 Brain Spectroscopy 对话框中的 Voxel Correction 选项卡进行 Phase Correction（相位校正）、Voxel Shifting（频率位移）及 Baseline Correction（基线校正）的操作，如图 5-3-10 所示。

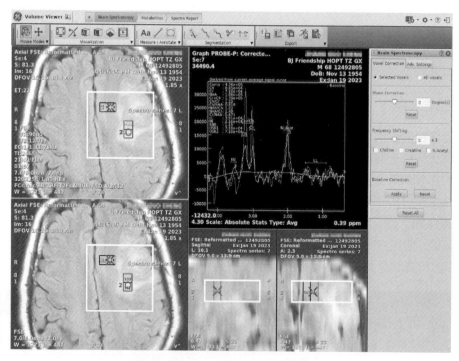

图 5-3-10　2D 多体素 MRS 处理软件

2）显示和评估谱线：单击选择感兴趣体素，显示并保存其谱线。

3）不同波谱间比较：按住 Ctrl 键，可同时选择两个或多个体素，比较不同体素代谢物谱线差异。

4）显示代谢物图：可以观察各代谢产物或两种代谢物比值的伪彩图。

在本例中选取病灶区域及病灶周边组织的体素，截屏保存结果，见图 5-3-11。在该病例的结果中包含选定体素的谱线图，同时保存了 N-乙酰天冬氨酸、胆碱、肌酸代谢物含量的伪彩图（可根据患者情况，保存可以反映病变性质的某种代谢物或两种代谢物比值的伪彩图）。

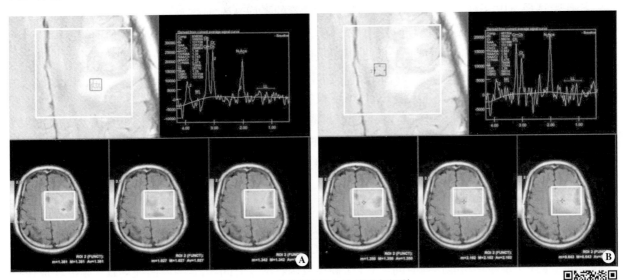

图 5-3-11　多体素 MRS 的显示与评估

A. 左侧半卵圆中心病灶区波谱及代谢物伪彩图；B. 左侧半卵圆中心病灶周围区波谱及代谢物伪彩图

3. MRS 处理效果分析　经过初步谱分析及基本处理后，上传 MRS 波谱图，为医生提供了病灶区域及其周边组织的代谢物信息，对疾病诊断具有重要的参考价值。头颅 MRS 示：左侧海马病灶区域及半卵圆中心病变区 *N-*乙酰天冬氨酸峰明显减低，胆碱峰明显升高，未见明显乳酸峰及脂质峰。MRS 诊断结果提示左侧海马及半卵圆中心病变，不除外肿瘤性病变。

四、灌注加权成像处理

（一）处理技术原理

依据成像所应用的"示踪剂"不同，灌注加权成像（perfusion weighted imaging，PWI）分为应用外源性对比剂的动态磁敏感对比（dynamic susceptibility contrast，DSC）成像和动态对比增强（dynamic contrast enhanced，DCE）成像，以及应用内源性对比剂的动脉自旋标记（arterial spin labeling，ASL）成像技术。因 DSC 灌注成像应用较早，且应用最为广泛，这里主要为大家介绍 DSC 的后处理内容，以下介绍以西门子 syngo 图像后处理平台为例进行详细步骤介绍，不同厂家处理平台后处理步骤有所不同。

首先，根据临床检查要求采用 DSC 技术获得 MR 灌注加权图像，灌注成像后处理根据机器配置可以在 syngo 系统菜单栏 application 里面的 Perfusion（MR）任务卡启动，也可以是 syngo.via 后处理系统的 Nero Perfusion 后处理工作流程。syngo 系统里面有 LOCAL AIF 模式和 GLOBAL AIF 模式两种后处理模式：LOCAL AIF 为全自动模式，系统会在每一个小立方体体素内自动计算一个 LOCAL AIF 作为参考，计算该体素内的像素的各个参数，相对更准确，但是不适于有大面积坏死囊变及囊肿这类病变，只需在后处理里面勾选 LOCAL AIF，然后直接计算即可；GLOBAL AIF 模式则需要操作者手动定义一个感兴趣及利用所定义的灌注起始、结束等时间点作为全脑脑灌注计算的参考标准进行计算，适用于有大面积无灌注的液化坏死，如脓肿、囊肿等病变的后处理。而 syngo.via 后处理系统会新增一个 LOCAL AIF with T1 correction 模型，适用于有血脑屏障破坏的患者，在计算 reICBV 的时候系统会纠正因血脑屏障破坏 T1 增强效应导致的 reICBV 高估。这里将以 syngo 系统的 GLOBAL AIF 模式介绍后处理流程。

将梯度回波 EPI 序列所生成的图像传输到 Perfusion（MR）任务卡，并在左上像格中滚动浏览图像，并找出合适的基本图像用于定位 AIF ROI，一般脑梗死在梗死灶对侧皮质区及脑沟裂附近，脑肿瘤在邻近正常脑组织皮质区及脑沟裂附近。

操作者选择 AIF 子任务卡上的 ROI，各个像素计算的平均 AIF 曲线及该层面的平均 AIF 曲线均会显示在控制区。它指示了操作者所选 AIF 曲线的算术平均值。在操作者所选 AIF 均值曲线上移动蓝色线条分别标记灌注起始、结束等线。一般起始线同注药时相，本例我们放于第 5 期即第 5 个点，第二条放置于"V"形线起始处，第三条放置于"V"形线结束处。

勾选 Confirm Time Ranges 并点击 Evaluation 按钮开始参数图计算。

经计算机后台计算，可得到操作者所希望获得的相关参数图。在数据库列表内可直接生成相关参数图序列，可以使用小键盘翻页及翻序列键对 TTP/CBF 及 CBV/MTT 参数图序列，以及序列各层数翻动浏览。如想存为彩色图像需要在"文件/另存为"中另存为彩色参数图。

（二）临床适用范围

灌注加权成像适用于鉴别肿瘤、判断肿瘤分级、肿瘤疗效评价及评估急性脑卒中缺血半暗带的情况等临床诊断。MR 灌注加权成像后获得脑血容量（CBV）、脑血流量（CBF）、平均通过时间（MTT）、达峰时间（TTP）及残存功能达峰时间（T_{max}）等参数伪彩图及时间-信号强度曲线场景，是灌注成像技术必不可少的一部分。

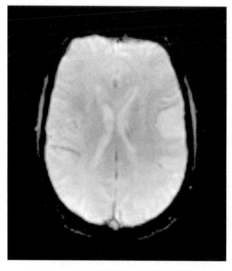

图 5-3-12 头颅 DSC 灌注影像

（三）典型案例操作

1. PWI 影像检查案例 患者，男，52 岁。临床主诉左侧肢体麻木 3 天。按医嘱行头颅 DSC 灌注检查，采用头部专用线圈，体位选择仰卧位，头先进，扫描序列选用梯度回波 EPI 序列，对比剂标准剂量以 3ml/s 速度注射，以相同速度跟注 20ml 盐水，获取影像检查结果（图 5-3-12）。根据原始图像数据进行灌注成像后处理操作。

2. MR 灌注加权成像后处理操作步骤

（1）将梯度回波 EPI 序列所生成的图像传输到 Perfusion（MR）任务卡，把右下角的 LOCAL AIF 勾选 Cancel，点击 Calculate 按键，找出合适的基本图像用于定位 AIF ROI，一般脑梗死在梗死灶对侧皮质区及脑沟裂附近，脑肿瘤在肿瘤邻近正常脑组织皮质区及脑沟裂附近（图 5-3-13）。

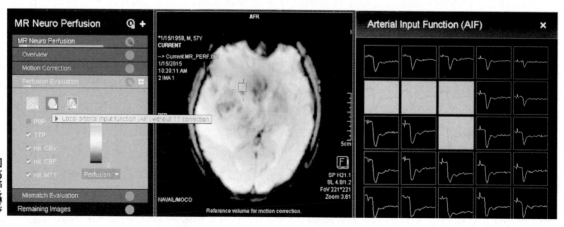

图 5-3-13 AIF ROI 选取操作

（2）在 Step 1 界面按住 Ctrl 键同时单击鼠标左键选择曲线，曲线选择在于好不在于多，然后点击 Step 2 进入下一步。白线代表全层增强曲线，粉线代表平均曲线，根据重叠程度评估曲线是否具有代表性。然后在所选 AIF 均值曲线上移动蓝色线条分别标记灌注平台期、流入期和流出期（图 5-3-14）。

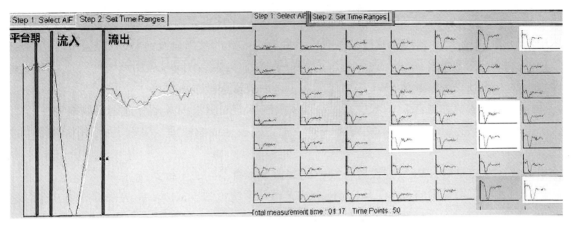

图 5-3-14 AIF 曲线选取及标注操作

（3）勾选 Confirm Time Ranges 并点击 Evaluation 按钮开始参数图计算（图 5-3-15）。

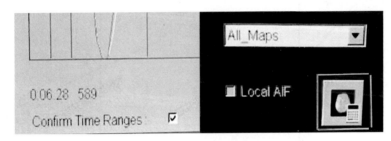

图 5-3-15 参数图计算操作

（4）经计算机后台计算，得到相关参数图。在数据库列表内可直接生成相关参数图序列，可以使用小键盘翻页及翻序列键对 TTP/CBF 及 CBV/MTT 参数图序列，以及序列各层数翻动浏览（图 5-3-16）。

3. MR 灌注加权成像后处理效果分析 根据 MR 影像后处理结果，感兴趣区域选取合理，病变信息突出显示，测量数据对疾病诊断具有重要参考价值。MR 灌注参数图提示右侧大脑半球异常灌注区范围明显大于 DWI 高信号区，存在缺血半暗带，MTT、TTP 明显延长，CBF、CBV 相对正常，提示脑梗死后有侧支循环建立；DWI<PWI，临床可及时溶栓，对于患者预后有重大意义。

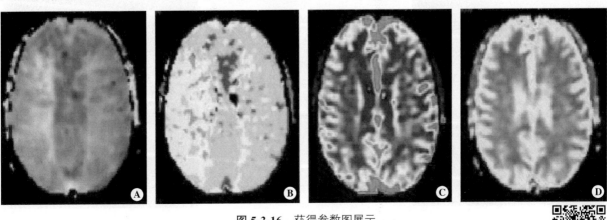

图 5-3-16 获得参数图展示
A. MTT；B. TTP；C. CBF；D. CBV

五、磁敏感加权成像处理

（一）处理技术原理

磁敏感加权成像（susceptibility weighted imaging，SWI）序列是专门用来反映磁敏感变化的序列，在临床中的应用十分广泛，尤其在脑神经系统中诊断有无颅内的微出血及血管畸形具有较大优势。该序列和传统的梯度回波 T₂*WI 序列有所不同，主要采用 3D 采集模式，同时运用流动补偿技术减少流动伪影，而且近年来各磁共振厂家新 SWI 序列还加入了多回波采集技术，提高了空间分辨率和对比。

由于颅内静脉脱氧血红蛋白的浓度高，导致颅内静脉与周围组织及动脉血管的脱氧血红蛋白浓度差距大，T₂*缩短，引起局部磁场不均匀。因此，根据磁敏感成像原理，SWI 序列对颅内静脉的显示十分优异。

这里需要注意的是对 SWI 序列设置不同，磁共振厂家有不同的坐标系统。

一部分磁共振厂家采用的是左手（left-handed）坐标系统（图 5-3-17A），另一部分磁共振厂家采用的是右手（right-handed）坐标系统（图 5-3-17B）。

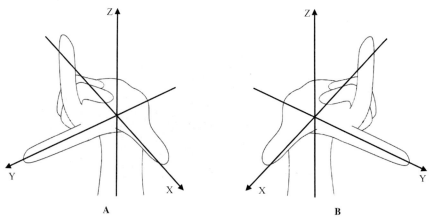

图 5-3-17　磁共振厂家不同坐标系
A. 左手坐标系；B. 右手坐标系

下面以右手坐标系统公司 SWI 序列扫描图像进行讲解。

磁敏感加权成像序列扫描完成后得到的是薄层的幅度图，经设备自动重建后可以得到两组图像，一组是幅度图（SWI-M），一组是相位图（SWI-P）（图 5-3-18）。

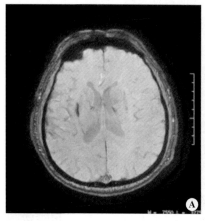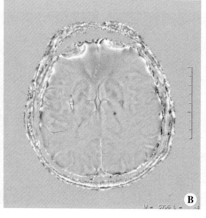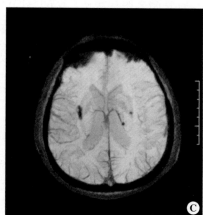

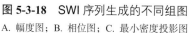

图 5-3-18　SWI 序列生成的不同组图
A. 幅度图；B. 相位图；C. 最小密度投影图

SWI 的幅度图主要是显示信号的大小，可以运用最小信号强度投影（minP）技术进行后处理，得到更适用于临床诊断的 minP SWI 幅度图像；也可运用 MPR 技术，得到任意角度的厚层重建图像。

SWI 的相位图既可以显示信号的大小，还可以显示物质的顺磁性或逆磁性，区分颅内钙化和微出血。可通过高通滤波（high-pass filter）技术将 SWI-P 中的低频信号滤除。

1. 最小密度投影处理　最小密度投影处理属于多平面重建处理中的一种，多平面重建处理，即：从不同角度或沿某一平面将原始 3D 数据中选取的三维层块，运用平均、最大或最小密度投影法进行运算而得到的图像。3D 采集时所采用的层厚对 MPR 图像影响最大，层厚越小，MPR 重建图像越清晰。

最小密度投影处理一般运用在 SWI 序列的幅度图像中，以便得到更适合临床观察的重建图像（图 5-3-19）。最小密度投影是将层面内每个体素的信号强度与其他所有层面内同一投影方向的对应体素进行比较，选择信号强度的最小值进行显示。

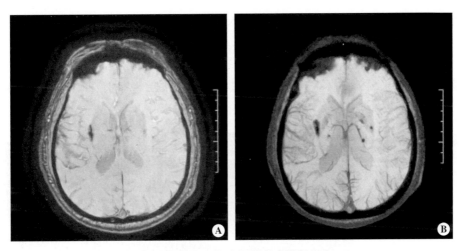

图 5-3-19　最小密度投影处理前后图像
A. 最小密度投影前图像；B. 最小密度投影后图像

2. 高通滤波处理　高通滤波将傅里叶变换结果图像中的低频分量值都替换为 0，即屏蔽低频信号，只保留高频信号，实现高通滤波。高通滤波器使低频信号衰减而让高频信号通过，将增强图像中尖锐细节的显示。通过对 SWI 序列相位图进行高通滤波处理，可以有效地提高图像质量，利于临床观察诊断（图 5-3-20）。

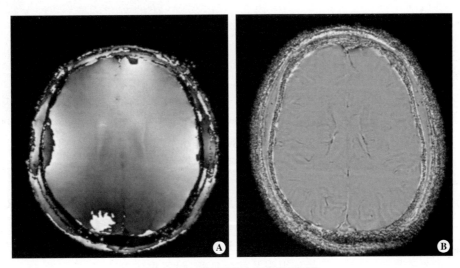

图 5-3-20　高通滤波处理前后图像
A. 高通滤波前图像；B. 高通滤波后图像

（二）临床适用要求

同时，磁共振操作人员还应具备一定的解剖学知识，掌握后重建系统的基本工作原理，了解基础的 SWI 序列成像原理，序列扫描后生成的各组图像的功能以及在临床诊断中的用途。深刻理解磁敏感加权序列扫描后生成的幅度图（SWI M）和相位图（SWI-P）的基本含义，对开展后处理具有重要意义。

临床诊断的价值是图像后处理的基础质量标准，任何 MRI 的后处理操作都应以客观反映受检者的身体组织真实情况为首要前提。所以，最小密度投影处理的层厚、层间隔、覆盖范围设置应以受检者的患处实际情况出发，以实现更加清晰地显示病情为首要目标。

（三）典型案例操作

1. SWI 影像检查案例 患者，男，52 岁。临床主诉以头晕、呕吐为主，体温 37.5℃，伴有右侧肢体活动不便、意识模糊、疲乏、肌肉酸痛症状 3 天。申请常规颅脑 MRI+SWI 成像检查，层厚 2mm，层间距 1mm，扫描层数 140，FOV 30mm×30mm，采集矩阵 Freq×Phase 为 288×192，重复激励次数 1，体位设计患者平躺，采用头部高清采集线圈，进行头部磁共振 SWI 序列扫描（图 5-3-21）。根据图像质量进行 SWI 影像基本处理操作。

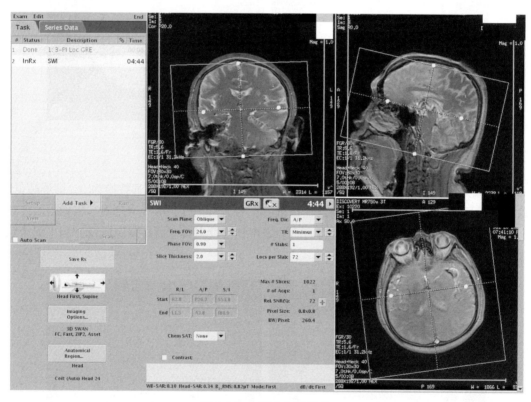

图 5-3-21 SWI 扫描操作

2. 基本处理操作步骤

（1）运行工作站 MPR 系统 选择 SWI 序列薄层幅度图像，单击多平面重建系统（Reformat/MIP）（图 5-3-22）。

（2）最小密度投影重建 选择 min 选项，选择 Reconstructed Radial Angle，径向方向应沿正中大脑镰方向；调整重建覆盖范围，覆盖全部颅脑组织及部分延髓；设置重建参数，包括层数 55 层，层厚 20mm，层间隔 2.5mm，FOV=24cm（图 5-3-23）。

（3）保存重建图像　选择 Save 选项，单击 OK 按钮，对重建图像进行保存，并将重建后图像上传医院 PACS，达到图像信息网络化（图 5-3-24）。

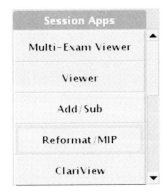

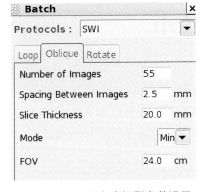

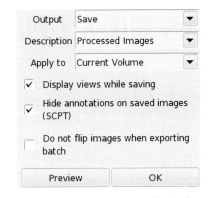

图 5-3-22　运行工作站 MPR 系统　　　图 5-3-23　最小密度投影参数设置　　　图 5-3-24　对处理后图像进行保存

3. 基本处理效果分析　根据 SWI 序列的幅度图的最小密度投影和相位图，突出显示颅脑内病变。经过最小密度投影后的幅度图对颅内出血病变显示得更加清晰，对临床诊断具有重要的参考价值；同时，结合 SWI 序列的相位图，可以根据信号强度更好地确定病变性质，区分出血或钙化灶，对临床的鉴别诊断具有重大意义（图 5-3-25）。

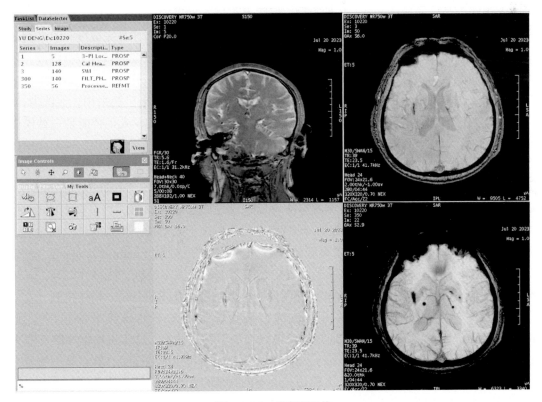

图 5-3-25　保存后图像

（杨德武　姚克林　尹红霞）

第6章
医学影像人工智能技术

⏻ 学习目标 ────────────────────────

1. 掌握 医学影像人工智能技术基本概念、分类及常用术语。
2. 熟悉 医学影像人工智能模型分析医学问题的一般流程。
3. 了解 深度神经网络。

人工智能（artificial intelligence，AI），可以追溯到图灵测试，它由英国数学家和计算机科学家图灵（Turing）于1950年提出，旨在判断人工智能是否具有人类智能。其基本思想是通过对话来与另一个实体（可能是人类或计算机程序）进行交流，使外部观察者在一定时间内无法确定哪个是人类，哪个是计算机。这被认为是人工智能通过了图灵测试，表现出人类智能特征。尽管具有历史和哲学意义，但图灵测试也受到了批评。首先，测试标准不明确，存在主观性和解释性。其次，对话长度有限，无法覆盖所有情况。测试者的知识水平可能影响结果，有可能轻易辨别计算机程序。此外，图灵测试主要关注对话模仿，可能无法涵盖其他领域的智能。虽然有限，但图灵测试有助于探讨人工智能的智能程度和与人类智能的差异。实际应用中，人工智能评估需要采用更具体标准，如性能和任务完成度。图灵测试仍然具有争议，因为人工智能在不断发展，未来可能出现更复杂的系统，可能改变测试标准。因此，图灵测试的研究和讨论要持续进行。

不同学者对人工智能有不同的理解，其中拉菲尔（Raphael）的观点被广泛采用，他认为，"人工智能是一门科学，这门科学让计算机做人类需要智能才能完成的事"，因此，人工智能是一种模拟人类智能行为的计算机系统技术，它使计算机系统能够执行需要智力的任务，以便自动化、辅助或模仿人类的思维和行为。

人工智能技术涵盖了多个领域，主要包括以下几个方面：①机器学习（machine learning），是让计算机通过数据学习和改进的技术。机器学习算法可以识别模式、做出预测，甚至自主地改进其性能。②深度学习（deep learning），是机器学习的一种特殊分支，模仿了人类神经网络的结构和功能。深度学习在处理图像、语音、文本等方面取得了显著的成果。③自然语言处理（natural language processing，NLP），使计算机能够理解、处理和生成人类语言。它用于翻译、文本分析、情感分析等。④计算机视觉（computer vision），让计算机能够理解和解释图像和视频内容，在图像分析、物体检测、人脸识别等方面有广泛应用。医学图像处理通常可以被认为是计算机视觉下的研究子领域。⑤强化学习（reinforcement learning），让计算机系统通过与环境互动来学习的技术。计算机根据环境反馈来调整行为，以达到预定的目标。⑥专家系统（expert system），基于规则和知识的系统，旨在模仿领域专家的决策过程。这些方面，较为全面地从不同角度模仿了人类的智能行为。人工智能技术当前在许多领域产生了广泛的影响，如医疗诊断、自动驾驶汽车、金融分析、智能助手等。尽管人工智能技术取得了显著进展，但它仍然面临挑战，包括数据隐私、伦理问题及确保模型的可解释性和公平性等方面的问题。作为人工智能技术的一个研究分支，医学影像人工智能技术主要是指使用人工智能方法，尤其是机器学习和深度学习，来分析和解释医学影像的技术，其核心目的是通过自动化方式提高影像（如X射线、CT、MRI、超声波等）诊断的准确性和效率，包括对于影像采集时的定位、成像、影像的图像后处理及分析、智能识别等方面的研究。

🔗 **链 接** 图灵奖 ——————————————————————————————————

A.M.图灵奖（ACM A.M. Turing Award），简称图灵奖（Turing Award），是由美国计算机协会（ACM）于 1966 年设立的计算机奖项，名称取自艾伦·麦席森·图灵（Alan M. Turing），旨在奖励对计算机事业做出重要贡献的个人。图灵奖对获奖条件要求极高，评奖程序极严，一般每年仅授予一名计算机科学家。图灵奖是计算机领域的国际最高奖项，被誉为"计算机界的诺贝尔奖"。

图灵奖一般在每年 3 月下旬颁发。从 1966～2020 年，图灵奖共授予逾 70 名获奖者。2000 年，中国科学家姚期智获得图灵奖，这是中国人首次也是当前唯一一次获得图灵奖。

人工智能创新指数是反映国家人工智能创新水平的重要指标。2023 世界人工智能大会上，中国科学技术信息研究所发布的《2022 全球人工智能创新指数报告》显示，目前中美两国引领世界人工智能发展，中国人工智能发展成效显著，人工智能创新指数近 3 年一直保持全球第二水平。

第 1 节　医学影像人工智能技术简介

医学影像人工智能技术当前主要用于辅助临床医生进行疾病检测、诊断和治疗计划的制订，最终支持精准医疗。这些技术结合了计算机视觉（包括医学图像处理）、机器学习和深度学习等方法，可以帮助医生更快速、准确地分析和解释医学影像数据。当前医学影像人工智能技术在医学诊疗方面起着日益重要的作用，已成为现代医疗中最重要的支撑技术之一，有着广泛的应用，主要应用于疾病诊断、筛查和管理。疾病诊断是在患者已经出现症状或疾病迹象时，通过医学影像分析来确认或排除疾病的存在。筛查则是在患者尚未出现明显症状时，通过分析患者包括影像数据在内的医学数据来评估其患病的风险，以便早期干预和预防。对于疾病的管理，人工智能可以监测患者的病情，提供个性化的治疗建议，改善慢性病的管理。这三个领域的结合，可以整体提高人类生命全周期里健康监测、疾病诊断、治疗及管理的准确性。常见的疾病应用领域包括①肿瘤检测，辅助临床检测 X 射线、CT 扫描和 MRI 等影像中的肿瘤，包括乳腺癌、肺癌、结直肠癌等。②眼底疾病筛查，自动检测眼底图像中的糖尿病视网膜病变等眼部疾病。③骨折诊断，协助临床快速诊断骨折，并通过 X 射线影像分析骨折的位置和程度。④脑部疾病诊断，自动分析脑部 MRI，协助诊断卒中、脑肿瘤和神经系统疾病。⑤心脏疾病分析及诊断，评估心脏超声波和心脏磁共振图像，帮助检测心脏病变。⑥肺部疾病诊断，识别肺部结节的位置和性质，协助诊断肺炎和肺气肿等疾病。

一、机器学习模型的组成

当前基于影像的人工智能技术，最常见的应用场景为在医学影像分析和智能诊断方面的应用。其一般模式是基于研究对象的影像数据，对机器学习模型进行训练，观察模型的准确率等性质，选择最优参数，最后对拟合好的模型评估其临床应用价值，也就是对泛化性做评价。更深入的应用，应结合目标领域的先验知识，如临床对良、恶性肿瘤的影像学判别方法采用信息，包括对病灶的大小、形状、边缘特征、密度、增强模式、周围组织的受累情况及患者的临床病史，甚至结合活检等检查结果进行综合评估。在建立机器学习模型时，可以自动或者手动提取图像特征，或者在建模时根据特征的特点结合临床进行分析，以使得训练模型具有更好的可解释性和泛化性，进而对临床诊断提供有用观察，或者直接应用于临床辅助诊断。掌握人工智能技术的应用，首先应对其专业术语及基础理论有所了解。

机器学习模型是通过对数据进行训练，从而能够进行预测、分类、聚类等任务的算法或函数。一个典型的机器学习模型由以下几个主要组成部分构成。

1. 特征（feature） 特征是用来描述数据样本的属性或变量。在机器学习任务中，特征是输入数据的各个维度。选择合适的特征对模型的性能和效果非常重要。

2. 标签（label） 标签是希望模型预测或分类的目标变量。在监督学习任务中，数据样本通常包括特征和对应的标签。模型通过学习特征与标签之间的关系来进行预测。

3. 模型算法（model algorithm） 模型算法是实际进行学习的部分，它定义了学习过程和预测规则。不同的机器学习算法适用于不同的问题类型，如线性回归、决策树、支持向量机、神经网络等。

4. 训练数据（training data） 训练数据是用来训练模型的数据集，其中包含了特征和对应的标签。模型通过观察训练数据来学习特征与标签之间的关系，以调整自身的参数。

5. 损失函数（loss function） 损失函数衡量了模型预测结果与实际标签之间的差距。模型的目标是通过最小化损失函数来优化预测效果。

6. 优化算法（optimization algorithm） 优化算法用于调整模型的参数，使得损失函数最小化。常见的优化算法包括梯度下降法、随机梯度下降法等。

7. 超参数（hyperparameters） 超参数是在训练模型之前设置的参数，它们不是通过训练学习而得到的。超参数的选择会影响模型的性能和训练过程，需要通过实验进行调整。

8. 验证集（validation set） 验证集是用来调整模型超参数并评估模型性能的数据集。在训练过程中，可以使用验证集来避免过拟合问题。

9. 测试数据（test data） 测试数据用于评估训练好的模型在未见过数据上的性能表现。测试数据与训练数据是独立的，模型在测试数据上的表现可以帮助判断其泛化能力。

10. 预测（prediction） 经过训练的机器学习模型可以用于进行预测，根据输入的特征生成对应的输出。这是模型应用的主要目的之一。

以上组成部分共同构成了一个完整的机器学习模型。通过调整模型算法、超参数和训练数据等，可以使模型逐渐优化，从而更好地适应数据并产生准确的预测结果。

二、机器学习模型设计流程

机器学习模型的设计流程通常涵盖了从问题定义到模型部署的多个阶段。图 6-1-1 为一个一般性的机器学习模型设计流程。

其中，①问题定义和理解，目的为定义面对的问题，明确想要解决的任务，如分类、回归、聚类等。需要对数据和业务背景进行理解，以确定问题的上下文和约束。②数据收集与清洗，包括收集相关的数据，可能从数据库、API、文件等来源获取数据，并导入系统。清洗数据，处理缺失值、异常值和重复值，以确保数据质量。③特征工程，包括选择合适的特征，这可能需要对原始数据进行转换、组合或创建新特征；缩放特征，使其处于相似的尺度范围，有助于模型训练。④数据划分，将数据集划分为训练集、验证集和测试集，用于模型训练、超参数调整和性能评估。⑤模型选择和训练，包括选择适当的机器学习算法，可能需要尝试多个算法并比较其性能；使用训练集对模型进行训练，通过优化算法来调整模型参数；在验证集上进行参数调整，选择最佳的超参数组合。⑥模型评估，包括使用验证集评估模型的性能，可能使用准确率、精确率、召回率、F1 分数等指标；分析模型在不同类别或指标下的表现，检测可能的偏差或问题。⑦模型调优，包括根据评估结果，可能需要进一步调整特征工程、模型算法或超参数；使用验证集进行反复实验和调优，直到获得满意的性能。⑧模型验证和测试，包括使用测试集验证最终模型的性能，确保模型具有良好的泛化能力；分析模型在测试集上的表现，与验证集的模型判断结果进行比较。

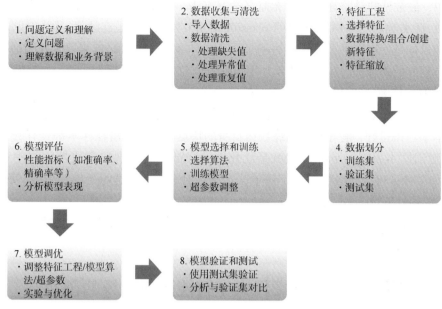

图 6-1-1 一般性的机器学习模型设计流程

实际的机器学习模型设计流程可能因具体问题、数据和应用场景而有所不同。流程中的每个阶段都可能需要反复迭代和调整，以达到最佳的模型性能和效果。

三、常见机器学习方法分类

机器学习方法可以分为多个主要类别，可以根据学习方式、任务类型和算法原理进行分类。最常使用的是根据学习方式进行分类的方法，可以包括以下六类。

1. 监督学习（supervised learning） 在监督学习中，模型通过训练数据集学习特征与标签之间的映射关系，以便在给定新数据时进行预测或分类。常见算法包括线性回归（linear regression）、逻辑回归（logistic regression）、决策树（decision tree）、随机森林（random forest）、支持向量机（support vector machine）、k 近邻算法（k-nearest neighbor）、神经网络（neural network）等。

2. 无监督学习（unsupervised learning） 无监督学习是在没有标签的情况下对数据进行分析，旨在发现数据中的模式和结构。常见算法包括：①聚类（clustering），其中包括 k 均值聚类（k-means clustering）和层次聚类（hierarchical clustering）；②降维（dimensionality reduction）：主成分分析（principal component analysis，PCA）、独立成分分析（independent component analysis，ICA）；③关联规则学习（association rule learning）。

3. 半监督学习（semi-supervised learning） 半监督学习结合了监督学习和无监督学习的特点，使用有标签和无标签数据进行训练。这在标签数据有限的情况下很有用。

4. 强化学习（reinforcement learning） 强化学习关注通过与环境的互动来学习最佳策略，以最大化累积奖励。适用于决策制订和控制问题。常见算法包括：Q 学习（Q-learning）和深度强化学习（deep reinforcement learning）。

5. 迁移学习（transfer learning） 迁移学习利用已学习的知识来改善在不同任务或领域中的性能，将一个模型的知识应用于另一个相关任务。

6. 集成学习（ensemble learning） 集成学习通过组合多个模型来提高整体性能，包括投票、平均、堆叠等方法。常见的集成方法包括随机森林和梯度提升。

以上分类中，最常见的是监督学习和无监督学习方法，前者有目标数据，而后者没有。此外，如目标数据是离散值，此类学习任务称为"分类"（classification），如测试的是连续值，称为"回归"（regression）。

机器学习的目标是使训练的模型能很好地适用于未知数据，也就是首先要求模型适用于训练数据，也称为模型具有良好的拟合性，在此基础上，用包括测试数据在内的未见数据，去判断训练好的模型适用于新样本的能力，称为"泛化"（generalization）能力。理论上，我们希望模型的拟合和泛化能力都达到最优，但由于数据样本数量较少、数据存在噪声等问题，这两个目标很难同时达到。如果模型在训练时把训练样本学习得过好，很可能把训练数据自身的特点当成所有潜在样本都具有的一般性质，这样反而会导致对测试样本表现的下降，也就是泛化性的降低，这种现象在机器学习中称为"过拟合"（overfitting），如果数据过少或者模型过于简单，会导致对训练样本学习不够的情况，就是与过拟合相对应的"欠拟合"（underfitting）现象。

在实际应用中，需要根据问题的特点和要求，选择合适的方法进行建模和训练，由于篇幅有限，本文将重点介绍前两种学习方法。

四、常见医学影像人工智能诊断系统的创建

（一）人工智能诊断系统设计

在真实场景，可以经过如图 6-1-2 所示的流程设计常用的医学影像人工智能辅助诊断系统。①设计任务、收集数据，形成原始样本集合。②将原始样本集合转变计算机能处理的数据，如对影像数据进行特征提取，或者将文本等信息进行编码，形成数据表，表头定义了每列数据的属性和内容，如有真实结果，一般放置在表格最后一列，为模型学习的目标。经过特征提取后，形成特征样本集，其中目标即为此次系统的任务，如判断肿瘤的良、恶性。③预处理数据后，拆分数据集合为两部分，即上面的训练集（training set）和下面的测试集（test set）或称验证集（validation set）。④用训练集合拟合选用的机器学习算法，也就是让算法自动从输入数据中寻求规律成为可以智能判断的机器学习模型。⑤用训练好的机器学习算法模型测试验证集特征，所得结果与验证集的目标进行比对，以评估模型效果，或者进行模型的改进。

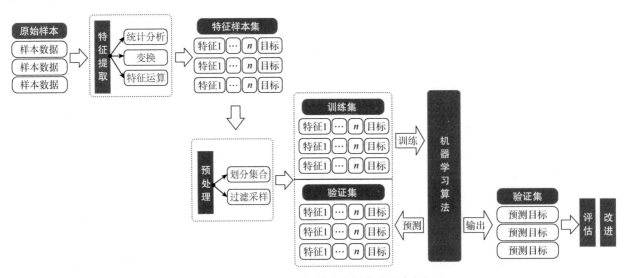

图 6-1-2　常用的人工智能辅助诊断系统设计流程图

（二）系统搭建

首先需要收集数据。对于图像处理和识别领域，数据一般来源于影像，或者对象的人口学特征、临

床疾病描述文本等，一个对象称为一条记录，对象的属性称为特征，收集的样本信息形成集合，称为一个"数据集"（data set）。每条记录是关于一个事件或对象（如一个患者）的描述，称为一个"示例"（instance）、"样本"（sample）或者是"对象"（subject）。反映事件或对象在某方面的表现或性质的事项，如"年龄"，这些事项称为"属性"（attribute）、"特征"或者"变量"（variable），统计学中也称为自变量。属性的取值，可以为连续数值，称为连续变量，或者为文本，如"性别"特征取值为"男"或者"女"，如果为文本，部分机器学习模型需要编码成数据表示的方法，如将"男"编码为"0"，将"女"编码为"1"，称为分类变量。将一个样本多个特征上的取值组成一个"特征向量"（feature vector）。

如表 6-1-1 所示为某医院收集的 20 例肝癌病例，希望分析与手术效果预后有影响的 10 个指标，实现预测预后的效果及分析变量的重要程度，从而为患者规划最佳的手术治疗方案。表格包括 20 个对象，对应表格中的 20 行，每个样本显示出全部的 10 个特征，也就是对应表格中的 10 列。表格中最后 1 列为标签，也就是依据样本的特征，需要通过机器学习系统学习到的目标（target），即是否对手术预后有影响的预测，此列在统计学中称为因变量，如果取值为连续值则是回归问题，如果是离散值，则是分类问题。特别需要注意的是，多数机器学习模型要求整个数据集必须全部数字化表示，所以在训练模型前需要先进行编码转化。表 6-1-1 中的数据表可以记为 $X \in \mathbb{R}^{20*10}$，X 表示矩阵形式的样本集合，其中的元素可以记为 $x_2^{(3)}$，下标 2 表示第 2 个维度，上标 3 表示第 3 个样本，因此取值"N"，表示没有存在肝癌手术预后的影响。其中，食管静脉曲张取四种值：没有（no），轻度（light），中度（mid）和重度（serious）；门静脉癌栓取三种值：没有（no），在主干血管（trunk），在分支血管（branch）；HBsAg 即乙肝表面抗原和 Anti-HCV 即抗丙型肝炎病毒均取两种值：阴性（negative），阳性（positive）；肿瘤部位取三种值：左侧肝脏（left liver），右侧肝脏（right liver），双侧肝脏（all liver）；肿瘤大小取四种值：小（small），居中（middle），大（big），很大（very big）；肿瘤生长方式取两种值：扩张（dilation），浸润（infiltration）；肿瘤包膜取三种值：无（no），部分（part），完整（integrate）；肿瘤旁的微小子灶包括无（no）或者有（have）；术后腹水（部分或全部）的关系包括三种取值：无（no），少量（less），多（much）；肝癌手术预后影响包括是或者否两种情况。

对数据集合进行处理后，可以选用哪些机器学习模型完成智能诊断等任务，则是本章的重点内容。除了辅助临床智能诊断外，如对于图像分割任务，利用机器学习模型将图中的像素划分为不同类别，也就实现了图像的分割。

第 2 节　常用机器学习算法

一、监督学习模型

（一）线性回归模型

线性回归是一种基本的机器学习算法，用于建立连续数值输出（称为因变量）与一个或多个输入特征（称为自变量）之间的关系。它假设这种关系是线性的，即可以通过一条直线来描述。线性回归可用于预测、建模和分析数据。

线性回归模型的一般形式可以表示为

$$\hat{y} = w[0] \times x[0] + w[1] \times x[1] + \cdots + w[p] \times x[p] + b \qquad (6\text{-}2\text{-}1)$$

式中，$x[0]$ 到 $x[p]$ 表示单个样本的特征，从第 0 维到第 p 维，w 和 b 是模型的参数，$\hat{y}$ 是模型的预测值，如果仅有一维特征，则就是最简单的直线方程 $\hat{y} = w[0] \times x[0] + b$，常称 $w[0]$ 为斜率或权重，b 为 y 轴的偏移（bias），也称为截距。

表 6-1-1　对肝癌手术效果预后是否影响的数据集示例

特征 对象	食管 静脉曲张	门静脉 癌栓	HBsAg	Anti-HCV	肿瘤部位	肿瘤大小	肿瘤生长方式	肿瘤包膜	肿瘤旁的 微小子灶	术后腹水（部分或 全部）的关系	肝癌手术预后 影响（是/否）
1	mid	branch	negative	negative	right liver	middle	dilation	part	no	less	Y
2	mid	trunk	positive	positive	right liver	middle	infiltration	no	have	much	N
3	serious	no	negative	positive	left liver	big	dilation	no	no	much	Y
4	no	no	negative	negative	all liver	very big	dilation	integrate	no	much	Y
5	light	branch	positive	positive	right liver	small	infiltration	integrate	have	no	N
6	mid	trunk	positive	negative	right liver	middle	infiltration	part	no	no	Y
7	light	branch	negative	negative	right liver	small	infiltration	no	have	much	Y
8	no	trunk	negative	positive	all liver	big	dilation	part	no	less	N
9	mid	branch	positive	negative	right liver	middle	dilation	integrate	have	less	N
10	no	no	negative	positive	right liver	very big	dilation	part	no	no	N
11	serious	trunk	negative	negative	right liver	big	infiltration	integrate	have	less	Y
12	light	trunk	positive	negative	all liver	small	dilation	no	no	less	N
13	no	no	negative	positive	right liver	very big	infiltration	part	no	much	N
14	no	branch	negative	negative	all liver	very big	infiltration	integrate	no	no	N
15	serious	branch	positive	positive	right liver	big	infiltration	part	have	less	Y
16	mid	no	negative	positive	right liver	middle	dilation	integrate	have	much	N
17	mid	branch	negative	negative	right liver	middle	dilation	integrate	no	less	N
18	light	trunk	negative	positive	left liver	small	infiltration	no	no	no	Y
19	no	trunk	negative	negative	right liver	very big	infiltration	no	no	no	N
20	mid	branch	positive	positive	right liver	very big	dilation	no	have	less	Y

线性回归的目标是找到最优的系数，使得模型的预测值与实际观测值之间的误差最小化。常见的误差度量是均方误差（mean square error，MSE）。

训练线性回归模型的主要步骤包括：①数据准备：准备包含自变量和因变量的训练数据集。②特征缩放：如果特征具有不同的尺度，可能需要对特征进行缩放，以便模型更好地学习。③模型训练：使用训练数据拟合线性回归模型，找到最优的系数。④模型评估：使用测试数据评估模型的性能，通常使用MSE或其他合适的评价指标。⑤预测：用训练好的模型对新的输入进行预测。

线性回归适用于简单的数据关系建模，当数据的关系不是线性的时候，线性回归可能效果不佳。在实际应用中，可以通过特征工程、多项式回归、正则化等技术来改进线性回归模型，以更好地适应复杂的数据模式。

逻辑回归在名称上与线性回归有关，但它实际上是一种分类算法，适用于处理离散的分类问题。在逻辑回归中，通常根据给定的输入特征和系数，计算样本属于类别1的概率。然后，可以根据设定的阈值来做出最终的分类决策。例如，如果概率大于等于0.5，则将样本分为类别1；如果概率小于0.5，则将样本分为类别0。

定义逻辑斯蒂回归一般公式如

$$\phi(z) = \frac{1}{1+e^{-z}} \tag{6-2-2}$$

$$z = w^T x = w[0] \times x[0] + w[1] \times x[1] + \cdots + w[p] \times x[p] + b \tag{6-2-3}$$

式中，与线性模型一样，$x[0]$ 到 $x[p]$ 表示单个样本的特征，w 和 b 是模型的参数，通过公式（6-2-2）的转换，如图 6-2-1 所示，可将连续值 z 映射到（0，1）空间，即 $y=1$ 的概率值，也就是模型预测为类别1的概率值。

逻辑回归在二分类问题中应用广泛，也可以扩展到多分类问题（多项式逻辑回归）或应用于问题变种（如逻辑回归用于预测概率）等。逻辑回归也常被用于评分模型、广告点击预测、医学诊断等领域。

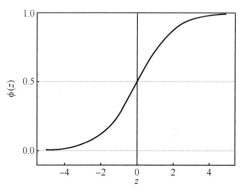

图 6-2-1　逻辑斯蒂回归模型的 S 形映射曲线

（二）决策树

决策树（decision tree）是一种常见的机器学习算法，用于解决分类和回归问题。决策树模型通过将数据集逐步划分为更小的子集，每个子集对应一个决策路径，最终生成一个树状结构。在树的每个节点上，通过对输入特征进行一系列的分裂（判定条件），决定了数据应该朝哪个分支前进，直到达到叶节点，从而得到预测结果。

1. 决策树的优点　决策树的优点包括：①易于理解和解释，生成的决策树类似于人类的决策流程，具有很好的可解释性。②能够处理离散型和连续型数据，以及多类别问题。③可以自动判别特征的重要性及是否需要选择。

2. 决策树的一般建模过程　①选择划分特征：在每个节点上，选择一个最佳的特征来进行数据划分。选择的标准通常是基于信息增益、基尼不纯度、均方误差等。②划分数据集：根据选择的特征和判定条件，将数据集划分为多个子集。③递归建树：对每个子集重复步骤①和②，递归地构建决策树，直到满足停止条件（如达到最大深度或子集样本数小于阈值）。④叶节点标签：在叶节点上分配一个标签，通常为该叶节点中样本数最多的类别（分类问题）或平均值（回归问题）。⑤预测：通过从根节点到叶节点的路径来预测新数据的类别或值。

决策树模型容易受到过拟合问题，即在训练数据上表现很好，但在新数据上表现不佳。为了缓解过拟合，可以使用剪枝策略、限制树的深度、增加叶节点样本数等方法。

决策树还可以通过集成学习方法如随机森林（random forest）来进一步提高性能，随机森林是一种由多个决策树组成的集成模型，通过投票或平均来进行预测，降低了单棵决策树的过拟合风险。

图 6-2-2 为根据表格 6-1-1 "对肝癌手术效果预后是否影响的数据集"构造的决策树。每个方块表示一个节点，节点中 samples 给出了该节点样本的个数，value 给出了每个类别的样本数。算法计算出以 "HBsAg"特征作为划分，可以获得最大信息增益，所以将其作为根节点，以是否小于等于 0.5 作为划分依据，True 为左侧树枝通道，False 为右侧树枝通道，第二级左侧树枝以 "肿瘤部位"作为划分依据，右侧以 "肿瘤包膜"作为划分依据，以此逐层判断直到叶子节点，最终实现是否对肝癌手术效果预后产生影响进行判读。

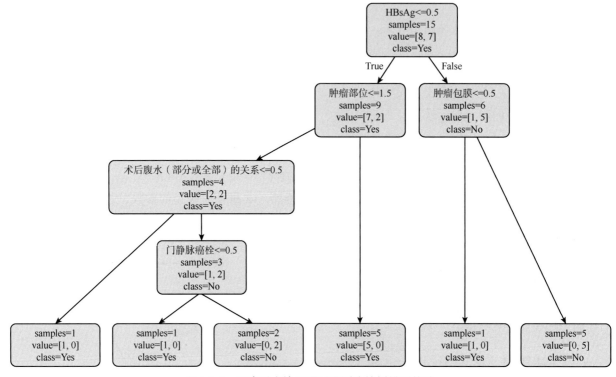

图 6-2-2 肝癌手术效果预后预测决策树模型构造

图 6-2-3 为模型计算的特征重要性条形图，条越长，也就是决策树认为，这个特征对于结果的判定越有价值。可以看出，HBsAg、肿瘤包膜、门静脉癌栓、肿瘤部位及术后腹水（部分或全部）的关系这 5 个特征对结果的判断都有重要价值。

（三）支持向量机

支持向量机（support vector machine，SVM）是一种用于分类和回归问题的强大机器学习算法。它的主要目标是找到一个超平面，将不同类别的数据点尽可能地分开，并且使支持向量到超平面的距离最大化。SVM 在处理高维数据和复杂决策边界时表现良好，适用于线性和非线性分类问题。

1. SVM 的基本思想 SVM 包括以下几个关键概念：①超平面（hyperplane）：在二维空间中，超平面是一条直线，可以将两类数据分开。在更高维的情况下，超平面是一个超曲面。②支持向量（support vector）：是离超平面最近的那些数据点，它们对于确定超平面的位置和方向非常重要。③间隔（margin）：是指支持向量到超平面的距离，SVM 的目标是最大化这个间隔。

2. SVM 的分类问题 SVM 可以分为线性 SVM 和非线性 SVM 两类。①线性 SVM：在线性可分的情况下，SVM 试图找到一个可以最大化数据点间隔的超平面。当数据线性可分时，线性 SVM 可以非常有效地划分数据。②非线性 SVM（核函数 SVM）：对于线性不可分的情况，SVM 可以使用核函数（kernel function）来将数据映射到更高维的特征空间，从而在新的特征空间中找到一个线性可分的超平面。常用的核函数有线性核、多项式核、径向基函数（RBF）核等。

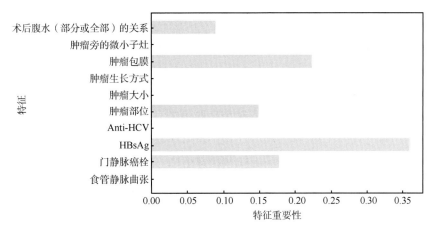

图 6-2-3　决策树特征重要性条形图

SVM 在实际应用中具有广泛的用途，包括图像分类、文本分类、生物信息学等领域。

3. SVM 的优点　SVM 的优点包括：①在高维空间中有效工作，适用于高维数据。②通过间隔最大化，对异常值有较好的鲁棒性。③可以通过核函数处理非线性问题。

然而，SVM 也有一些限制，包括训练时间较长、对大规模数据的处理相对较慢等。在实际应用中，选择适当的核函数和调整超参数等对于获得好的性能至关重要。

（四）k 近邻算法

k 近邻算法（k-nearest neighbor，KNN）是一种基本的机器学习算法，用于分类和回归问题。它的核心思想是根据样本之间的距离来进行预测或分类，即找到离目标样本最近的 k 个邻居（数据点），然后根据这些邻居的标签（分类问题）或值（回归问题）来预测目标样本的标签或值。

1. KNN 算法的基本步骤　①选择邻居数量 k：首先选择一个合适的邻居数量 k，表示在预测时要考虑的最近邻居的数量。②计算距离：计算目标样本与训练数据集中所有样本之间的距离，常用的距离度量包括欧几里得距离、曼哈顿距离、闵可夫斯基距离等。③找到最近邻居：选择与目标样本距离最近的 k 个训练样本作为最近邻居。④分类或预测：对于分类问题，根据最近邻居的标签进行投票，选择票数最多的类别作为目标样本的预测类别。对于回归问题，根据最近邻居的值进行平均或加权平均，作为目标样本的预测值。

2. KNN 算法的优点　简单易懂，实现容易，对于小规模数据集和简单问题表现良好，并且可以用于分类和回归问题。

3. KNN 算法也存在一些限制和注意事项　①对于大规模数据集，计算距离的成本较高，预测速度可能较慢。②对于高维数据，由于所谓的"维度灾难"，距离计算可能不再有效。③对于不平衡数据集和噪声数据，KNN 的性能可能下降。④需要选择合适的邻居数量 k，不同的 k 可能导致不同的预测结果。

在应用 KNN 算法时，需要根据具体问题的性质和数据集的特点来选择合适的参数，以及可能的预处理步骤，如特征缩放和数据标准化，以获得更好的性能。

二、无监督学习模型

无监督学习模型，尤其是聚类算法，可用于图像分割。图像分割的目的是将图像划分为若干区域，每个区域代表某些特征或对象。使用这些模型进行图像分割通常涉及将每个像素点的颜色或强度值作为特征，用模型判断每个像素点属于哪个类别，从而实现图像分割。

（一）高斯混合模型

高斯混合模型（Gaussian mixture model，GMM）是基于概率统计中的单一高斯概率密度函数的延伸，它假设所有的数据观察值都是从若干个混合高斯分布中生成的。GMM能够平滑地近似任意形状的密度分布。高斯概率密度函数（Gaussian probability density function，GPDF）是一种参数化模型，类似于聚类，根据参数不同，每一个高斯模型可以看作一种类别，输入一个样本 x，即可通过 GPDF 计算其值，然后通过一个阈值来判断该样本是否属于某个高斯模型。

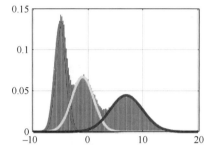

图 6-2-4 三个数据分布拟合的高斯混合模型

如图 6-2-4 所示为随机生成三个类别数据的混合高斯模型示例，直方图为真实数据分布，实线为模型预测值，每种颜色的曲线表示模拟了一种数据的分布，结果显示，GMM 可以较好地拟合这三个数据分布的情况。

GMM 通常使用最大期望（expectation maximization，EM）进行参数评估，它从训练数据中学习高斯混合模型参数，然后根据给定测试数据，使用高斯混合预测方法为每个样本分配它最可能属于的高斯分布，从而实现类别判断。

如图 6-2-5 所示为脑磁共振冠状位影像，图 6-2-5A 为 T1 加权磁共振图像去颅骨及颅外信号后的图像，因为拟分割图像像素为 4 个类别，分别对应灰质、白质、脑脊液和背景，因此设置混合高斯模型包含 4 种混合成分，模拟拟合后的结果图像如图 6-2-5B 所示，将图像分割为了灰质、白质、脑脊液及背景，对分割图像进行伪彩色映射后结果图像如图 6-2-5C 所示。

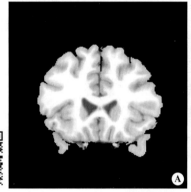 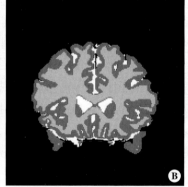 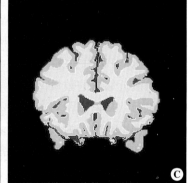

图 6-2-5 高斯混合模型分割白质、灰质、脑脊液和背景

A. 去除颅骨及颅外信号后 T1 加权图；B. 分割结果图；C. 分割结果伪彩色图

（二）k 均值聚类

k 均值聚类（k-means clustering）是一种常见的无监督学习算法，用于将数据集分成若干个类别（簇），使得同一类别内的数据点更加相似，不同类别之间的数据点差异较大。k 均值聚类的目标是将数据点分配到与其最近的某个簇，并且使得每个簇的中心尽可能接近簇内的数据点。

1. k 均值聚类的基本步骤 ①选择簇数 k：首先选择希望将数据集划分成的簇的数量 k。②初始化簇中心：随机选择 k 个数据点作为初始的簇中心（质心）。③分配数据点：对于每个数据点，将其分配给与之最近的簇中心所属的簇。④更新簇中心：对于每个簇，计算其内部数据点的平均值，将这个平均值作为新的簇中心。⑤重复迭代：重复步骤③和④，直到簇中心不再发生显著变化，或达到预定的迭代次数。

2. k 均值聚类的优点 ①简单、直观，易于实现和理解。②在处理大数据集时具有一定的可伸缩性。③适用于数据分布相对紧凑的问题。

3. k 均值聚类限制和注意事项　①需要事先指定簇的数量 k，不同的 k 可能会得到不同的聚类结果。②对于不同形状、大小和密度的簇，k 均值聚类可能表现不佳。③对于噪声数据和异常值比较敏感。④k 均值聚类的收敛结果可能受到初始簇中心的影响，初始选择不当可能导致陷入局部最优。

如图 6-2-6 所示为脑磁共振轴状位影像，图 6-2-6A 为 T₁加权磁共振图像去颅骨及颅外信号后的图像，经过 KNN 模型簇数 k 选为 4 后结果图像如图 6-2-6B 所示。

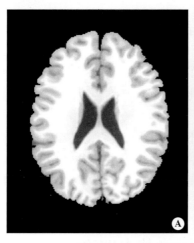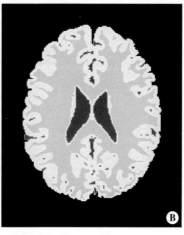

图 6-2-6　KNN 模型分割白质、灰质、脑脊液
A. 去除颅骨及颅外信号后 T₁加权图；B. 分割结果伪彩色图

在实际应用中，可以通过多次运行 k 均值聚类，尝试不同的初始簇中心，然后选择最佳的聚类结果。另外，还有一些改进的算法和扩展，如层次聚类、基于密度的聚类等，可以在特定情况下取得更好的效果。

（三）主成分分析

主成分分析（principal component analysis，PCA）是一种常用的降维技术和数据分析方法，用于减少数据维度和提取数据的主要特征。通过 PCA，可以将原始高维数据转换为一组新的低维特征，这些新特征被称为主成分，具有更好的可解释性和更小的相关性。

PCA 的基本思想是将数据映射到一个新的坐标系，使得在新坐标系下的数据方差最大化。换句话说，它旨在找到最能代表数据变化的方向（主成分），并将数据投影到这些方向上，以实现降维。每个主成分都是原始特征的线性组合，且彼此正交。

PCA 的步骤如下：①标准化数据：对原始数据进行标准化，使每个特征具有相同的尺度，以避免在 PCA 过程中受到尺度的影响。②计算协方差矩阵：计算标准化后的数据的协方差矩阵，用于分析特征之间的相关性。③计算特征向量和特征值：对协方差矩阵进行特征值分解，得到特征向量和特征值。特征向量表示主成分的方向，而特征值表示该方向上的数据方差。④选择主成分：选择前 k 个特征值最大的特征向量作为主成分，其中 k 是降维后的维度。⑤投影数据：将原始数据投影到选择的主成分上，得到降维后的数据。

PCA 在数据预处理、可视化、特征提取等领域有广泛应用。它可以帮助去除冗余信息、减少噪声、可视化数据分布、加速机器学习算法等。需要注意的是，降维会导致部分信息损失，因此在应用 PCA 时需要权衡降维的优势与劣势，根据具体问题和目标进行选择。

第 3 节　深度学习概述

深度学习是一种机器学习方法，旨在模仿人脑神经网络的结构和功能，通过构建多层的神经网络来解决复杂的模式识别和数据分析问题。深度学习的核心思想是通过多层次的非线性变换，将数据从原始的表示转换为更高级别、更抽象的表示，从而提取出数据中的有用特征。

深度学习的名字来源于神经网络中的"深度"，即神经网络中包含多个层次的节点（神经元）。每一层都对输入数据进行一些变换，并逐步进行特征提取和组合。最底层通常是原始数据的输入层，最顶层则是输出层，中间的层被称为隐藏层。这些隐藏层可以根据问题的复杂性和任务的要求自由设计。

深度学习的成功得益于以下三个因素。

（1）大规模数据　深度学习需要大量数据来进行训练，而现代互联网和数字化时代提供了海量的数据，有助于训练更复杂的模型。

（2）计算能力　随着硬件（如图形处理单元）的不断发展，深度学习模型的训练变得更快更有效。

（3）算法优化　引入了更好的优化算法、正则化方法及网络结构设计，使得深度学习模型更稳定且容易训练。

深度学习在多个领域取得了重大突破，包括但不限于图像识别、语音识别、自然语言处理、游戏智能、医学影像分析等。然而，深度学习也面临一些挑战，如对大量标注数据的依赖、模型的可解释性、计算资源需求等。不过，深度学习仍然是人工智能领域中的重要研究方向，对于解决复杂问题和实现智能化具有重要价值。

一、人工神经网络基本理论

基于神经网络的深度学习在近年来取得了显著的突破，在图像识别、自然语言处理、语音识别等领域取得了令人瞩目的成就。

深度学习的关键概念和要点如下所述。

（1）神经网络结构　深度学习模型通常由多层神经网络组成，包括输入层、隐藏层和输出层。每个神经元在前一层的输出作为输入，并通过权重和偏差进行计算，然后传递给下一层。

（2）深度表示学习　深度学习通过逐层学习数据的表示，从而构建更高级别的特征和抽象表示。这有助于模型自动地从原始数据中提取有意义的特征，减少了手工特征工程的需求。

（3）反向传播算法　训练深度神经网络的核心算法之一是反向传播，它通过计算损失函数对模型参数（权重和偏差）的梯度，然后使用梯度下降等优化方法来调整参数，使损失函数最小化。

（4）激活函数　在神经网络的每个神经元中，激活函数被用于引入非线性变换，以帮助模型学习复杂的函数关系。常见的激活函数包括 ReLU、Sigmoid、Tanh 等。

（5）卷积神经网络（CNN）　用于处理图像数据的一种深度学习架构，通过共享权重和局部感受野的方式有效地捕捉图像的空间结构信息，在图像识别等任务中取得了显著的成功。

（6）循环神经网络（RNN）　用于处理序列数据的一种深度学习架构，能够建模序列之间的依赖关系，广泛应用于自然语言处理和语音识别领域。

（7）长短时记忆网络（LSTM）和门控循环单元（GRU）　这些是 RNN 的变体，专门用于解决长期依赖问题，能够有效地捕捉长序列中的关系。

（8）预训练和微调　深度学习模型通常从预训练的权重开始，然后通过微调来适应特定任务的数据，这有助于加速模型的训练和提高性能。

（9）迁移学习　利用已训练好的深度学习模型的特征表示，将其应用于类似的任务中，从而减少对大规模数据的依赖，提高模型泛化能力。

（10）生成对抗网络（GAN）　一种特殊的深度学习结构，由生成器和判别器组成，通过对抗训练的方式生成逼真的数据，广泛应用于图像生成、风格转换等领域。

深度学习在许多领域都取得了显著的成就，但也面临着一些挑战，如模型的复杂性、大量的参数调整、数据需求等。然而，随着硬件和算法的不断进步，深度学习仍然是解决复杂问题和推动人工智能发展的重要工具之一。

二、卷积神经网络

卷积神经网络（convolutional neural network，CNN）是一种专门用于处理和分析图像数据的深度学习架构。它的设计灵感来自于生物视觉系统中的视觉皮层结构，通过卷积操作和池化操作来有效地捕捉图像中的局部特征，并通过多层网络逐步提取更高级别的特征，从而实现图像分类、目标检测、图像生成等任务。

（一）CNN 的主要概念

1. 卷积层（convolutional layer）　卷积操作是 CNN 的核心，通过滑动一个小的卷积核在输入图像上，计算局部区域的加权和，从而捕捉局部特征。卷积核的权重会在训练过程中自动学习，从而提取不同方向、不同尺度的特征。

2. 激活函数　在卷积层的输出上应用激活函数，引入非线性变换，帮助模型学习更复杂的特征。

3. 池化层（pooling layer）　池化操作用于减小特征图的尺寸，并且保留主要信息。最常见的池化操作是最大池化，它从每个局部区域中选择最大的值作为池化结果。

4. 多层堆叠　CNN 通常由多个卷积层和池化层堆叠组成，逐渐提取出更高级别的特征。最后通常会连接全连接层，用于完成分类或其他任务。

5. 权值共享和稀疏连接　卷积操作的权值共享使得 CNN 具有很好的平移不变性，而稀疏连接减少了模型的参数量。

6. 预训练和微调　由于大量参数和数据需求，CNN 通常从预训练的权重开始，并通过微调适应特定任务的数据。

（二）基于 CNN 对三维影像搭建分类识别模型

基于深度学习技术，如 CNN 模型，处理和分析 3D 医学图像数据一般包含数据读取和预处理，图像的重采样，数据集拆分，CNN 模型的构建和训练 4 个步骤，最终实现构建好的模型对图像进行分类的目的。

1. 数据读取和预处理　从指定的文件夹中逐一读取 nrrd 或者 dicom 等文件格式的 3D 图像及其对应的掩膜（mask）。掩膜通常用于区分图像中的感兴趣区域。接着，使用掩膜处理图像（乘法运算），并从与图像 ID 匹配的临床信息数据文件中读取对应的类别标签（如阴性/阳性）。

2. 图像的重采样　由于 CNN 模型要求输入具有一致的尺寸，因此需将每个 3D 图像重采样到固定的深度，可以通过计算重采样因子，并应用线性插值完成。

3. 数据集拆分　将数据集分为训练集和测试集，如 20%的数据用于测试。这一步骤对于评估模型性能非常关键。

4. CNN 模型的构建和训练　如图 6-3-1 所示，需要构建专门用于处理 3D 图像的 CNN 模型。模型由多个 3D 卷积层、最大池化层、一个平坦层和密集连接层组成，并使用 Sigmoid 激活函数来预测二分类结果。模型在训练集上进行训练，并在测试集上进行验证。

CNN 在计算机视觉领域取得了巨大的成功，如在图像分类、目标检测、人脸识别、图像生成等任务中表现出色。它不仅在图像领域有应用，还可以用于其他数据类型，如语音、文本等。CNN 的设计思想也在其他领域的深度学习模型中得到借鉴和发展。

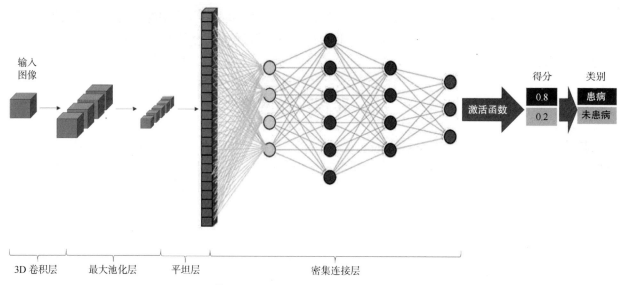

图 6-3-1 基于 CNN 对 3D 影像自动判别深度学习模型框架

三、改进反向传播的实用技术

反向传播（back propagation）是训练神经网络的核心算法，但它也面临一些问题，如梯度消失、训练速度慢等。为了改进反向传播算法并提高神经网络的训练效率和性能，有许多实用技术被提出和应用。以下是一些常见的改进反向传播的实用技术。

1. 激活函数的选择　选择合适的激活函数可以避免梯度消失的问题。例如，使用 ReLU（Rectified Linear Unit）等激活函数，能够更好地传播梯度并加速收敛。

2. 批量归一化（batch normalization）　批量归一化技术是在每个训练批次中对输入进行归一化，有助于稳定训练过程，加速收敛，并提高模型的鲁棒性。

3. 参数初始化策略　合适的参数初始化可以避免梯度消失和梯度爆炸问题。例如，使用 Xavier 初始化或 He 初始化可以帮助梯度传播得更好。

4. 权重正则化　添加权重正则化项，如 L1 正则化和 L2 正则化，可以防止模型过拟合，提高泛化能力。

5. Dropout　Dropout 是一种正则化技术，通过在训练过程中随机将一些神经元的输出置零，有助于防止神经元之间的过拟合。

6. 学习率调整策略　动态调整学习率可以使模型更快地收敛。例如，使用学习率衰减、Adagrad、RMSProp、Adam 等优化算法。

7. 梯度裁剪（gradient clipping）　限制梯度的大小，避免梯度爆炸问题，有助于稳定训练过程。

8. 更深的网络结构　增加网络的深度可以提高模型的表示能力，但需要注意避免梯度消失问题。使用跳跃连接（如 ResNet）可以在保持深度的同时防止梯度消失。

9. 迁移学习　利用预训练的模型权重，可以加速收敛和提高模型性能，特别是在数据量有限的情况下。

10. 自适应学习率　自适应学习率算法根据参数更新情况自动调整学习率，如 Adagrad、RMSProp 和 Adam 等。

这些实用技术可以单独或组合使用，根据具体问题和网络架构的特点进行选择。改进反向传播算法和训练技巧可以提高神经网络的性能、训练效率和泛化能力。

第4节 医学影像人工智能技术应用

医学影像人工智能技术在医疗领域的应用非常广泛，它可以帮助医生在诊断、治疗规划、疾病监测等方面取得更好的效果。具体包括了很多领域，当前多见的是肿瘤检测与定位、心脏疾病诊断、糖尿病视网膜病变检测、器官分割与配准、脑部疾病诊断、医学图像重建、手术辅助与导航、病理学分析、药物研发、患者管理和预后预测等。下面简述一些具体的应用，希望通过对典型案例应用的了解，对医学影像人工智能技术应用的整体情况，可以得以一窥。

一、冠状动脉人工智能技术应用

冠状动脉是供应心脏、肌肉血液氧气的主要血管之一。冠状动脉疾病是心脏病的主要原因之一，因此，应用人工智能技术来辅助冠状动脉相关问题的诊断和治疗具有重要意义，包括常见的以下应用。

（1）冠状动脉疾病诊断 人工智能可以分析心脏影像，如冠状动脉造影、心脏 CT 等，帮助医生识别冠状动脉狭窄、堵塞等疾病。通过自动化图像分析，可以辅助医生确定病变的位置、程度和类型。

（2）冠状动脉血流动力学模拟 使用人工智能技术，可以进行心血管流体力学模拟，分析冠状动脉的血流情况，预测狭窄或堵塞区域的血流情况，帮助医生做出更准确的诊断。

（3）心脏手术规划 在冠状动脉搭桥手术等心脏手术前，人工智能可以对患者的心脏影像进行分析，帮助医生规划手术路径和策略，确保手术的安全和成功。

（4）疾病预测和预后 基于患者的医疗历史、影像数据和临床数据，人工智能可以预测患者冠状动脉疾病的风险，以及手术后的预后情况，为医生制订治疗方案提供参考。

（5）治疗监测 在冠状动脉狭窄患者接受支架植入或药物治疗后，人工智能可以监测患者的血流情况和病情变化，及时发现并处理治疗效果不佳的情况。

（6）医学图像解释和报告生成 人工智能可以自动分析心脏影像，并生成详细的医学报告，为医生提供有关冠状动脉情况的综合信息。

这些应用展示了人工智能在冠状动脉疾病领域的潜力，它可以辅助医生更准确、更快速地进行诊断、治疗规划和监测，从而改善患者的健康状况和生活质量。然而，需要注意的是，人工智能技术仍需要与医生的专业判断相结合，以确保最终的诊断和治疗决策的准确性和安全性。

二、肺结节检测人工智能技术应用

肺结节是肺部影像中的一种小的、团块状病变，可能是良性的，也可能是恶性的。早期的肺结节检测对于肺癌的早期发现和治疗至关重要。人工智能技术在肺结节检测方面有着广泛的应用，可以提高检测的准确性和效率，基于人工智能的肺结节模型，常用于解决以下问题。

（1）影像分析与检测 人工智能可以分析肺部 CT 扫描图像，自动识别和标记出潜在的肺结节。通过卷积神经网络等深度学习技术，可以有效地捕捉肺结节的特征，帮助医生进行快速的筛查。

（2）结节特征分析 人工智能技术可以从肺部影像中提取肺结节的特征，如大小、形状、密度等，帮助医生判断结节的性质，是良性还是恶性。

（3）结节分类和预测 基于大量的影像数据和临床信息，人工智能可以训练模型来预测肺结节的性质，如判断它是否为恶性肿瘤。这有助于医生决定是否需要进一步的检查和治疗。

（4）监测和追踪 对于已知的肺结节患者，人工智能技术可以帮助监测结节的变化，定期进行影像分析，以便及早发现可能的恶变情况。

（5）报告生成和记录　人工智能可以自动生成肺结节的检测报告，提供有关结节位置、特征和建议的信息，方便医生进行进一步的分析和决策。

（6）治疗规划　如果结节被诊断为恶性肿瘤，人工智能技术可以帮助医生规划治疗方案，确定手术范围、放疗计划等。

肺结节检测人工智能技术的应用有助于提高肺癌早期发现率，降低误诊率，以及减轻医生的工作负担。然而，需要注意的是，虽然人工智能在肺结节检测中表现出色，但最终的诊断和治疗决策仍需要医生的专业判断和确认。

三、影像组学方法的应用

影像组学方法在医学影像中的应用涵盖了广泛的领域，从疾病诊断到治疗监测，都能够借助影像组学的分析技术获得更深入的洞察和信息。常应用于肿瘤分析与预后预测、个体化治疗规划、疾病早期诊断、脑神经科学研究、心脏疾病分析、代谢组学研究、药物研发和临床试验、影像标志物鉴定、放射治疗计划的制订等，影像组学的应用不仅仅是单一领域的，它在多个医学领域都有潜力，为医生和研究人员提供更全面、精准的信息，改善疾病诊断、治疗和研究的效果。

医学图像的影像组学研究一般包括图像获取、图像分割、特征提取和量化、数据分析几个步骤，如图 6-4-1 所示。

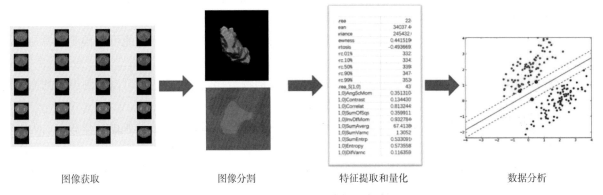

图像获取　　　　　图像分割　　　　特征提取和量化　　　　数据分析

图 6-4-1　影像组学图像分析研究流程

具体而言，首先需要通过医学影像仪器（如 MRI、CT、PET 等）获得医学数据，然后用自动、半自动或者手动方法在图像上勾画病灶，形成感兴趣区（ROI），利用影像组学特征算法提取图像特征，以量化图像特点，最后采用统计学或者机器学习方法进行数据的分析。

（一）图像获取和器官组织分割

医学图像数据是通过医学扫描技术获得的，各种仪器设备基于不同的原理，产生出可以表示组织不同信息的信号，这些信号，必须按照重建算法才能转换成医学图像。不同的仪器、不同的仪器成像参数、不同的重建算法，产生出的图像会有所不同，即便是人眼觉察不出的细微差别，在图像数值上也可能存在明显差异。这些因素，影响了图像的质量和可用性，进而决定了异常发现的检测容易程度，以及对异常发现的定性程度。近年来，也有很多学者对这些因素对影像组学分析结果的影响开展了广泛研究，已有很多讨论和观点，在实际开展研究时，需要完整检索文献，设置图像参数为经过研究分析后的推荐值，规避可能的陷阱，保障研究的可重复性。

全世界范围内的多个研究组，在项目的资助下采集不同疾病大量的、多种模态图像数据，保存在大型公共数据库中，供全世界的学者免费下载使用，开展研究，以推动人类对疾病基于医学图像的分析。研究组织通过访问这些公共数据库，获得广泛的协作和累积性工作，这样全世界都可以从不断增长的数据中受益。比较有代表性的是 LIDC-IDRI 肺结节数据库，由美国国家癌症研究所（National Cancer Institute，NCI）发起收集，目的是研究高危人群早期癌症检测。数据集由胸部医学图像文件（如 CT、X 射线片）、相对应的诊断结果和病变标注 ROI 组成，约采集了一千多例样本数据。

获取数据后，如对图像整体进行分析，因为解剖组织的多样性、人体个人差异性，一般难以获得疾病的代表性特征描述，所以需要针对性地对病灶部分的图像进行局部分析，分辨正常组织和异常组织或疾病不同级别时的组织差异，因此常常需要定义 ROI。勾画 ROI 包括三种方法：自动勾画、半自动勾画或者手动勾画。如本书前文所述图像分割方法，可以采用水平集等算法自动分割出病灶区，形成 ROIs，但因为含有病灶的图像信号往往较为混杂，准确自动分割出 ROIs，并非易事。半自动勾画方法可以在人机交互下完成，这对分割算法放低了要求，希望在人类对疾病的先验知识指导下，可以一方面减轻手动勾画负担，另一方面提高勾画的准确率。在很多疾病分析中，正常与异常组织灰度级对比并不明显，分割算法往往无法提供准确结果，因此手动标注仍然被认为是金标准。手动标注一般会设定两个或者以上的资深医学影像医生进行手动勾画，如果医生间勾画结果重叠率（overlap ratio）高，则接受。一般采用 dice 指数进行量化，设定阈值，如 0.85 以上的重叠率可以认为手动勾画结果是可接受的，否则由更高年资的医生再次确认和勾画，这些规定，保障了病灶区域定义的准确性。

（二）特征提取与优化

在算法分割或者手动勾画出 ROI 后，就可以根据各种特征提取方法计算其对应的原始或预处理后的医学图像数据，提取出高通量影像组学特征。影像组学特征不同文章有不同定义，一般可以划分为四类：①灰度特征；②形态特征；③纹理特征；④小波特征。灰度特征是基于对图像灰度区域或直方图进行的一阶统计学计算。形态特征描述 ROI 的几何特征。纹理特征一般源于灰度共生矩阵（gray level co-occurrence matrix，GLCM）和灰度游程长矩阵（gray-level run-length matrix，GLRLM），定量描述了图像的异质信息，一般而言，都会将各个方向计算得到的纹理特征进行平均处理，使得特征值与图像方向无关。小波特征描述灰度和纹理在图像频域表示下的性质。由于篇幅限制，这里将依据 Lambin 等 2015 年在 *Scientific Reports* 上发表的文章 "Machine Learning methods for Quantitative Radiomic Biomarkers" 中的定义，描述以上四个类别中常见的图像影像组学特征提取和计算方法，更详细和完整的放射组学特征定义。

灰度特征是图像区域或直方图的描述，即一阶特征，包括均值（mean）、方差（variance）、偏度（skewness）、峰度（kurtosis）、均匀性（uniformity）、能量（energy）、熵（entropy）及直方图百分比区间等对灰度直方图的衡量。

形态特征包括体素体积（voxel volume）、表面积（surface area）、表面积体积比率（surface area to volume ratio）、球形度（sphericity）、紧凑性（compactness）、球形比例（spherical proportion）等对图像区域形态特点的描述。

影像组学特征，大多由图像纹理特征表示。图像纹理可以认为用于描述不光滑且具有某些凹凸模式的表面；也可以认为是度量表面的变化、定量表述出平滑度、粗糙度和规则性等表面属性。纹理通常被认为是图像区域的固有属性，所以对图像进行纹理分析非常重要。由于医学图像纹理描述方法一般基于统计方法进行，所以具有一定的鲁棒性，它将纹理看成是区域中密度分布的定量测量结果，提供纹理平滑、稀疏、规则等性质。影像组学纹理特征通常基于灰度共生矩阵和灰度游程长矩阵计算得到。

灰度共生矩阵由于利用了体素之间相对位置的空间信息描述灰度值的变化规律得到广泛应用。灰度共生矩阵 $H_{d\theta}(i,j)$ 是建立在估计 2 个像素二阶联合概率密度函数 $p_{d\theta}(i,j)$ 基础上的纹理分析方法，描述的是一对像素点灰度在由某方向 θ 指定的方向（例如，0°，45°，90°，135°）上间隔一定距离（步长

d）出现的统计规律，三维纹理分析增加了 z 轴方向的统计。计算出的灰度共生矩阵值将除以矩阵中所有值的和从而进行归一化。如果矩阵中沿着对角线方向的数据多表示纹理较粗，说明颜色较为一致的地方比较多。纹理具有方向性，不同方向的灰度共生矩阵结果不同，通常的处理方法是将不同方向获得的特征值进行平均，以消除图像方向不同带来的影响。如果共生矩阵中某个位置的值很大，表示此位置数值对应灰度变化的规律性强，共生矩阵中值越集中，纹理规律性越强。

可以将原始图像灰度映射为 256 级，也可以映射为更少离散灰度级别，记为 K，值越小，计算速度越快。灰度共生矩阵定义为目标图像中从灰度级 i 到灰度级 j 在 θ 指定的方向下，经过 d 步长值在图像中存在的总数，设 S 为目标区域 R 中具有特定空间联系的像素对的集合，共生矩阵 p 中各元素的定义如式（6-4-1）所示。

$$p(i,j) = \frac{\#\left\{\left[(x_1,y_1),(x_2,y_2)\right] \in S \mid f(x_1,y_1)=i \,\&\, f(x_2,y_2)=j\right\}}{\#S} \tag{6-4-1}$$

式（6-4-1）中，#表示计数，右边的分子是灰度值分别为像素 (x_1,y_1) 灰度值为 i 和像素 (x_2,y_2) 灰度值为 j，且具有空间关系 $(x_2,y_2)=(x_1,y_1)+(d\cos\theta, d\sin\theta)$ 的像素对的个数；分母为像素对总的和的个数。

案例 6-1

灰度共生矩阵可以反映出图像的纹理等特征

已知图像矩阵定义为 $I = \begin{pmatrix} 3 & 3 & 3 \\ 2 & 3 & 3 \\ 1 & 3 & 2 \end{pmatrix}$

问题：如何计算得到图像 I 给定步长 $d=1$，角度 $\theta=0$ 时的灰度共生矩阵。

分析：根据灰度共生矩阵定义可知，原图像一共有 3 个灰度级，所以矩阵行数 $i=3$，列数 $i=3$，给定步长 $d=1$，角度 $\theta=0$，统计从灰度值 i，变化到灰度值 j 图像像素点的数目，计算得到灰度共生矩阵为

$$\text{GLCM } H_{d\theta}(i,j) = \begin{pmatrix} 0 & 0 & 1 \\ 0 & 0 & 1 \\ 0 & 1 & 3 \end{pmatrix} / 6$$

在灰度共生矩阵的基础上计算以下特征值，描述矩阵的分布情况，进而反映图像多方面特性。

表 6-4-1 灰度共生矩阵纹理特征描述

特征值	公式	公式编号
角二阶矩 （angular second moment，AngScMom）	$\sum_{i=1}^{K}\sum_{j=1}^{K}p(i,j)^2$	（6-4-2）
对比度 （contrast）	$\sum_{n=0}^{K-1}n^2\sum_{\substack{i=1 \\ |i-j|=n}}^{K}\sum_{j=1}^{K}p(i,j)$	（6-4-3）
相关 （correlation，Correlat）	$\dfrac{\sum_{i=1}^{K}\sum_{j=1}^{K}ijp(i,j)-\mu_x\mu_y}{\sigma_x\sigma_y}$	（6-4-4）
平方和 （sum of squares，SumOfSqs）	$\sum_{i=1}^{K}\sum_{j=1}^{K}(i-\mu_x)^2p(i,j)$	（6-4-5）
逆差矩 （inverse difference moment，InvDfMom）	$\sum_{i=1}^{K}\sum_{j=1}^{K}\dfrac{1}{1+(i-j)^2}p(i,j)$	（6-4-6）
和均值 （sum average，SumAverg）	$\sum_{i=2}^{2K}ip_{x+y}(i)$	（6-4-7）

续表

特征值	公式	公式编号
和方差 （sum variance，SumVarnc）	$\sum_{i=1}^{2K}(i-\text{SumAverg})^2 p_{x+y}(i)$	（6-4-8）
和熵 （sum entropy，SumEntrp）	$-\sum_{i=2}^{2K} p_{x+y}(i)\log p_{x+y}(i)$	（6-4-9）
熵 （entropy）	$-\sum_{i=1}^{K}\sum_{j=1}^{K} p(i,j)\log p(i,j)$	（6-4-10）
差方差 （difference variance，DifVarnc）	$\sum_{i=0}^{K-1}(i-\mu_{x-y})^2 p_{x-y}(i)$	（6-4-11）
差熵 （difference entropy，DifEntrp）	$-\sum_{i=0}^{K-1} p_{x-y}(i)\log p_{x-y}(i)$	（6-4-12）

表 6-4-1 中

$$p_{x+y}(l)=\sum_{i=1}^{K}\sum_{j=1}^{K} p(i,j)，\quad l=i+j=2,3,\cdots,2K；$$

$$p_{x-y}(l)=\sum_{i=1}^{K}\sum_{j=1}^{K} p(i,j)，\quad l=|i-j|=0,1,\cdots,K-1；$$

μ、μ_x、μ_y 分别是 $p(i,j)$、$p_x(i)$、$p_y(j)$ 的均值；

σ_x、σ_y 分别是 $p_x(i)$、$p_y(j)$ 的标准差。

能量特征反映了图像灰度分布均匀程度。灰度共生矩阵中值越多越分散，能量越小，图像纹理规律性越弱；否则值越集中，能量越大，规律性越强。

对比度反映了图像的清晰度和纹理沟纹深浅的程度。纹理沟纹越深，其对比度越大，视觉效果越清晰；反之，沟纹浅，则对比度小，效果模糊。当灰度共生矩阵的值都集中在对角线上，表明图像无灰度变化，此时对比度值最小，为 0；当共生矩阵中的值集中在左下和右上矩阵时，表明图像灰度跨度很大。

逆差矩反映图像纹理的同质性，度量图像纹理局部变化的多少，其值大则说明图像纹理的不同区域间缺少变化，局部非常均匀。逆差矩与灰度共生矩阵中元素灰度值差异相关，若图像纹理的不同区域减少较为均匀，变化缓慢，那么逆方差的值会比较小。

熵反映图像纹理的非均匀程度或复杂程度。熵值越大，图像纹理越复杂。

相关度量空间灰度共生矩阵元素在行或列方向上的相似程度，它的大小反映了图像中局部灰度相关性。当矩阵元素值均匀相等时，相关值就大；相反，如果矩阵元素值相差很大则相关值小。例如，图像中有垂直方向纹理，则垂直方向矩阵的相关值大于其余矩阵的相关值。

除了灰度共生矩阵外，图像纹理特征还常常通过灰度游程长矩阵获得，它可以描述某一方向下相邻具有相同灰度或者同属于某个灰度范围内的像素的个数。如果长游程多，也就是这样的像素越多，则图像呈现粗纹理，此时总游程数少。灰度游程长矩阵定义为 $p(i,j\mid\theta)$，矩阵中的 (i,j) 元素描述在灰度级别为 i 时，给定角度 θ 下，图像中出现的 j 个连续的灰度像素值的数目。

案例 6-2

图像的灰度游程长矩阵也可以反映出图像的纹理特征，图像矩阵定义为 $I=\begin{pmatrix}1 & 2 & 2\\ 1 & 3 & 1\\ 3 & 3 & 3\end{pmatrix}$

问题： 如何计算得到图像 I 给定角度 $\theta = 0$ 时的灰度游程长矩阵。

分析： 根据灰度游程长矩阵定义可知，一共有 3 个灰度级，所以矩阵行数 $i=3$，图像矩阵最大宽或者高定义了可以出现的最长游程长数目，所以 $j=3$，灰度游程长矩阵大小为 3*3，在 $\theta = 0$ 时，计算得到灰度游程长矩阵为

$$GLRLM = \begin{pmatrix} 3 & 0 & 0 \\ 0 & 1 & 0 \\ 1 & 0 & 1 \end{pmatrix}$$

在灰度游程长矩阵的基础上计算如表 6-4-2 的特征值，这些值描述了矩阵的分布情况，进而反映图像多方面特性。

表 6-4-2 灰度游程长矩阵纹理特征描述

short run emphasis（SRE）	短游程因子
long run emphasis（LRE）	长游程因子
high gray-level run emphasis（HGRE）	高灰度游程因子
low gray-level run emphasis（LGRE）	低灰度游程因子
short run low gray-level emphasis（SRLGE）	短游程低灰度因子
short run high gray-level emphasis（SRHGE）	短游程高灰度因子
long run low gray-level emphasis（LRLGE）	长游程低灰度因子
long run high gray-level emphasis（HRHGE）	长游程高灰度因子
gray-level non-uniformity（GLNU）	灰度不均匀度
run length non-uniformity（RLNU）	游程长度不均匀度
run percentage（RPC）	游程百分比

其中，SRE 特征，短程长度分布的度量，值越大，行程越短，纹理越细密；LRE 特征，长距离分布的度量，值越大，行程越长，纹理越粗糙；GLNU 特征，灰度强度值相似性的度量，值越大表示灰度分布越均匀；RLNU 特征，整个图像中游程长度的相似性的度量，值越小，说明图像的游程长度较相似，图像纹理粗细均匀。

近年来，也有学者将量化体素灰度值与特定距离内邻域的平均灰度值之间差异的相邻灰度差矩阵（neighbouring gray tone difference matrix，NGTDM）和量化体素值测量相邻体素之间的差异的灰度相关矩阵（gray level dependence matrix，GLDM）纳入影像组学研究。

最后一类基于频谱的影像组学特征，是将图像先进行小波、傅里叶等变换的方法转换图像到频谱域，进而进行特征计算，因此它能够在频域识别图像纹理属性。小波变换可对图像中包含的噪声进行模糊处理并且可以处理多尺度的纹理特征。

由于提取的特征相比样本个数维度很高，所以有必要挑选出与疾病关联最大的特征子集，使得搭建的机器学习模型在实际的临床应用中，具备更好的泛化性。在影像组学研究领域常用的特征选择方法大致可以分为过滤式、包裹式和嵌入式三种类型。

（1）过滤式方法 在训练学习模型前进行特征选择，根据一定的评估标准对特征进行排序，这种方法能够快速有效地实现，常见的方法有 t 检验、卡方检验（chi-square）、Fisher 分数、Relief、最小冗余最大相关（the minimum redundancy maximum relevance，mRMR）、基尼系数（Gini coefficient）、互信息（mutual information）等。

（2）包裹式方法 根据要使用的学习算法来选择特征，考虑了特征之间的依赖性，与过滤式方法相

比，其优势在于能够选出最"有用"的特征组合并能对学习算法的特征进行优化选择，其典型方法为递归特征剔除（recursive feature elimination method，RFE）。但是这种方法严重依赖机器学习模型，如果更换模型，则需要重新执行一次该方法，且该方法非常复杂，更容易在小的训练集上过度拟合。

（3）嵌入式特征选择的方法　使用机器学习模型进行特征选择，特征选择和模型训练过程融为一体，在训练过程中选出对模型拟合最有利的特征。这种方法可以更好地利用可用数据，并提供更快的解决方案，计算的复杂度优于包裹式方法，其局限性在于它根据分类器做决策，特征选择受制于分类器的假设，泛化性差。常见的岭回归（ridge regression）、LASSO、弹性网络、加权的朴素贝叶斯等均为嵌入式特征选择。

后两类方法由于效率较低、严重依赖于选用机器学习模型等问题，所以在影像组学研究领域不如过滤式特征挑选方法应用广泛。各种方法各具优势，可以在面对具体问题时进行比较研究，以分析哪种模型更为适用。

近 20 年来，各类机器学习算法层出不穷，取得了极大成功，已顺利应用于社会的各个领域，带领智能科技迅猛发展。可以选择前文讲授的具体机器学习算法，输入数据，拆分出训练集以拟合模型。

训练好模型后需要对模型效果开展评估，常用留出法、交叉验证等方法进行。留出法（hold-out）将数据集划分为两个互斥的集合，一个作为训练集，另一个作为测试集，在训练集合上训练好模型后，在测试集合上评估模型效果，作为对泛化误差的估计。"交叉验证法"（cross validation）将数据集划分为 k 个大小相似的互斥子集，每次采用 $k-1$ 个子集的并集数据作为训练集，余下的那个子集作为测试集，依次循环 k 次，评估效果以 k 个测试结果的平均值作为对泛化误差的估计。k 值可以任意指定，一般可以选择 5、7、10 等，如为 10 时，则是常用的十折交叉验证方法。如 k 为所有样本数，则为留一法交叉验证法（leave-one-out，LOO）。常用准确率（accuracy）、敏感度（sensitivity）和特异性（specificity）三个指标量化模型在测试数据上的表现。准确率描述预测和标签一致的样本在所有样本中所占的比例，敏感度描述识别出的所有正例占所有正例的比例，特异性描述识别出的负例占所有负例的比例。在模型训练时，希望模型具有良好的泛化性，需要注意以下几点：首先，希望模型尽量简单，为模型加入正则项是行之有效的方法之一；其次，尽可能增加训练样本，这样样本和总体的差距能尽量缩小；再次，减少样本的特征维数，特征挑选将有助于缓解样本数小于特征数的问题；最后，利用交叉验证法观察模型的泛化性能力。

常用的机器学习模型包括决策树（decision tree）、随机森林（random forest）、支持向量机（support vector machine，SVM）、朴素贝叶斯（naïve bayes）、logistic 回归、k 近邻算法（k-nearest neighbor，KNN）、最近邻（nearest neighbour，NN）、神经网络（neural network）等。各个模型各有其优缺点，理想状态应是融入研究领域的先验知识到机器学习模型中，搭建适合问题本身的学习模型，寻求其在计算机中的高速求解方法，并在理论上证明其有效性，在尽可能多的样本上训练模型，并进行测试。

在影像组学研究领域，通过前述方法获得图像的特征子集后，采用或搭建机器学习模型，如支持向量机等，在拆分出的训练样本集合中训练模型，在测试样本集合中评价模型效果，经过严格验证后的模型，即可用于临床诊断。

（胡玲静）

第7章
医学影像云技术

⏣ **学习目标**

1. 掌握 云计算的概念、特点、类别及服务模式。
2. 熟悉 远程放射学系统的组成及临床应用；医学影像云服务的相关内容。
3. 了解 云计算思想产生的背景；云传输技术；云存储技术。

第1节　云技术基础

云技术（cloud technology）是指在网络环境内将硬件、软件、数据等资源统一起来，组成资源池，方便人们按需取用，从而实现数据的云计算、云传输、云存储及数据共享的一种服务托管技术，其基础技术为云计算。"云"是网络、互联网的一种比喻说法，同时也能形象地说明该项技术的弥漫性、无所不在的分布性和社会性特征。

一、云计算简介

自2006年Google推出了"Google 101计划"，并正式提出"云"的概念和理论后，国外的亚马逊、微软、IBM，以及我国的阿里巴巴、华为等IT商业巨头都推出了自己的云计算平台，随后"云传输""云存储""内部云""外部云""公共云""私有云"等一堆让人眼花缭乱的概念纷纷涌入人们的视野。那么到底什么是云计算技术？下面将从云计算技术的产生、概念、特点、类别、服务模式几个方面进行解读。

（一）云计算思想的产生背景

以医院为例，在传统模式下，医院要建立一套信息管理系统，不仅需要购买硬件等基础设施，还需要购买软件的应用许可证，同时还要组建信息科，因为需要有专门的技术人员对软件硬件进行维护。但是对于用户来说，计算机等硬件和软件本身并非是他们真正需要的，这些仅是完成工作、提高效率的工具而已，用户真正需要的是工具提供的服务。其实在人们身边有很多类似的需求，人们不需要发电机，但是却需要发电机提供的电力资源；人们也不需要净水设施，但是却需要净水设施提供的洁净水资源，这就催生出了现代社会中常见的集中供应模式，由电厂集中提供电力，由自来水厂集中提供水源，这种模式极大地节约了资源，方便了人们的生活。那么能否有这样的服务，可以让人们像使用水和电一样使用计算机资源？这些想法最终导致了云计算的产生。

云计算是一个革命性的举措，它意味着计算能力也可以作为一种商品进行流通，就像水、电一样，取用方便，价格低廉，不同之处只是在于它不是通过管道、电线传输，而是通过互联网进行传输。在云计算模式下，用户计算机的软件、硬件配置会变得十分简单，不大的内存、不需要硬盘和各种应用软件，就可以满足需求，用户的计算机除了通过浏览器给"云"发送指令和接收数据外，基本上什么都不用做，便可以使用云服务提供商的计算资源、存储空间和各种应用软件。打个比方，就相当于将连接显示器和主机的线无限延长，从而可以把显示器放在使用者的面前，而主机则放在远到计算机使用者本人也不知道的地方，这里的连接显示器和主机的线其实就是网络，而主机就是云服务提供商的服务器集群。

在云计算模式下，用户的使用观念也会发生彻底的变化：从"购买产品"到"购买服务"转变，因为他们直接面对的将不再是复杂的硬件和软件，而是最终的服务。还是以医疗信息化项目建设为例，医院不再需要购买服务器、数据库等复杂的软件和硬件设施，也不需要为机房支付设备供电、空调制冷、专人维护等费用，更不需要等待供货周期、项目实施等漫长的时间，只需要给各个岗位配备简单的终端设备，连入互联网，然后向云计算服务提供商购买相应的医疗信息产品，就可以马上得到需要的服务。

（二）云计算的概念

目前，对于云计算的认识还在不断的发展变化中，云计算的定义存在多种说法，业内至少可以找到100种解释。现阶段广为人们接受的是美国国家标准与技术研究院（National Institute of Standards and Technology，NIST）的定义：云计算是一种按使用量付费的模式，这种模式提供可用的、便捷的、按需的网络访问，进入可配置的计算资源共享池（资源包括网络、服务器、存储、应用软件、服务），这些资源能够被快速提供，只需投入很少的管理工作或与服务供应商进行很少的交互。云计算的概念模型如图 7-1-1 所示。

（三）云计算的特点

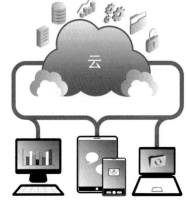

图 7-1-1　云计算的概念模型

1. 虚拟化　云计算支持用户在任意位置使用各种终端获取资源。所请求的资源来自云，而不是固定的有形的实体。资源以共享资源池的方式统一管理，利用虚拟化技术，将资源分配给不同用户，用户不必掌握或了解资源的具体物理位置、管理与分配策略。

2. 通用性强　云计算不针对特定的应用，它可以有效支持业界的大多数主流业务。一个云可以支撑多个不同类型的应用同时运行，并且有多种专业保障机制可以使云计算提供比本地计算机更可靠的服务运行质量。

3. 可伸缩性（可扩展性）　在地理位置、硬件性能、软件配置等多方面，云计算系统可以随着用户的规模进行动态伸缩，以满足众多用户的不同需求，特别是在用户和业务呈现大规模增长的当下，这项特征尤为重要。

4. 按需服务　因为提供数字云的供应商都具有相当的规模，因此云是一个庞大的资源池，用户可以支付不同的费用以获得不同数量的资源，并且质量优越，就像水、电的计费模式一样。

5. 价格低廉　云的集中式管理模式可以使用户无须负担日益高昂的软件硬件配置和系统运维成本，云的通用性使资源的利用率大幅提升，因此用户可以充分享受云带来的低成本优势。

（四）云计算的类别

按照部署方式和服务对象范围的不同，云计算可以分为私有云、公有云和混合云，如图 7-1-2 所示。

1. 私有云　私有云也称专属云，指的是部署在一个组织、企业或者医疗机构内部的云计算基础设施，不对公众开放。私有云的用户完全拥有整个云中心设施，对数据、安全性和服务质量可以进行最有效控制。缺点是用户需要有大量的前期投资，相对于公有云，无法充分发挥规模效应。

2. 公有云　公有云是一种对公众开放的云服务，由第三方云服务提供商运营，用户通过互联网使用各种 IT 资源，是目前最主流的一种云计算部署模式。公有云的优点是用户无须前期的大量投入和漫长的建设周期，运营成本低，规模优势明显，只要按需付费即可。但是数据安全和隐私等问题是公有云供应商和用户都需要关注的方面。

3. 混合云 混合云是把公有云和私有云结合到一起的云计算技术。用户可以通过一种可控的方式，将非关键的应用部分运行在公有云上，而将对安全性要求更高的关键业务部署在私有云上。混合云可以使用户在私有云的私密性和公有云的低廉成本之间做一定的权衡，但缺点是会有较高的设计和实施难度。

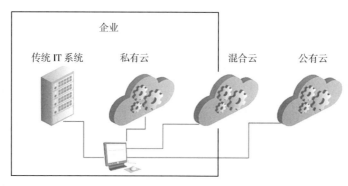

图 7-1-2 云计算类别

（五）云计算的服务模式

在云计算中，基本的服务模式包括基础设施即服务（infrastructure as a service，IAAS）、平台即服务（platform as a service，PAAS）和软件即服务（software as a service，SAAS）。

IAAS 位于云计算三层服务的最底层，指的是将云计算基础设施，包括中央处理器（CPU）、内存、存储、网络和搭建应用环境所需的工具当成服务提供给用户，用户按照所消耗资源的成本付费。例如，医疗机构的 IT 管理人员采用 IAAS 部署和运行系统软件和来自不同 IT 厂商的医疗业务信息系统（如 HIS、RIS、PACS、LIS 等）。

PAAS 位于云计算三层服务的中间，也称为云计算操作系统，指的是将服务器的应用开发环境作为一种服务提供的模式，可以为用户提供软件开发平台或软件运行平台。在医疗信息化领域，PAAS 可以应用在一些大型区域信息化项目中，避免重复采购及部署操作系统和数据库等 IT 支撑软件。

SAAS 位于云计算三层服务的顶端，是最常见的云计算服务，指的是将软件本身作为一种服务和资源，通过网络提供给终端用户，用户无须进行安装、升级和防病毒等操作，云服务商负责维护软件及支撑软件运行的硬件设施。在欧美，SAAS 已经成为医学影像信息系统的应用形式之一。在国内，大型医疗连锁集团、区域医疗联合体；社区医疗联合体、医学影像中心以及医生集团适宜通过这种服务方式为终端用户提供直接、灵活、便捷的医疗信息化服务。

二、云传输技术

对于医疗机构来说，已有的医疗业务数据是非常重要的资源，频繁被用在医疗、科研、教学和管理中，因此，如果要选择云计算方式来运营、管理现有的医疗业务，就必须首先解决医疗数据怎样才能高速、安全上传云端的技术问题。

（一）云传输业务需求

医疗机构在云计算服务模式中，对数据传输的要求较高，除了每日产生的大量医疗数据要及时上传云端外，还有本地备份；异地灾备、数据迁移、数据库扩容等应用中数据的云传输业务需求。云计算服务提供商必须能够针对医疗机构的不同情况，为其提供相应的医疗数据云传输技术解决方案，以保证在开放的互联网中，从医疗机构私有云服务器到公有云平台，上传/下载数据可以具有理想的数据传输速度。

（二）云传输技术解决方案

云传输技术解决方案包括 Internet 网络连接传输、专用网络连接传输、导入/导出数据服务及硬盘迁移数据等方案。

1. Internet 网络连接传输　对于实时性要求不高的医疗数据，可以通过 Internet 网络连接，在医疗机构本地信息系统与云计算数据中心之间传输数据。

2. 专用网络连接传输　用户可以建立一个连接医院内部信息系统和云计算数据中心的专用网络，从而提高数据的吞吐量，得到一个更为高效、安全的数据传输环境。

3. 导入/导出数据服务　在通过 Internet 网络或者专用网络传输数据不可行或成本过高时，用户可以使用数据导入/导出服务将文件数据在云端和本地系统之间进行传输。

4. 硬盘迁移数据　如果需要上传到云存储的文件数据量非常大，用户还可以将包含这些数据的一个或多个硬盘送到云计算数据中心，将数据上传到相应的存储空间中。

三、云存储技术

（一）云存储的定义

云存储是云计算的存储部分，因为云计算需要处理规模庞大的数据量，所以就必须部署大量的存储设备。云计算中心将存储设备虚拟化为易扩展的、对用户透明的且具有伸缩性的存储资源池，并将存储资源按需分配给云服务用户，用户可以通过网络对存储资源进行任意访问和管理，并按使用量付费。全球网络存储工业协会（Storage Networking Inchusty Association，SNIA）对云存储的定义为，云存储是通过网络提供可配置的虚拟化的存储及相关数据的服务。

（二）云存储的特点

1. 容量可扩展化　当企业、医院等组织随着业务领域的发展壮大而对数据处理有了更高要求时，数据的存储空间往往会成为可持续发展的瓶颈。对于云存储来说，存储的容量是没有限制的，可以按需使用，随时扩展，以满足更加长远的业务需求。

2. 存储效率提高化　云存储服务提供商可以提供最先进的数据处理技术、最安全的保障措施，以及每日 24 小时的监控、管理和报表，这些能力是一般的组织机构自身无法做到的。

3. 成本消耗低量化　接受云存储服务后，设备的升级、维护或者淘汰都由第三方的云存储服务提供商来承担，用户只需要边使用边付费即可，大大减少了存储设备的采购和实施带来的费用，降低了成本。

4. 管理统一化　当组织自己管理数据时，往往会因为涉及的管理面太多，出现数据分散、存储空间分散、重复性操作、数据不一致、人力成本过高、信息泄露等问题。云存储技术提供的统一管理服务则能够有效地同时解决上面几个方面的问题，数据在同一个管理界面下进行维护，将用户从处理数据的烦琐工作中解脱出来，降低成本的同时，安全性问题也能得到有效解决。

第2节　远程放射学系统

医学影像信息现已成为临床诊断、治疗和研究疾病的重要基础和依据之一，如何充分利用稀缺的医学影像成像设备、放射学专家的宝贵经验等放射学资源，扩大放射学服务在地理上和时间上的覆盖范围，为社区医疗机构、偏远地区、战地人员等提供即时异地影像学支持，已成为医学影像信息学重要的研究问题之一。

一、系 统 组 成

（一）远程放射学的定义

美国放射学院从目标、医师资格、设备要求、执照和证书、通信条件、质量控制等多个方面，对远程放射学进行了全面定义，远程放射学可以向异地以电子方式传输放射影像，并能及时分析放射影像，给出诊断意见，同时还能够对医师进行继续医学教育，不同地方的用户能同时浏览影像。合理地使用远程放射学系统，能够使医疗资源薄弱的地区获得高质量的放射影像分析，提高医疗水平。

（二）远程放射学系统的组成

1. 数字化医学影像成像设备　数字化医学影像成像设备包括数字 X 射线摄影（DR）、计算机 X 射线摄影（CR）、X 射线计算机断层摄影（CT）、磁共振成像（MRI）、数字减影血管造影（DSA）、数字胃肠机、全数字乳腺 X 射线摄影、超声成像、核医学成像、内镜、数字化病理切片（数字化显微镜）等。

2. 胶片数字化采集设备　目前广泛应用的胶片数字化采集设备是基于激光或 CCD 技术的医用胶片数字化仪。在远程放射学系统中，医用胶片数字化仪可将受检者携带的或新产生的 X 射线摄影片、CT 片、MR 片等"硬拷贝"胶片影像转换成数字化的"软拷贝"影像数据，传送到 PACS 中存储，供远程传输和阅读所用，是远程放射学系统中各基层医疗机构都需要的基础设备。

3. 远程放射学工作站　远程放射学工作站是远程放射学系统中最受人瞩目的部分，是人们使用远程放射学系统的"窗口"，是连入远程放射学系统的各级医院都要有的设备。远程放射学工作站因其功能不同，还可分为医学影像后处理工作站、医学影像医师诊断报告书写审核工作站、医学影像浏览会诊工作站等类型。与常规影像学工作站相比，远程放射学工作站在数据传输速率、诊断级医用 DICOM 影像显示器的数量等方面要求更高，以满足快速远程传输、多人同时浏览、观察、会诊的需求。

4. 通信设备及软件　通信设备及软件包括构建局域网、广域网所需的网络通信设备、网络协议及管理软件。远程放射学系统在各自成员医疗机构内部的网络连接一般都采用局域网来实现，数据传输速率高，可实现几乎是实时的医学影像数据传输；在远程放射学系统成员医疗机构之间的网络连接则通过广域网来实现，主要用到的技术如 Internet、虚拟专用网络（virtual private network，VPN）、卫星、ADSL、4G/5G 移动电话无线数据网络等。

二、远程放射学系统临床应用

（一）远程会诊

远程会诊是指上级医疗机构的医师通过远程放射学会诊系统，直接对基层医疗机构的就诊患者进行非现场会诊，并向基层医疗机构的医师出具影像学会诊意见（非影像学诊断报告）的医疗模式。远程会诊本质上是医疗机构之间传统专家会诊服务的院外延伸，使得参与会诊的专家不需要直接来到会诊现场，而是通过网络连接远程参与。

（二）远程诊断

远程诊断，也被称为委托读片服务，是指上级医疗机构代替基层医疗机构阅片，并给基层医疗机构提供具有诊断意义的影像学诊断报告的医疗模式。主要应用场景为：规模较小的医院（如社区卫生服务中心）不安排专职的放射科诊断医生，当遇到需要拍 X 射线照片检查的患者时，安排其在本院内完成拍 X 射线照片，然后将拍摄的医学影像通过网络发送到规模较大的医院，后者接受读片委托，完成影像诊断报告并回传，辅助基层医院临床医生对患者进行诊断和治疗。

（三）远程医学教育

远程医学教育是指位于区域中心城市的大型医疗机构面向基层或偏远地区的医疗机构，提供远程医学继续教育、远程专题讲座、远程学术研讨等医学教育培训的医疗服务模式。根据《国家卫生计生委关于推进医疗机构远程医疗服务的意见》（国卫医发〔2014〕51号）的指导精神，医疗机构之间的远程医疗服务，不能是简单地通过远程方式让大型三甲医院的医师为基层患者诊治，更重要的是在提供远程医疗服务的过程中，教育和培养基层医师、护士、技师，提升其医疗服务能力，从而从根本上解决基层和偏远地区人民群众的看病就医问题。因此，可以说利用远程放射学系统开展的每一次远程会诊，都是一堂生动的医学教育课程，在培养基层优秀的影像医师、影像技师方面发挥了重要的作用。

（四）医学影像/报告调阅服务及个人健康管理

医学影像/报告调阅服务是指利用远程放射学系统采集、传输，并存储在区域医学影像中心的医学影像数据文件，通过外部网络，为实名制注册的患者用户提供医学影像图像及医学影像诊断报告调阅的新型医疗服务模式。

在医学影像诊断价值不断提升的大背景下，个人健康管理要求必须包括医学影像数据信息，因此要建立完善的、跨越时间、空间的个人健康管理平台，以提供个人健康信息收集、健康风险评估、健康干预等功能，离不开远程放射学系统的支持。

🔗 **链 接** 5G 远程超声机械臂 ————————————————————

远程超声是在通信、传感器和机器人等技术的基础上，借助远程超声探头和超声机械臂，跨越空间为患者进行超声检查的新型医疗技术，如图 7-2-1 所示。在安全、高速的 5G 网络支持下，超声医疗专家可以在高清音视频交互系统中与医院的医生和患者实时交流，并通过移动操控杆远程控制超声机械臂为患者提供超声检查服务。此项技术不仅能够提升基层医疗的服务质量，还能为不同地区的医院提供业务指导和质量管控，对平衡国内的医疗资源分布做出极大的贡献。

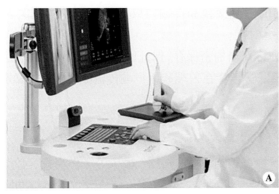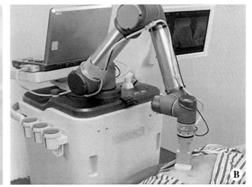

图 7-2-1 远程超声
A. 超声远程控制台；B. 机械臂和探头

第 3 节　医学影像云服务

如今，以远程放射学系统为代表的区域卫生信息化建设呈现高速增长态势，医疗行业已整体迈入数字时代。据国际权威机构评估报告预测，未来卫生服务数据将约占人类社会全部数据量的一半，在各地的卫生信息化实践中也证明了卫生服务数据的海量特性，其中又有大半的数据是非结构化的、传统关系型数据库难以处理的影像数据。要解决海量数据存储处理这个医学影像信息化建设最大的瓶颈，云技术的出现正逢其时。通过云技术的支持，可建立区域医学影像中心，实现医学影像信息的大量、集中采集、汇总与存储，不但能解决发达地区影像信息化服务可持续发展的问题，还可以为中西部地区探索出比传统数据库技术更实用、经济、有效的影像信息服务模式，并为存储和管理患者全生命周期的医学影像带来契机。可以说医学影像云服务是云技术在卫生信息化领域中最恰当的应用之一。

一、医学影像云的基本概念

医学影像云（medical imaging cloud）是指以云存储作为医学影像数据管理的基础，以云计算为医学影像应用服务实现的核心，以虚拟化和大数据技术为支撑，通过云传输方式，为医疗机构、医疗保险部门和受检者个人提供多种形式的、基于互联网的新型医学影像服务模式。医学影像云具有可扩展、易实施、按需配置等特点，与传统服务模式相比，医学影像云服务能够为医院大幅降低购买和维护 IT 服务设施的经济与时间成本。

二、远 程 会 诊

在医学影像云服务背景下，远程会诊的主要落地方式是建立区域影像信息共享交换平台系统。

（一）区域影像信息共享交换平台系统的技术要点

在云计算的平台即服务（PAAS）概念基础上，区域影像信息共享交换平台采用多虚拟机服务器和存储器架构，实现优化分配 CPU 计算资源、RAM 存储资源和网络带宽资源，使影像信息共享交换效率最高。

研发可跨计算机平台系统（Unix/Linux/Windows/Mac OS）运行的 DICOM 图像通信类库和多种传输协议转换接口，实现 DICOM 医学图像网络安全通信，解决医学图像在医院局域网（LAN）、虚拟专用网络（VPN）和基于因特网的云计算平台之间的安全交换和传输协议转换问题，实现医院局域网 PACS/RIS 与区域影像信息共享交换平台系统的无缝对接。

该系统采用高效能加密算法对医学图像信息进行安全加密保存，保证区域影像信息在云端运行的共享交换具有高可靠性和存储信息的高安全性，以及医学影像在云端和用户端传输的时效性、私密性、完整性和可验证性。

（二）基于云计算的区域放射学信息系统

在区域影像信息共享交换平台系统上进行影像检查预约、影像扫描、报告等工作流程，必须采用跨医疗机构运行的 RIS，即在软件即服务（SAAS）等概念基础上，建立在云计算平台上运行的区域放射学信息系统，实现区域内不同医院之间的协同管理。目前主要研究在已有 RIS 工作流程和功能模块基础上，增加支持跨医疗机构影像检查预约、影像扫描、报告等工作流程管理的医疗协同模块、患者 ID 交叉索引模块，以及采用 Web 架构重新设计的通信接口，使其能够在基于 Http/Https 通信协议的环境下进行工作。

（三）基于云计算的区域医学图像存储与传输系统

在区域内不同医院之间协同进行影像采集、通信、存储、处理、显示与诊断工作，必须采用跨医疗机构运行的 PACS，即在软件即服务（SAAS）等概念基础上，建立在云计算平台上运行的区域医学图像存储与传输系统。医学影像采集、处理、显示与诊断由院内 PACS 系统完成，而影像通信与存储则是由部署在云端的存储资源和各医院终端（可与 PACS 和影像设备进行 DICOM 通信的计算机设备）来承担。在区域医学图像存储与传输系统工作流程驱动下，影像可在不同医院 PACS 和云端提供的存储系统之间"按需"传输。

（四）区域医疗影像信息共享交换系统与区域电子健康档案系统的集成

医学影像信息是电子病历和居民电子健康档案的重要组成部分，任何有医疗价值和参考意义的影像信息（图像和报告）都要与患者电子病历和居民电子健康档案集成使用。通过一系列实现在云计算网络平台架构下的注册服务、图像主索引服务、基于内容图像智能发送引擎集成技术、影像信息安全提取控制技术、基于大数据对象同步和异步传输技术等，使得任何在区域医疗影像信息共享交换系统中经过安全注册发布的影像信息，都可以在具有 IHE 通信服务接口的区域医疗电子病历和电子健康档案系统进行查询、提取和调阅使用。

三、医学影像云胶片

以前，患者每次做完影像学检查，都要拎着一个装着医学影像胶片的大塑料袋，穿梭在医院各科室之间，实体胶片不仅不容易保存、携带，而且各医疗机构间信息不互认，患者跨院就诊需要重复拍片，造成极大的资源浪费。2020 年，国家卫健委等 8 部门联合印发的《关于进一步规范医疗行为促进合理医疗检查的指导意见》（国卫医发〔2020〕29 号）、国家卫健委印发的《关于加快推进检查检验结果互认工作的通知》等政策发文提出，要通过建立医疗机构检查资料数据库或"云胶片"等形式，推进检查资料共享。在此背景下，"云胶片"应用在各地医院中快速铺开，"移动端+云胶片"逐步取代了"塑料袋+医用胶片"，有效解决了医院海量影像数据难储存、医生患者阅片不便、传统胶片易丢失等难题。

（一）什么是医学影像云胶片

云胶片，顾名思义就是存放在网络云端的数字胶片，它是基于移动互联网和云存储技术的一种新型医学影像服务。数字医学影像设备（DR、CT、MRI 等）在检查服务中产生的数字化影像信息（如 DICOM 格式图像及诊断报告），通过云计算的方式被存储在网络服务器上，医生和患者随时随地可通过手机、平板和电脑等客户端访问网络云空间进行查阅。

（二）云胶片的优点

1. 查阅方便　相比较于传统胶片，云胶片可实现即存即取、即用即看、无线终端调阅等功能。患者无须等待胶片打印，使用手机即可随时随地查阅影像和报告，大大减少了非诊疗停留时间，转诊时也无须携带额外资料；对于医院来说，云胶片可以打通医院间的信息壁垒，助推区域影像信息互通共享，解决影像数据"流转"的痛点，满足远程诊断、分级诊疗、双向转诊等多方面需求。

2. 提供全套无损 DICOM 影像，诊断更精准　现代医学影像设备一次扫描能产生数百至数千幅图像，传统胶片只能保留几幅关键图像，且会因磨损、老化等情况导致影像图像不清。云胶片可以长久安全地保存患者的全部原始影像资料，配合搭载的人工智能数据分析和丰富的影像诊断拓展功能，可辅助影像诊断的质量提升，应用于精准治疗领域。在远程会诊时，云胶片系统可将全套无损的 DICOM 影像授权给参与远程咨询和专家会诊的医生，真正实现医疗诊断数据共享。

3. 优化就诊流程、降低运营成本　拥有云胶片后，患者在影像科室结束检查，就可以快速查阅到同步上传到云端的影像资料，接诊医生在诊室里也能直接通过终端设备查看影像及报告，大大加快就诊流程，提升患者的就医体验和满意度；云胶片还能为医院节省大量的胶片耗材成本、保存管理成本，为患者降低就医成本，为社会降低环境负担和垃圾处理成本。

（三）使用云胶片途径

云胶片采用标准的全电子化影像服务流程，检查报告完成后，患者可通过医院微信公众号（图7-3-1）、短信链接、扫描报告单二维码等多种途径调阅云胶片，还可以帮助家属查看或转发给其他人查看，并支持下载多种格式个人影像数据。

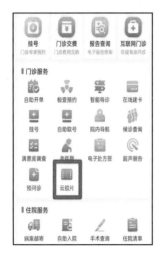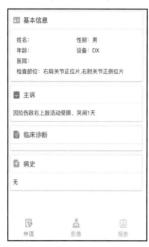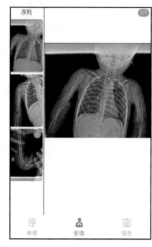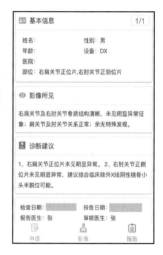

图 7-3-1 通过医院微信公众号使用云胶片示意

（滕树凝）

主要参考文献

刘东明，余泓江，2022. 智慧医疗：数智化医疗的应用与未来. 杭州：浙江大学出版社.

刘惠，郭冬梅，邱天爽，2020. 医学图像处理. 北京：电子工业出版社.

刘鹏，于全，杨震宇，等，2015. 云计算大数据处理. 北京：人民邮电出版社.

卢延，洪闻，陆立，等，1996. MR 水成像技术的临床应用. 中华放射学杂志，30（11）.

吕云翔，柏燕峥，2023. 云计算导论. 3 版. 北京：清华大学出版社.

聂生东，邱建峰，2022. 医学图像处理. 北京：科学出版社.

石明国，韩丰谈，2023. 医学影像设备学. 北京：人民卫生出版社.

王世伟，2012. 医学信息系统应用基础. 北京：清华大学出版社.

王云光，2018. 临床信息管理系统. 2 版. 北京：人民卫生出版社.

杨德武，蔡惠芳，2017. 医学影像信息技术. 北京：科学出版社.

杨德武，尹红霞，2021. 医学影像信息技术与应用. 北京：人民卫生出版社.

杨正汉，冯逢，郑卓肇，等，2023. 磁共振成像技术指南. 北京：中国协和医科大学出版社.

于春水，郑传胜，王振常，2022. 医学影像诊断学. 5 版. 北京：人民卫生出版社.

章新友，2011. 医学成像及处理技术. 北京：中国铁道出版社.